Dr. med. Gabi Hoffbauer

Blut- und andere Laborwerte

Der Patientenratgeber

Weltbild

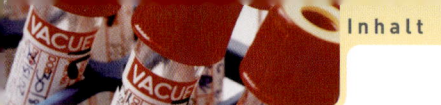

Inhalt

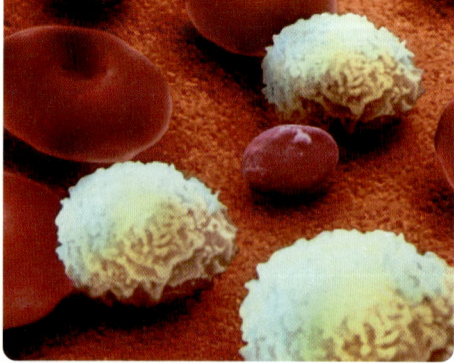

Rote und weiße Blutkörperchen unter dem Mikroskop.

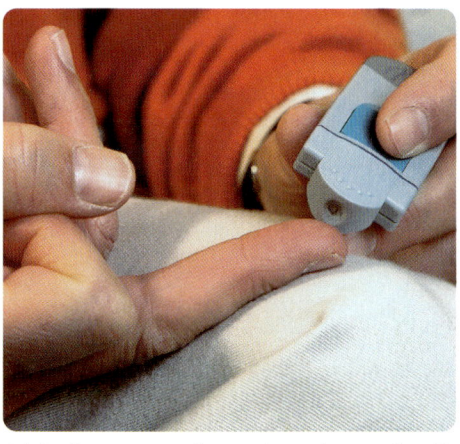

Diabetiker müssen ihren Blutzucker regelmäßig kontrollieren.

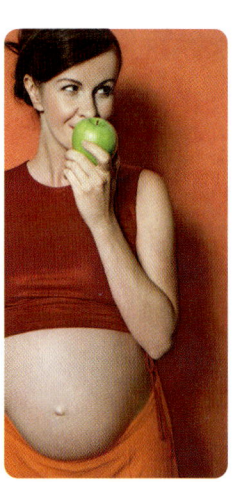

In der Schwangerschaft sollte ein erhöhter Bilirubinspiegel unbedingt vom Arzt abgeklärt werden.

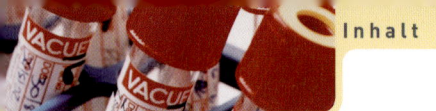

Die Hirnanhangsdrüse (Mitte) regelt die Hormonfreisetzung aus der Schilddrüse (unten).

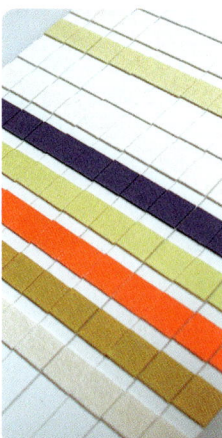

Mit Urinteststreifen kann man erste Hinweise auf Krankheiten von Nieren und Harnwegen erhalten.

4 Die Stuhluntersuchung   135

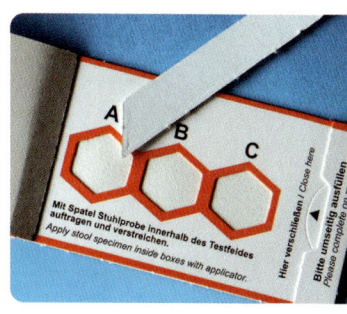

Der Okkultbluttest ist ein Test zum Nachweis von kleinen, mit dem bloßen Auge nicht sichtbaren Mengen Blut im Stuhl.

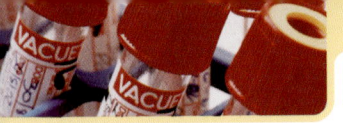

Laborwerte und ihre Bedeutung

Laboruntersuchungen sind in der Medizin mittlerweile fast genauso wichtig geworden wie die Schilderung der aktuellen Beschwerden und die Erhebung der Krankengeschichte im ärztlichen Gespräch sowie die sorgfältige körperliche Untersuchung durch den Arzt. Während andere Untersuchungen, z. B. Röntgenbild, EKG, Ultraschall oder Kernspintomografie, jeweils nur bei ganz bestimmten Beschwerden durchgeführt werden, gehört eine Untersuchung verschiedener Blutwerte sowie einer Urinprobe meist zur Routinediagnostik.

Die Blutwerte

Als wichtigste Laboruntersuchungen gelten die Bestimmung der Spiegel verschiedener im Blut gelöster Stoffe sowie die Zählung der mit dem Blutstrom zirkulierenden Zellen.

> **Wichtig** Viele Störungen und Gesundheitsrisiken können durch eine einfache Untersuchung einiger Blutwerte bereits erkannt werden, bevor sich eine echte Krankheit überhaupt entwickelt bzw. diese Krankheit Beschwerden auslöst.

Man denke beispielsweise an einen erhöhten Blutzuckerspiegel, der insbesondere beim Diabetes mellitus Typ 2 oft jahrelang überhaupt keine Symptome verursacht, aber möglicherweise an vielen Organen bereits unbemerkt schwere Schäden hervorruft.

Auch erhöhte Nierenwerte weisen eine Einschränkung der Nierenfunktion bereits in einem sehr frühen Stadium nach, in dem sie noch keinerlei Beschwerden verursacht, eine entsprechende Behandlung aber das weitere Fortschreiten des Funktionsverlusts häufig noch bremsen kann.

Selbst ein Herzinfarkt kann anhand der typischen Symptome und der Anstiege bestimmter Laborwerte bereits dann diagnostiziert werden, wenn sich im EKG (noch) keine Infarktzeichen erkennen lassen.

Frühe Diagnose, gezielte Behandlung

Laborwerte dienen aber nicht nur der Diagnose einer Krankheit, sondern auch der Beurteilung ihres Verlaufs und der Kontrolle ihrer Behandlung. So zeigt beispielsweise die Normalisierung des C-reaktiven Proteins, eines in der Leber bei akuten Entzündungen, Infektionen und anderen Krankheiten gebildeten Eiweißstoffs, bei regelmäßiger Bestimmung rasch an, ob eine Lungenentzündung sich weiter ausbreitet oder ob die dagegen verabreichten Medikamente wirksam sind.

Auch vor einer Operation oder einer Untersuchung, bei der möglicherweise Kontrastmittel eingesetzt oder eine Gewebeprobe entnommen werden, müssen grundsätzlich einige Laborwerte bestimmt werden, um die Risiken des Eingriffs bzw. der Untersuchung, z. B. durch eine unerkannte Krankheit, so gering wie irgend möglich zu halten.

Urin und andere Körperproben

Neben den Blutwerten gehört auch die Urinuntersuchung zu den Routinelaboruntersuchungen. Die Untersuchung von anderen natürlichen oder nur bei Krankheiten gebildeten Körperflüssigkeiten, wie Stuhl, Liquor (Rückenmarksflüssigkeit), Schleimhautabstrich, Gewebeproben und krankhafte Flüssigkeitsansammlungen (z. B. im Bauch), gehört zu den Laboruntersuchungen, die jedoch nur in bestimmten Fällen durchgeführt werden.

Während die Gewinnung von Blut aus einer Armvene in der Regel außer dem kurzen Schmerz beim Einstich in das Blutgefäß keine Beschwerden und keine Folgeschäden verursacht und die Gewinnung von Mittelstrahlurin ohne jedes Risiko ist, nimmt die Gefahr von Nebenwirkungen bei der Entnahme anderer Proben, insbesondere von Rückenmarksflüssigkeit, Gewebeproben sowie von krankhaft gebildeten Flüssigkeitsansammlungen, erheblich zu, weshalb sie nur dann durchgeführt werden darf, wenn die Untersuchung des Materials für Diagnose und Behandlung unablässig ist. Dies ist z. B. der Fall bei typischen Symptomen einer Hirnhautentzündung, wo die Bestimmung verschiedener Stoffe und Zellen in der Rückenmarksflüssigkeit meist eine klare Einschätzung der Ursache und damit rasch eine angemessene Behandlung ermöglicht. Allerdings darf man bei einem Menschen – insbesondere einem Kind – nur dann durch Einstechen einer Hohlnadel in den Wirbelkanal Rückenmarksflüssigkeit entnehmen, wenn der Verdacht auf eine gefährliche Hirnhautentzündung (oder eine andere schwere Erkrankung des Nervensystems) sehr groß ist und die Information aus der Liquor-Untersuchung für die weitere Behandlung unabdingbar ist. Denn die Liquor-Untersuchung kann unangenehme und bisweilen gefährliche Nebenwirkungen hervorrufen.

Allerdings widmet sich dieses Buch in erster Linie den Routineuntersuchungen sowie einigen speziellen Untersuchungen von Blut und Urin, denn diese werden häufig durchgeführt, ihre Ergebnisse werden dem Patienten oft auf einem kopierten Laborzettel in die Hand gedrückt, die er aber ohne ausführliche Erläuterung nicht wirklich verstehen kann. Zwar wird

> **Wichtig** Da jede Veränderung eines Laborwerts auf viele verschiedene Situationen oder Erkrankungen hinweisen kann, aber nicht immer eine krankhafte Bedeutung haben muss, werden in diesem Buch die wichtigsten Ursachen von Erhöhungen oder Erniedrigungen der besprochenen Laborwerte ausführlich dargestellt. Diese Erläuterungen sollen keinesfalls das Gespräch mit dem Arzt ersetzen, aber sie können helfen, sich besser auf ein solches Gespräch vorzubereiten.

jeder Arzt seinem Patienten die von den Referenzwerten abweichenden Befunde genauer erklären; dennoch will sich der Patient vielleicht in Ruhe genauer mit seinen Laborwerten – den veränderten ebenso wie den normalen – beschäftigen und erfahren, was eine Veränderung bedeuten kann, wenn auch nicht muss.

Die Beurteilung der Laborwerte

Wann ein bestimmter Stoff im Blut im Normalbereich liegt und wann er erhöht und erniedrigt ist, ist keine unverrückbare Tatsache, sondern wird immer anhand von Beobachtungen von Menschen festgelegt. Dabei werden die Normal- oder Referenzwerte in der Regel anhand der Befunde vereinbart, die man bei zahlreichen anderen gesunden – oder auch kranken – Men-

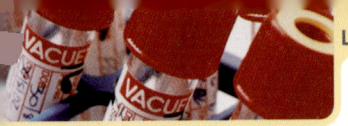

schen erhoben hat. Daher stellen die Normal- bzw. Referenzwerte nur Richtwerte dar und keinesfalls feste Größen. Schließlich kommt es nicht selten vor, dass aufgrund neuer wissenschaftlicher Erkenntnisse Normalwerte nach oben oder unten korrigiert werden, sodass Befunde, die vor kurzem noch als »krankhaft« galten, plötzlich einem Normalbefund entsprechen. Einen wirklichen Normalwert ohne Ausnahmen und Abweichungen gibt es also nicht.

Hinzu kommt, dass die verschiedenen Laborwerte in vielen unterschiedlichen medizinischen Labors mit Hilfe verschiedenartiger Methoden erhoben werden. So lassen sich die Blutwerte, die in jeweils einem anderen Labor bzw. mit einer anderen Methode bestimmt wurden, nicht immer miteinander vergleichen. Auch in diesem Buch entstammen die angegebenen Normal- bzw. Referenzwerte einer bestimmten Quelle, die vermutlich für die in einem anderen Labor ermittelten Befunde gar nicht mehr zutreffen.

Für sich allein betrachtet hat ein veränderter Laborwert nur eine geringe Aussagekraft, er ist nur ein kleines Teilstück in einem großen Gefüge an Befunden und Informationen, aus denen der Arzt eine Diagnose ableitet. Am wichtigsten ist immer der Patient mit seinen Beschwerden, seinen Lebensumständen und seinen weiteren Befunden. Nur in Zusammenhang mit dem subjektiven Befinden dürfen so genannte objektive Befunde, wie beispielsweise Laborwerte, beurteilt werden. Denn auch sie spiegeln niemals absolut objektiv die Wirklichkeit wider, weshalb sie grundsätzlich kritisch beurteilt werden müssen, insbesondere dann, wenn sie in keiner Weise zu den vom Patienten geschilderten Beschwerden passen.

Ergibt sich jedoch bei einer Laboruntersuchung ein prinzipiell ernst zu nehmender krankhafter Befund, muss dieser, bevor man daraus irgendeine Konsequenz zieht, grundsätzlich noch mindestens einmal kontrolliert werden. Schließlich kann sich auch ein Labor einmal irren, oder andere Einflüsse können die starke Veränderung eines oder mehrerer Laborwerte verursacht haben. So gilt zwar heute die einfache Bestimmung des Nüchternblutzuckers als Grundlage der Diagnose einer Zuckerkrankheit. Doch darf der Arzt den Patienten keineswegs nach einmaligem Befund eines erhöhten Nüchternblutzuckerspiegels mit der Diagnose »Diabetes mellitus« nach Hause schicken. Vielmehr muss dieser Befund noch mehrmals durch Kontrolluntersuchungen abgesichert werden, bevor die Diagnose als eindeutig gelten und eine Behandlung eingeleitet werden kann.

Wichtig Unabhängig von Labor und Untersuchungsmethode muss man gerade bei der Interpretation von leichtgradig erhöhten bzw. erniedrigten Laborbefunden große Vorsicht walten lassen, zumal die Normalwerte nur aus einer Normalverteilung der Werte in der Bevölkerung abgeleitet werden und die Übergänge zwischen normal und pathologisch genauso wie zwischen krank und gesund fließend sind. Hier ist es immer ratsam, ein klärendes Gespräch mit dem erfahrenen Arzt zu suchen, bevor man sich über einen leichtgradig veränderten Wert große Sorgen macht.

Veränderte Laborwerte durch äußere Einflüsse

Die Befunde von Laboruntersuchungen sind von zahlreichen äußeren Einflüssen abhängig. Dazu gehören unveränderliche Faktoren, wie Alter, Geschlecht und Erbfaktoren, sowie veränderliche Faktoren, wie Ernährung, Genussgifte, körperliche Aktivität und Muskelmasse, eine Schwangerschaft und die Einnahme von Medikamenten.

Auch die Art und der Zeitpunkt der Probenentnahme, der Transport ins und die Verarbeitung im Labor haben großen Einfluss auf das Ergebnis der Untersuchung.

Eine Blutentnahme sollte – besonders wenn es um die Beurteilung eines Krankheitsverlaufs geht – immer zur gleichen Tageszeit erfolgen, wobei sich der Morgen zwischen 7 und 9 Uhr am besten eignet – schon weil der Patient vor einer Blutuntersuchung möglichst zehn bis zwölf Stunden nüchtern sein sollte. Denn selbst ein kleines Frühstück oder auch nur eine Tasse Kaffee, insbesondere mit Zucker und Milch, verändert die Blutspiegel.

Viele Einflussgrößen verändern die Laborbefunde dadurch, dass sich ein Teil der im Körper befindlichen Flüssigkeit aus den Blutgefäßen ins Gewebe (bzw. in den zwischen den Geweben befindlichen Raum) verlagert oder umgekehrt. Eine Stunde nach dem Aufstehen aus dem Liegen nimmt z. B. das Blutvolumen um 8 % ab, die im Blut zirkulierenden Zellen und großen Moleküle (insbesondere Eiweiße und an Eiweiße gebundene Stoffe) bleiben jedoch im Blutgefäß zurück und nehmen daher prozentual zu. Daher sollte man Blut möglichst am liegenden Patienten abnehmen; vor allem aber sind unterschiedliche Abnahmen, einmal im Liegen und einmal im Sitzen, zu vermeiden.

Auch nach großer sportlicher Anstrengung oder schwerer körperlicher Arbeit ist das Blut stärker konzentriert, d. h. die Zahl der Blutzellen und der großen Moleküle im Blut nimmt zu.

Umgekehrt verhält es sich in der Schwangerschaft: Hier steigt das Blutvolumen um etwa die Hälfte an, wohingegen z. B. die Zahl der roten Blutkörperchen nur etwa um 20 % zunimmt. Deshalb ist ein typischer Befund eines während der Schwangerschaft untersuchten Blutbilds eine so genannte Verdünnungsanämie. Auch der Spiegel vieler anderer im Blut gelöster Stoffe kann während der Schwangerschaft aufgrund des vermehrten Blutvolumens erniedrigt sein,

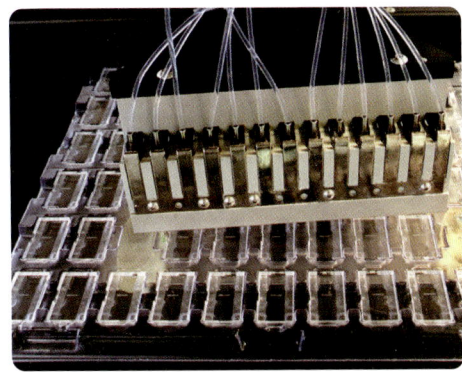

So genannte Biosensoren ermöglichen es, aus einer Blutprobe gleichzeitig bis zu acht Laborwerte innerhalb von zehn Minuten zu ermitteln.

andere Stoffe hingegen sind in der Schwangerschaft erhöht.

Wichtig für die bestimmten Laborwerte ist auch, dass während der Blutabnahme das Blut nicht zu lange (keinesfalls länger als zwei Minuten) gestaut werden sollte; auch zu heftiges Pumpen mit der Hand des gestauten Armes oder ein Bad des Armes in warmem Wasser sowie ein zu schnelles Abziehen des Blutes durch eine dünne Nadel sollten vermieden werden. Dabei können Blutzellen zerstört werden, und die normalerweise vorwiegend in der Zelle befindlichen Stoffe wie Kalium, LDH, GOT und GPT sind dann im Blutserum erhöht.

Die zu untersuchenden Blut- und anderen Proben sollten möglichst rasch ins Labor transportiert und dort weiterverarbeitet werden. Insbesondere Urinproben müssen innerhalb von vier Stunden bearbeitet werden. Wichtig ist auch, dass einige Stoffe durch Licht zersetzt werden können, weshalb sie in dunkle Gefäße gegeben und darin transportiert werden müssen.

All diese Einflussgrößen müssen zusätzlich zum Befinden und zur persönlichen Situation des Patienten beachtet werden, bevor aus einem Laborbefund eine Diagnose und eine Therapie abgeleitet werden.

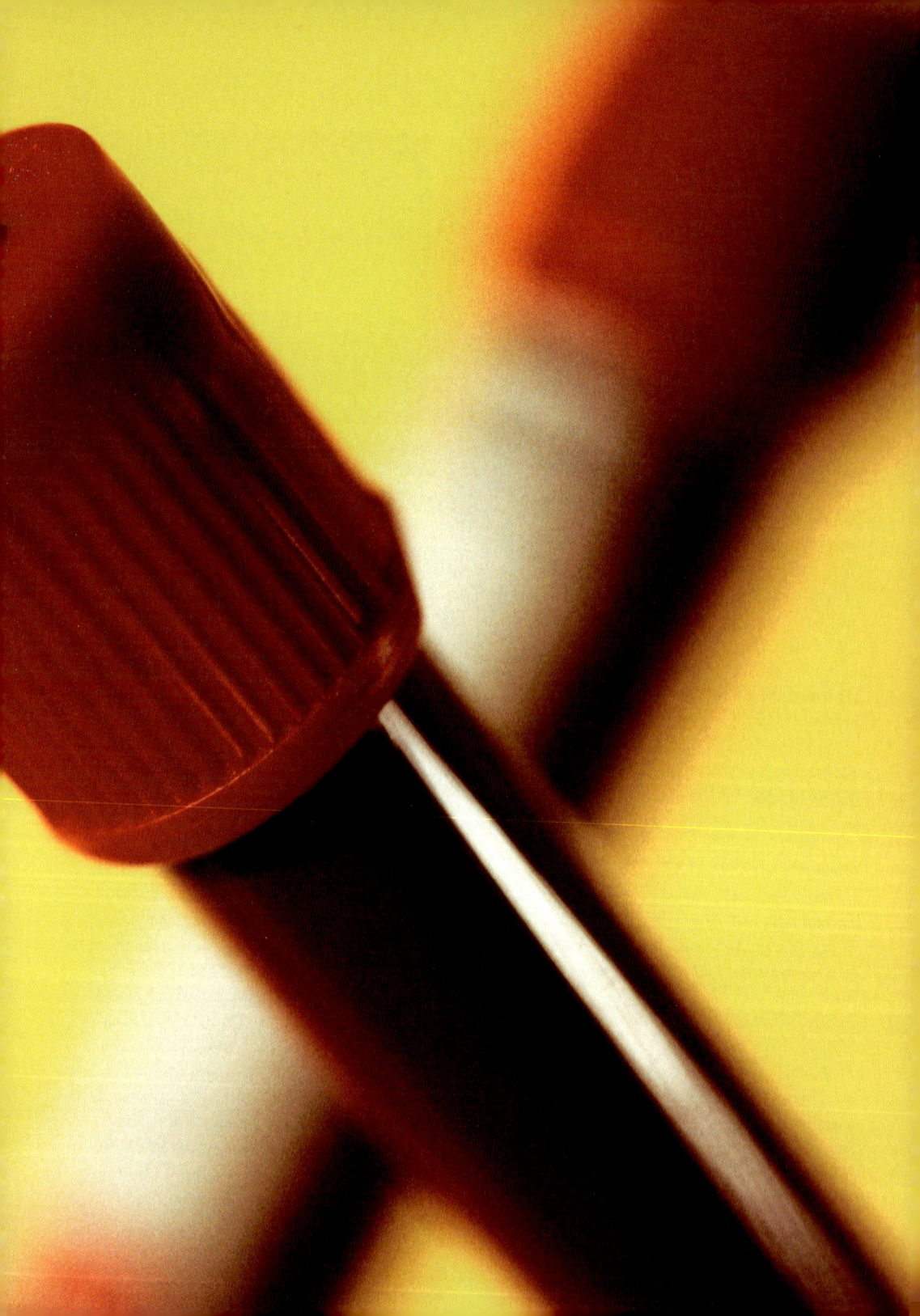

Die Blutuntersuchung

Funktion des Blutes

Das Blut wird vom Herzen in einem ständigen Kreislauf durch unseren Organismus gepumpt. Dabei dient es vor allem als Transportsystem des Zellstoffwechsels, indem es alle Organe und Gewebe mit dem eingeatmeten Sauerstoff sowie mit lebensnotwendigen Nährstoffen versorgt; gleichzeitig transportiert es Stoffwechselendprodukte, wie z. B. Kohlendioxid, zu den Entgiftungs- und Ausscheidungsorganen Leber, Nieren und Lunge. Im Blut werden außerdem Hormone, Enzyme, Medikamente und andere Stoffe zu den verschiedenen Organen transportiert. Zudem reguliert das Blut – dank der großen Wärmekapazität seines Hauptbestandteils Wasser – die Körpertemperatur. Darüber hinaus spielt das Blut eine wichtige Rolle bei der Immunabwehr. Und schließlich enthält das Blut Substanzen, die für die Blutgerinnung und damit für den so wichtigen Mechanismus der Blutstillung (Hämostase) von Bedeutung sind, der den Körper bei Verletzungen gegen einen übermäßigen Blutverlust schützt.

Die gesamte zirkulierende Blutmenge beträgt durchschnittlich etwa 5 Liter und macht beim Erwachsenen ca. 8 % des Körpergewichts aus. Insgesamt haben Männer ein etwas größeres Blutvolumen als Frauen.

Zusammensetzung des Blutes

Das Blut besteht aus festen und flüssigen Bestandteilen. Dabei überwiegt der flüssige Anteil des Blutes, das Blutplasma, mit ca. 55 % gegenüber den »festen« Blutzellen. Die Blutzellen nehmen beim Mann etwa 44 bis 46 %, bei Frauen ca. 42 bis 43 % des Blutvolumens ein. Dieser Anteil der Blutzellen am Gesamtvolumen des Blutes wird Hämatokrit genannt.

Die Blutzellen

Blutzellen (Blutkörperchen) ist der Sammelbegriff für rote Blutkörperchen (Erythrozyten), weiße Blutkörperchen (Leukozyten) und Blutplättchen (Thrombozyten). Alle Arten werden beim gesunden Erwachsenen im Knochenmark gebildet, von wo aus sie nach der Reifung ins Blut ausgeschwemmt werden.

Das Blutplasma

Das klare, gelbliche Blutplasma besteht zu etwa 90 % aus Wasser und zu ca. 10 % aus gelösten Substanzen. Diese wiederum setzen sich zum überwiegenden Teil aus einem Gemisch von verschiedenen Eiweißkörpern (Plasmaeiweiße, Plasmaproteine) sowie aus kleinmolekularen Stoffen, wie z. B. Fetten, Zucker, Salzen, Hormonen und Enzymen, zusammen.

Die Plasmaeiweiße setzen sich aus zahlreichen einzelnen Eiweißkörpern mit jeweils unterschiedlichen Molekulargewichten zusammen, wie z. B. Albumin, Globuline und Fibrinogen. Sie alle erfüllen im Blut wichtige Funktionen. So sind einige u. a. ein schnell verfügbares Reservoir für die Eiweißbildung im Körper, andere dienen als Transportmittel für verschiedene Substanzen in den Blutgefäßen. Zudem sind sie am kolloidosmotischen Druck und damit an der Flüssigkeitsverteilung im Körper sowie an der Aufrechterhaltung des pH-Werts des Blutes beteiligt, der leicht alkalisch ist und bei 7,37 bis 7,45 liegt. Darüber hinaus spielen

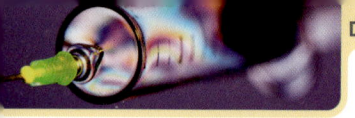
bestimmte Plasmaeiweiße, die Immunglobuline, eine wichtige Rolle bei der Abwehrfunktion, indem sie Krankheitserreger und andere körperfremde Substanzen erkennen und zerstören. Für die Gerinnungsfähigkeit des Blutes ist der Gehalt des Plasmaproteins Fibrinogen im Blutplasma von entscheidender Bedeutung. Da bei vielen Krankheiten nicht nur der Gesamteiweißgehalt des Serums, sondern auch das Verhältnis der einzelnen Bestandteile zueinander spezifisch verändert ist, kommt der Analyse des Plasmaeiweißgemischs mittels der Eiweißelektrophorese (siehe auch Seite 97) für die Diagnose eine wichtige Bedeutung zu.

Das Blutserum

Wie die Bestimmung der einzelnen Eiweißfraktionen werden auch andere Blutuntersuchungen im Blutserum ausgeführt. Hierfür wird das Blut zunächst geronnen und anschließend zentrifugiert, d. h. in seine festen und flüssigen Bestandteile getrennt. Die verbleibende Flüssigkeit, das Blutserum, enthält alle Inhaltsstoffe des Blutes, nicht aber die Blutzellen und das für die Blutgerinnung notwendige Fibrinogen.

Die Blutabnahme

Für die Bestimmung des Blutbilds sowie für fast alle anderen Blutuntersuchungen wird eine kleine Menge Blut aus einer Vene, meist in der Ellenbeuge, entnommen. Sind die Venen hier schlecht auffindbar, kann man das Blut auch aus einer Vene am Unterarm oder am Handrücken gewinnen. In sehr schwierigen Fällen, wenn also gar keine Vene zu finden ist, muss das Blut in einer Klinik abgenommen werden, wo der Chirurg eine Vene durch Öffnung des darüber liegenden Gewebes zugänglich gemacht hat (Venae sectio).

Zur Bestimmung einzelner Blutwerte, wie z. B. des Blutzuckers, kann man auch Kapillar-blut heranziehen, das z. B. durch einen Stich mit einer Lanzette in die Fingerkuppe oder das Ohrläppchen gewonnen wird.

Immer mehr Blutwerte können heute im Kapillarblut vom Patienten selbst bestimmt werden, was vor allem älteren Menschen mit chronischen Krankheiten, bei denen bestimmte Blutwerte regelmäßig kontrolliert werden müssen, den häufigen Arztbesuch erspart.

Nur in seltenen Fällen, so zur Bestimmung des Sauerstoff- und Kohlendioxidgehalts sowie des pH-Werts im Blut (Blutgasanalyse), benötigt man arterielles Blut aus einer Schlagader (Arterie), die man am einfachsten an der Innenseite des Handgelenks oder in der Leiste

---

Kapillarblutuntersuchung

Hierbei sind die folgenden Dinge zu berücksichtigen:

▶ Bei kalten und schlecht durchbluteten Händen empfiehlt es sich, die Hände durch längeres Waschen in warmem Wasser aufzuwärmen und damit die Durchblutung zu verbessern. In der Regel reicht das Waschen der Hände mit Seife zur Säuberung aus. Allerdings kann die Fingerkuppe, aus der das Blut gewonnen wird, auch mit einem Desinfektionsmittel abgerieben werden. Dann benutzt man eine Einmallanzette oder eine automatische Punktionshilfe zum Öffnen des Gewebes. Der erste Blutstropfen sollte mit einem Tupfer abgewischt und erst der zweite zur Untersuchung herangezogen werden.

▶ Muss man stark auf die Fingerkuppe drücken, damit überhaupt ein Blutstropfen herauskommt, wird das Blut durch Gewebsflüssigkeit stark verdünnt, und man erhält eventuell falsch niedrige Werte.

▶ Wichtig ist auch, dass z. B. der Blutzuckerwert im Kapillarblut grundsätzlich etwas höher ist als im Venenblut.

erreicht. Da der Druck in einer Arterie viel höher ist als in einer Vene, muss man die Entnahmestelle nach der Gewinnung des Blutes lange und kräftig abdrücken, sonst könnte es zu einer Nachblutung bzw. zu einem Bluterguss im Gewebe kommen.

▶ Damit die Vene besser zum Vorschein kommt, wird bei der Blutentnahme aus der Ellenbeuge vor dem Einstich der Oberarm in der Regel mit einem Gummiband abgebunden. Dabei füllt sich die Vene, wenn der Gummischlauch den Abfluss des Blutes aus der Vene unterbindet, während aus den zuführenden Arterien immer mehr Blut in die Vene fließt. Um den arteriellen Blutzufluss nicht zu behindern, darf das Band allerdings nicht zu fest um den Arm gelegt werden. Der Druck des Gummibands muss also oberhalb des Venendrucks und unterhalb des Arteriendrucks liegen. Dies kann man durch Tasten des Pulses am Handgelenk überprüfen: Ist der Puls nicht mehr tastbar, ist der Stauschlauch zu fest um den Arm gelegt.

▶ Die Einstichstelle wird dann mit einem Desinfektionsmittel gereinigt. Am besten ist es, wenn das Desinfektionsmittel aufgesprüht wird und man abwartet, bis es getrocknet ist. Denn wenn man die Nadel durch das feuchte Desinfektionsmittel in die Vene sticht, kann dies sehr weh tun. Oft muss es jedoch schneller gehen, weshalb man das aufgesprühte Desinfektionsmittel mit einem Tupfer abwischt oder die Haut gleich mit einem in Alkhohol getränkten Tupfer desinfiziert.

▶ Mit der Nadel, die entweder direkt mit einem Probenglas oder mit einer Spritze verbunden ist, wird die Vene nun durch die Haut angestochen. Dabei wird das Blut in das jeweilige Gefäß durch den Unterdruck hineingesaugt bzw. durch das Anziehen des Spritzenkolbens in die Spritze gezogen. Gleichzeitig wird die Blutstauung gelöst.

▶ Ist die gewünschte Menge Blut entnommen, wird die Nadel herausgezogen und die Einstich-

stelle mit einem Mulltupfer für etwa 60 Sekunden abgedrückt, um die Blutung zum Stillstand zu bringen. Danach wird die Einstichstelle mit einem Pflaster versorgt.

> **Wichtig** Der Arm darf nicht zu lange gestaut sein, denn durch die Füllung der Vene steigt der Druck in diesem Blutgefäß, und während Flüssigkeit und kleine Bestandteile über die Venenwand ins Gewebe gedrückt werden, bleiben die großen Moleküle in der Vene »gefangen«, sodass die untersuchten Werte verfälscht sein können.

▶ Anschließend wird die Blutprobe zur Untersuchung möglichst umgehend an ein Labor weitergeleitet. Nur in Ausnahmefällen kann das Blut auch über Nacht im Kühlschrank gelagert werden, wenn spezielle Werte daraus bestimmt werden sollen. Liegt das Blut längere Zeit, dann kommt es immer zu einer mehr oder weniger starken Auflösung von Blutzellen und zum Anstieg der in den Blutzellen befindlichen Stoffe in Blutplasma bzw. -serum. Dies muss bei der Untersuchung von länger gelagertem Blut unbedingt berücksichtigt werden.

Das Blutbild

Die Untersuchung des Blutbilds umfasst die Messung des Hämoglobingehalts (Gehalts an rotem Blutfarbstoff), die Bestimmung der Zahl sowie eventuell der Struktur und Größe der einzelnen Blutzellen und ihres Anteils am gesamten Blut. Sie ist ein labortechnisches Verfahren, das zu den unverzichtbaren Standarduntersuchungen gehört. Denn viele Erkrankungen gehen mit typischen Abweichungen der Zusammensetzung und der Struktur der Blutzellen sowie der Hämoglobinkonzentration einher.

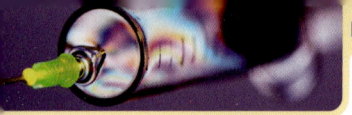

Normal- bzw. Referenzwerte

KLEINES BLUTBILD	Für Männer	Für Frauen	Für beide
Erythrozyten (rote Blutkörperchen)	4,3–5,7 Mill./µl	3,9–5,3 Mill./µl	
Leukozyten (weiße Blutkörperchen)			
2–3 Jahre			6000–17 000/µl
4–12 Jahre			5000–13 000/µl
Erwachsene			3800–10 500/µl
Thrombozyten (Blutplättchen)			140 000–345 000/µl
Hämoglobin	13,5–17 g/dl oder 8,3–10,5 mmol/l	12–16 g/dl 7,4–9,9 mmol/l	
Hämatokrit	40–52 %	37–48 %	
ERYTHROZYTENINDICES			
MCV			85–98 fl
MCH = HBE			28–34 pg
MCHC			31–37 g/dl
RDW			0,6–0,9 µm
Retikulozyten			3–18/1000 Erys
DIFFERENZIALBLUTBILD			
Granulozyten (Neutrophile) gesamt			1830–7250/µl
Stabkernige Neutrophile			0–5 %
Segmentkernige Neutrophile			30–80 %
Eosinophile			0–6 %
Basophile			0–2 %
Lymphozyten			15–50 %
gesamt			1500–4000/µl
Monozyten			1–12 %

Die Bestimmung des Anteils der Retikulozyten an der Zahl der roten Blutkörperchen und des RDW wird hingegen nur bei besonderen Fragestellungen durchgeführt.

Kleines und großes Blutbild

Zur Untersuchung des kleinen und großen Blutbilds wird nur wenig Vollblut benötigt, das mit einem chemischen Mittel (meist EDTA) ungerinnbar gemacht wird. Beim kleinen Blutbild werden die Konzentrationen der Blutzellen, also der roten Blutkörperchen (Erythrozyten), der weißen Blutkörperchen (Leukozyten) und der Blutplättchen (Thrombozyten) festgestellt. Außerdem werden die Menge des roten Blutfarbstoffs (Hämoglobin) sowie der prozentuale Anteil aller Blutzellen am Gesamtvolumen des Blutes (Hämatokrit) bestimmt. Die Auszählung der Zellen sowie die Bestimmung von Hämatokrit und Hämoglobin erfolgt heute meist mit Zählautomaten.

Beim großen Blutbild wird neben dem kleinen Blutbild zusätzlich das Differenzialblutbild bestimmt. Das Differenzialblutbild sieht eine differenziertere Untersuchung der weißen Blutkörperchen (Leukozyten) vor. Hierfür werden die Zellen mit einem speziellen Farbstoff angefärbt, um die verschiedenen Leukozytenunterarten unterscheiden zu können. Ein solches Differenzialblutbild wird von einer medizinisch-technischen Assistentin unter dem Mikroskop untersucht, wobei mindestens 100 weiße Blutkörperchen betrachtet und in die verschiedenen Untergruppen eingeordnet werden. Bei der Auswertung des Differenzialblutbilds werden aber auch die roten Blutkörperchen untersucht, wobei Veränderungen ihrer Größe und Struktur sowie ihrer Färbung (als Anhalt für den Hämoglobingehalt) Hinweise auf mögliche Erkrankungen liefern können.

Rotes Blutbild

Das rote Blutbild setzt sich aus verschiedenen Messgrößen zusammen, vor allem aus der Bestimmung der Zahl der roten Blutkörperchen, des Hämoglobingehalts, des Hämatokrits sowie Bestimmungen von Struktur und Größe der roten Blutkörperchen (Erythrozytenindices).

Rote Blutkörperchen

Die roten Blutkörperchen (Erythrozyten) stellen den größten Anteil an den zellulären Bestandteilen des Blutes. Ihre Hauptaufgabe ist es, mit Hilfe des eisenhaltigen roten Blutfarbstoffs (Hämoglobin) über die Arterien Sauerstoff von der Lunge zu den Geweben und über die Venen Kohlendioxid von den Geweben zurück zur Lunge zu transportieren. Die Sauerstoffversorgung des Körpers ist somit stark von der Anzahl der roten Blutkörperchen abhängig.

Erythrozyten sind runde, scheibenförmige Gebilde ohne Zellkern mit einem Durchmesser von etwa 7,5 Mikrometern. In der Mitte sind sie von beiden Seiten her eingedellt, sodass sie im Randbereich deutlich dicker sind als in der Mitte. Dank ihrer Größe, ihrer flexiblen Form und ihrer Elastizität sind die roten Blutkörperchen in der Lage, auch feinste Haargefäße (Kapillaren) zu passieren. Hauptmasse der roten Blutkörperchen bilden Wasser und Hämoglobin, das den einzelnen Erythrozyten und damit dem gesamten Blut die rote Farbe verleiht.

Normal- bzw. Referenzwerte	
Rote Blutkörperchen (Erythrozyten)	
Männer	4,3–5,7 Mill./µl
Frauen	3,9–5,3 Mill./µl

Die Zahl der Erythrozyten beträgt bei einer Frau etwa 4,6 Millionen, beim Mann im Durchschnitt 5,1 Millionen pro Mikroliter Blut. Dagegen ist die Konzentration an Erythrozyten mit etwa 5,5 Millionen pro Mikroliter Blut bei Neugeborenen erheblich höher; allerdings nimmt diese im Lauf der folgenden Lebensmonate ab. Bei Klein- und Schulkindern liegt die Zahl der roten Blutkörperchen etwas unter den Normalwerten einer erwachsenen Frau.

Erythrozyten werden beim Embryo in Leber und Milz, bei Kindern und Erwachsenen im Knochenmark von Brustbein, Hüftknochen und den großen Röhrenknochen aus den Stammzellen gebildet. Für ihre Herstellung werden vor allem Eisen, Folsäure und Vitamin B12 benötigt. Ist einer dieser Stoffe im Körper nicht ausreichend vorhanden, werden häufig nicht voll funktionsfähige Zellen gebildet.

Vorläuferzellen der reifen Erythrozyten sind die Normoblasten, die einen Zellkern besitzen, und die kernlosen Retikulozyten. Die Retikulozyten verlassen das Knochenmark und wandeln sich im Blut in den folgenden ein bis zwei Tagen in die roten Blutkörperchen um. Die Lebensdauer der reifen Erythrozyten beträgt ca.

120 Tage, dann werden sie vorwiegend in Milz und Leber abgebaut. Pro Sekunde werden zwei bis drei Millionen rote Blutkörperchen in die Blutbahn ausgestoßen. Damit findet der Prozess der Neubildung (Erythropoese) und des Abbaus von Erythrozyten bei einem gesunden Menschen praktisch ununterbrochen statt.

Die Zahl der roten Blutkörperchen kann bei verschiedenen Krankheiten erhöht und bei vielen anderen erniedrigt sein. Erniedrigungen der Erythrozytenzahl (Anämie, Blutarmut) im Blut kommen dabei häufiger vor als deren Erhöhungen (Polyglobulie).

In der Schwangerschaft kommt es aufgrund eines erhöhten Wassergehalts zu einer »Verdünnung« der festen Blutbestandteile und damit auch zu einer Erniedrigung der roten Blutkörperchen, die jedoch nicht mit einer Anämie gleichzusetzen ist.

Erniedrigte Erythrozytenzahl

Ist die Erythrozytenzahl vermindert, liegt eine Blutarmut (Anämie) vor, d. h. die Transportfähigkeit des Blutes von Sauerstoff ist eingeschränkt, sodass der Ablauf sauerstoffabhängiger Stoffwechsel- und Organfunktionen beeinträchtigt ist.
Von einer Anämie spricht man auch bei verminderter Konzentration des roten Blutfarbstoffs (Hämoglobin) und/oder des Hämatokritwerts, also des prozentualen Anteils der Blutzellen, die in erster Linie aus roten Blutkörperchen bestehen. Der Sauerstoffmangel verursacht die typischen Begleiterscheinungen einer Anämie, wie z. B. Müdigkeit, Abgeschlagenheit, Konzentrationsstörungen und Schwindel. Eine Anämie kann durch akuten oder chronischen Blutverlust bedingt sein, durch verminderte Bildung der roten Blutkörperchen oder durch ihren übermäßigen Abbau.

Erniedrigte Erythrozytenzahl durch Blutverlust

▶ Je nach Schwere einer Verletzung kann es zu einem mehr oder weniger starken Blutverlust und in der Folge zu einer Erniedrigung von Erythrozytenzahlen und Hämoglobinkonzentration kommen, was jedoch die vermehrte Blutbildung im Knochenmark wieder auszugleichen versucht.

▶ Auch nach Operationen kann die Zahl der roten Blutkörperchen sowie des Hämoglobingehalts in Abhängigkeit von Blutungen während oder nach dem Eingriff abnehmen.

▶ Bei chronischen Blutungen ist die Zahl der roten Blutkörperchen (sowie die Hämoglobinkonzentration) ebenfalls erniedrigt. Da dem Körper mit dem Blutverlust auch Eisen verloren geht, fehlt dieser wichtige Stoff zur Bildung neuer Erythrozyten, sodass bei einer chronischen Blutungsanämie gleichzeitig eine Störung der Blutbildung eintritt.

Erniedrigte Erythrozytenzahl durch verminderte Bildung

▶ Eisenmangel ist der häufigste Grund für eine verminderte Bildung von Erythrozyten. Dieser kann durch eine unzureichende Zufuhr mit der täglichen Nahrung (beispielsweise während einer Schlankheitskur), durch hohe Eisenverluste (beispielsweise durch chronische Blutungen) oder durch Störungen im Eisenstoffwechsel, bei denen die Aufnahme von Eisen gehemmt oder die Verteilung bzw. Verwertung von Eisen im Körper gestört ist, verursacht werden. Außerdem besteht während der Schwangerschaft und Stillzeit ein erhöhter Eisenbedarf, der eine verminderte Bildung von Erythrozyten bedingt und nicht selten durch Eisenpräparate ausgeglichen werden muss.

▶ Ebenso gehen Vitaminmangelkrankheiten, vor allem ein Mangel an Vitamin B12 und Folsäure, mit einer verminderten Bildung von Erythrozyten einher. Selten kann auch Kupfer-

oder Vitamin-C-Mangel Ursache einer Anämie und damit von erniedrigten Erythrozytenzahlen sein.

▶ Eine Erniedrigung der roten Blutkörperchen kann auch Folge einer Bleivergiftung sein. Hier findet man im angefärbten Blutbild eine Tüpfelung der roten Blutkörperchen.

▶ Im Verlauf einer chronischen Nierenerkrankung mit zunehmender Einschränkung der Nierenfunktion entwickelt sich häufig eine Anämie mit Erniedrigung der Erythrozytenzahlen. Diese Anämie ist bedingt durch eine verminderte Produktion von Erythropoetin in den erkrankten Nieren. Dieses Hormon, das beim Erwachsenen zu über 90 % in den Nieren gebildet wird, regt im Knochenmark die Bildung roter Blutkörperchen an.

▶ Tritt eine verminderte Bildung von Erythrozyten infolge von bösartigen Tumoren auf, spricht man von einer Tumoranämie. Ursache ist hier eine Störung der Eisenverwertung. Im Körper ist zwar genügend Eisen vorhanden, es kann aber nicht in die roten Blutkörperchen eingebaut werden.

▶ Weitere Ursachen für eine mangelnde Produktion von Erythrozyten können chronische Entzündungen und Infektionen sein. Auch hier liegt eine Störung der Eisenverwertung vor.

▶ Hormonelle Störungen, insbesondere eine Schilddrüsenunterfunktion, sehr selten auch eine Überfunktion der Schilddrüse oder der Nebenschilddrüse sowie eine Unterfunktion der Hirnanhangsdrüse oder der Nebenniere, können Ursache einer erniedrigten Erythrozythenzahl sein.

▶ Eine seltene Ursache von zum Teil stark erniedrigten Erythrozytenzahlen ist eine schwere Bildungsstörung von roten Blutkörperchen (meist gleichzeitig auch von weißen Blutkörperchen und Blutplättchen), die so genannte aplastische Anämie. Dieses Versagen des Knochenmarks ist in seltenen Fällen angeboren (Fanconi-Anämie), am häufigsten tritt es ohne ersichtlichen

Grund auf, in etwa 10 % der Fälle wird es durch Medikamente, wie z. B. Chloramphenicol, verschiedene Schmerzmittel und viele andere Substanzen, ausgelöst, oder es tritt (in etwa 5 % der Fälle) nach einem Virusinfekt bzw. nach einer Bestrahlung auf.

▶ Auch bei einer Verdrängung der roten Blutbildung im Knochenmark infolge der Blutkrankheit Leukämie oder durch Knochenmarkstumoren kann es zu einer ungenügenden Bildung von Erythrozyten kommen.

Erniedrigte Erythrozytenzahl durch übermäßigen Abbau

▶ Darüber hinaus kann ein krankhaft erhöhter Abbau von Erythrozyten (Hämolyse) die Ursache für deren verminderte Zahl im Blut sein. Dieser tritt sehr häufig ein, wenn beispielsweise aufgrund einer erblichen Störung verformte rote Blutkörperchen gebildet werden, wie etwa bei einer Kugelzellanämie oder einer Sichelzellerkrankung; er kann aber auch durch schwere Infektionen, künstliche Herzklappen, eine vergrößerte Milz, Vergiftungen oder Verbrennungen verursacht werden.

Erhöhung der Erythrozytenzahl

▶ Eine anormale Erhöhung der Erythrozytenzahlen wird als Polyglobulie (Erythrozytose) bezeichnet. Gleichzeitig sind Hämoglobin und Hämatokrit erhöht. Häufig ist eine Polyglobulie dadurch bedingt, dass die Sauerstoffkonzentration im Körper herabgesetzt ist. Um diesen Mangelzustand zu kompensieren, wird vermehrt das Hormon Erythropoetin gebildet, das die Erythrozytenneubildung anregt.

▶ Die Ursachen für einen – kurzzeitigen – Sauerstoffmangel müssen nicht zwingend krankhafter Natur sein. So erhöht sich die Erythrozytenzahl beispielsweise, wenn die Sauerstoffkonzentration in der Luft erniedrigt ist, wie dies etwa bei einem Aufenthalt im Hochgebirge der Fall ist.

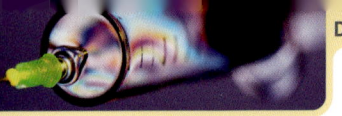
▶ Eine organisch bedingte Erhöhung der Werte infolge einer Minderversorgung des Körpers mit Sauerstoff wird vor allem durch chronische Lungenkrankheiten verursacht.

▶ Ebenso kann Rauchen eine Erhöhung der Erythrozytenzahl hervorrufen. So besetzt das im Tabakrauch enthaltene Kohlenmonoxid, das während des Rauchens über die Schleimhäute der Luftwege in die Blutbahnen gelangt, einen Teil des Hämoglobins in den roten Blutkörperchen, der damit für den Sauerstofftransport nicht mehr zur Verfügung steht. Um den Sauerstoffmangel auszugleichen, kommt es zu einer vermehrten Neubildung von Erythrozyten.

▶ Eine schwere Herzschwäche, ein Herzklappen- oder ein anderer schwerer Herzfehler kann zu einem chronischen Sauerstoffmangel im Gewebe führen und damit eine Erhöhung der Erythrozytenzahl auslösen.

▶ Weitere Ursache können Nierenerkrankungen (z. B. Zystennieren) sein.

▶ Einige bösartige Tumoren bilden Stoffe, die die Blutbildung im Knochenmark anregen, wodurch die Zahl der roten Blutkörperchen im Blutbild ansteigt. Am häufigsten ist diese Form der Polyglobulie beim Nierenzellkarzinom und Leberzellkarzinom zu finden.

▶ Ebenso kann das Bartter-Syndrom, eine genetisch bedingte Funktionsstörung der Nieren, die mit einer erhöhten Ausscheidung von Natrium, Chlorid, Wasser und Kalzium einhergeht, eine Polyglobulie hervorrufen.

▶ Das Cushing-Syndrom, das durch eine chronisch erhöhte Konzentration des Hormons Kortisol im Blut gekennzeichnet ist, gehört zu den weiteren, seltenen Ursachen für erhöhte Erythrozytenwerte.

▶ Ebenso kann eine Therapie mit männlichen Hormonen oder Kortisonpräparaten sowie Doping mit dem Hormon Erythropoetin die Ursache sein.

▶ Eine so genannte Pseudopolyglobulie liegt vor, wenn der relative Anteil der Erythrozyten im Vergleich zur Blutflüssigkeit infolge eines großen Flüssigkeitsverlusts (beispielsweise durch Erbrechen oder Durchfall) erhöht ist. Wird der Flüssigkeitsmangel durch eine ausreichende Zufuhr von Flüssigkeit wieder ausgeglichen, normalisieren sich auch die Erythrozytenzahlen.

▶ Werden im Knochenmark unkontrolliert vermehrt rote Blutkörperchen produziert, spricht man von einer Polyzythämie. Dabei sind meist auch die Zahlen von weißen Blutkörperchen und Blutplättchen erhöht.

Roter Blutfarbstoff

Der rote Blutfarbstoff (Hämoglobin) ist ein kugelförmiges Molekül, das sich aus vier Eiweißketten und vier eisenhaltigen Häm-Gruppen zusammensetzt. Das in den roten Blutkörperchen befindliche Hämoglobin bindet Sauerstoff und befördert ihn im Blut zu den Organen und Geweben, die daraus zusammen mit den Nährstoffen Energie gewinnen.

Normal- bzw. Referenzwerte	
Roter Blutfarbstoff (Hämoglobin)	
Männer	13,5–17 g/dl
Frauen	12–16 g/dl

Der Hämoglobinwert ist neben der Erythrozytenzahl das zweite wesentliche Kriterium zur Diagnose und Klassifizierung einer Anämie bzw. einer Polyglobulie. In einigen Fällen von Blutarmut kann die Zahl der roten Blutkörperchen noch normal sein, während der Hämoglobingehalt einer Volumeneinheit Blut bereits erniedrigt ist.

Bei der Bestimmung des Hämoglobins kann einerseits das gesamte im Blut vorhandene Hämoglobin (Hb) und andererseits nur das in den einzelnen Erythrozyten befindliche (HbE oder MCH, siehe unten) bestimmt werden.

Erniedrigung des Hämoglobinspiegels
▶ Die Ursachen eines verminderten Hämoglobinwerts sind in etwa die gleichen wie die einer erniedrigten Zahl an roten Blutkörperchen (siehe Seite 16ff.).
▶ Die häufigste Ursache für eine Erniedrigung von Erythrozytenzahl und Hämoglobin ist in unseren Breiten sicher die Eisenmangelanämie, wobei aufgrund einer zu geringen Zufuhr von Eisen oder von Eisenverlusten durch chronische Blutungen nicht genügend Hämoglobin hergestellt werden kann.
▶ Neben dieser und anderen Blutbildungsstörungen kann das Hämoglobin auch aufgrund frühzeitiger Zerstörung der roten Blutkörperchen (Hämolyse, siehe Seite 83), durch akute Blutverluste und auch durch Verdünnung des Blutes bedingt sein.

Erhöhung des Hämoglobinspiegels
▶ Erhöhungen des Hämoglobinspiegels gehen meist ebenfalls mit erhöhten Zahlen an roten Blutkörperchen parallel (siehe Seite 17f.) und haben auch die gleichen Ursachen.

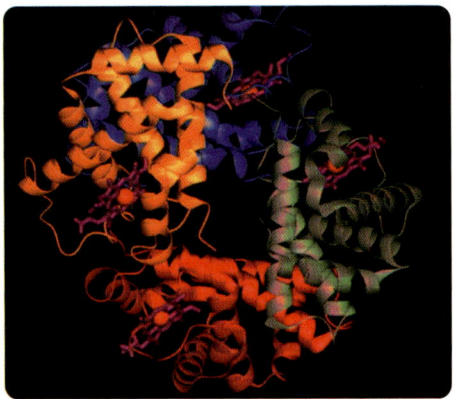

Hämoglobin, der rote Blutfarbstoff, im Strangmodell.

▶ Dazu gehören Polyglobulien aufgrund eines Sauerstoffmangels bei Aufenthalt in großen Höhen, bei Rauchern, Herz- und Lungenerkrankungen, unkontrollierte Produktion von roten Blutkörperchen im Knochenmark bei Polycythämia vera, Polyglobulien bei Tumorerkrankungen (insbesondere Nierenzellkrebs), Zystennieren und anderen Nierenkrankheiten, der Cushing-Krankheit, dauerhafter Behandlung mit hochdosierten Kortisonpräparaten, männlichen Hormonen oder Erythropoetin und die Austrocknung des Körpers.

Hämatokrit

Ein weiterer Parameter zur Abklärung von Abweichungen der Erythrozyten- bzw. Hämoglobinkonzentration ist der Hämatokrit, also der Wert, der angibt, welchen Anteil die festen Blutbestandteile am Gesamtblut haben. Dafür wird mit Hilfe einer Zentrifuge das ungerinnbar gemachte Blut in seine festen und seine flüssigen Bestandteile aufgetrennt.

Normal- bzw. Referenzwerte	
Feste Blutbestandteile (Hämatokrit)	
Männer	40–52 %
Frauen	37–48 %

Grundsätzlich gilt, dass bei einem ansteigenden Hämatokrit die Zähigkeit (Viskosität) des Blutes zunimmt und damit seine Fließeigenschaften beeinträchtigt werden. Als Folge erhöht sich der Strömungswiderstand in den Blutgefäßen, was zur Mehrbelastung des Herzes und zu einer verringerten Durchblutung führt.
Da der Hämatokritwert im Wesentlichen von der Anzahl der Erythrozyten abhängig ist, wird die Bestimmung des Hämatokrits oft zur einfachen und schnellen Diagnose einer Anämie

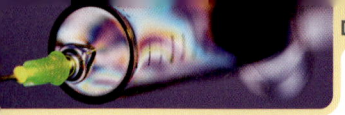

(verminderte Hämatokritwerte) oder einer Vermehrung der roten Blutkörperchen im Blut (erhöhte Hämatokritwerte) herangezogen. Zur weiteren Klassifizierung der Erniedrigung bzw. Erhöhung der Erythrozyten im Blut müssen später aber zusätzlich die genauen Zellzahlen der Erythrozyten und der Hämoglobingehalt bestimmt werden.

Zudem dient der Hämatokrit zur Beurteilung von Störungen im Wasserhaushalt: Während Austrocknung (Dehydratation) eine Erhöhung des Hämatokrits hervorruft, geht eine Überwässerung (Hyperhydratation) mit einem erniedrigten Hämatokrit einher.

Darüber hinaus wird die Hämatokritbestimmung zur Verlaufsbestimmung der Blutzusammensetzung in Notfallsituationen, in der Transfusionsmedizin und zu einer Therapiekontrolle bei der therapeutischen Blutverdünnung (Hämodilution) durch Aderlässe und Infusionen eingesetzt.

▶ *Erniedrigte Hämatokritwerte* finden sich bei Überwässerungen, allen Formen der Blutarmut sowie in der Schwangerschaft.

▶ *Ein erhöhter Hämatokrit* wird durch einen starken Flüssigkeitsverlust bzw. Austrocknung sowie durch die verschiedenen Formen einer Polyglobulie (siehe Seite 21 f.) hervorgerufen.

Erythrozytenindices

Erythrozyten können nicht nur aufgrund ihrer Anzahl, sondern auch in Bezug auf Größe und Erscheinungsbild von der Norm abweichen. Zur Charakterisierung der Erythrozyten werden

Normal- bzw. Referenzwerte	
MCV	85–98 fl
MCH	28–34 pg
MCHC	32–37 g/dl

üblicherweise die so genannten Erythrozytenindices herangezogen, das sind Messgrößen, die Aufschluss über die Größe der einzelnen roten Blutkörperchen, ihren Hämoglobingehalt und das Verhältnis von Erythrozytengröße (Volumen) zum Gehalt an Hämoglobin geben. Hierfür sind – neben der Bestimmung des gesamten Hämoglobins und des Hämatokrits im Vollblut – drei Basisparameter von Bedeutung: MCV, MCH und MCHC.

MCV

Der MCV (mittleres Zellvolumen der Erythrozyten) gibt Aufschluss über die Größe der einzelnen roten Blutkörperchen. Er wird errechnet, indem man den Hämatokrit (also die Menge sämtlicher Blutzellen im Blut) durch die Zahl der roten Blutkörperchen dividiert. Rote Blutkörperchen mit einem erniedrigten MCV bezeichnet man als mikrozytär (kleine Zellen), Erythrozyten mit über der Norm liegendem MCV nennt man makrozytär (große Zellen). Enthalten normal große Erythrozyten zu wenig Hämoglobin, spricht man von einer normozytären Anämie.

▶ *Erniedrigte MCV-Werte* können ein Hinweis auf eine Eisenmangelanämie sein, aber auch bei vielen anderen Formen der Blutarmut sind die roten Blutkörperchen verkleinert.

▶ *Erhöhte MVC-Werte* findet man oft bei einer megaloblastären Anämie, die infolge eines Folsäure- und Vitamin-B12-Mangels entsteht.

MCH

Der MCH (= HbE, mittlerer zellulärer Hämoglobingehalt oder Färbekoeffizient) gibt den mittleren Hämoglobingehalt der einzelnen Erythrozyten an. Man berechnet diesen Wert, indem man die Hämoglobinkonzentration durch die Anzahl der roten Blutkörperchen dividiert.

Rote Blutkörperchen mit einem erniedrigten MCH nennt man hypochrom (zu wenig Farbe =

Hämoglobin), bei einem normalen MCV spricht man von normochromen Erythrozyten, und bei erhöhtem MCV werden die Erythrozyten als hyperchrom (zu viel Farbe) bezeichnet.

▶ *Erniedrigte MCH-Werte* finden sich z. B. bei einer Eisenmangelanämie, einer Vitamin-B6-Mangelanämie sowie bei Störungen des Einbaus von Eisen ins Hämoglobin und bei der Mittelmeeranämie (Thalassämie).

▶ *Erhöhte MCH-Werte* können auf eine Anämie aufgrund eines Vitamin-B12- oder Folsäuremangels hindeuten.

MCHC

Der MCHC (mittlere zelluläre Hämoglobinkonzentration) gibt Auskunft über die durchschnittliche Hämoglobinkonzentration der roten Blutkörperchen insgesamt. Er wird berechnet, indem man den Hämoglobingehalt durch den Hämatokrit dividiert. Dieser Wert wird nur zur Diagnose bestimmter Anämieformen herangezogen und ist in der allgemeinen Anämiediagnostik entbehrlich.

▶ *Erhöhte MCHC-Werte* können auf eine so genannte Sphärozytose (Kugelzellanämie) hindeuten; bei dieser erblich bedingten Erkrankung sind die Erythrozyten kugelig verformt und daher anfälliger für eine frühzeitige Zerstörung (Hämolyse).

▶ *Erniedrigte MCHC-Werte* weisen u. a. auf eine Eisenmangel- oder eine Vitamin-B6-Mangelanämie hin. Auch bei der schweren Form der Mittelmeeranämie (Thalassämia major), bei der die Erythrozyten aufgrund einer veränderten Zusammensetzung des Hämoglobins eine geringere Überlebenszeit haben, ist der MCHC-Wert häufig erniedrigt. Weiterhin finden sich erniedrigte MCHC-Werte bei der so genannten sideroachrestischen Anämie, die auf einer Störung des Einbaus von Eisen in das Hämoglobin beruht und u. a. durch chronisch-entzündliche Erkrankungen und chronische Infektionen bösartiger Tumoren ausgelöst werden kann.

Klinische Einteilung der Anämieformen

Je nach Größe und Hämoglobingehalt der einzelnen roten Blutkörperchen werden klinisch folgende Anämieformen unterschieden:

▶ *Mikrozytäre, hypochrome Anämie* Bei dieser Form der Anämie sind die Erythrozyten anormal verkleinert, und der Hämoglobingehalt der einzelnen Erythrozyten ist vermindert. Die mikrozytäre, hypochrome Anämie wird hierzulande in erster Linie durch Eisenmangel verursacht (Eisenmangelanämie).

Die Bestimmung von MCV und MCH gibt zusammen mit der Zahl der Erythrozyten und dem Hämoglobingehalt Aufschluss über den Schweregrad einer Eisenmangelanämie. So sind bei der mikrozytären, hypochromen Anämie infolge eines leichten Eisenmangels die Eryhtrozytenzahlen und das Hämoglobin oft nur grenzwertig niedrig oder sogar noch normal, die MCV- und MCH-Werte jedoch bereits erniedrigt. Bei einer schwereren Eisenmangelanämie sind dagegen alle wichtigen Messgrößen, also sowohl die Erythrozytenzahl und Hämoglobinkonzentration wie auch die MCH- und MCV-Werte, mitunter auch das MCHC, deutlich erniedrigt.

Seltene Ursachen einer hypochromen Anämie sind Bleivergiftungen, Vitamin-B6- und Kupfermangel.

▶ *Normozytäre, normochrome Anämie* Hierbei sind die Gesamtzahl der Erythrozyten und/oder der Hämoglobingehalt herabgesetzt, die Größe der einzelnen Erythrozyten sowie ihr Hämoglobingehalt sind jedoch normal. Eine normozytäre, normochrome Anämie tritt z. B. infolge eines akuten Blutverlusts auf. Typischerweise sind die roten Blutkörperchen auch bei der sideroachrestischen Anämie normal groß und haben einen normalen Hämoglobingehalt. Diese Anämieform beruht auf einer Störung der Eisenverwertung und tritt bei bösartigen Tumoren, chronisch entzündlichen und infektiösen Erkran-

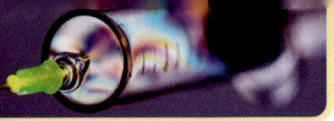
kungen sowie bei Nierenkrankheiten (renale Anämie) auf.

▶ *Makrozytäre, hyperchrome Anämie* Diese auch als megaloblastäre Anämie bezeichnete Form geht auf eine Störung der Blutbildung durch Mangel an Vitamin B12 und/oder Folsäure zurück (siehe auch Seite 26f.). Dies bewirkt eine Reifungsstörung der Zellkerne bei den Vorläuferzellen der roten Blutkörperchen (und auch der anderen Blutzellen). Diese Vorläuferzellen im Knochenmark sind stark vergrößert (Megaloblasten), und auch die ins Blut gelangenden Erythrozyten sind größer als üblich und enthalten mehr Hämoglobin. MCV- und MCH-Werte sind daher erhöht, wohingegen die Zahl der Erythrozyten deutlich vermindert ist.

RDW-Wert

Eine weitere Messgröße zur diagnostischen Beurteilung einer Blutarmut ist der so genannte RDW-Wert (engl. red cell distribution width = Erythrozyten-Verteilungsbreite oder Erythrozyten-Durchmesser-Streuung).

Normal- bzw. Referenzwerte	
Normaler Erythrozyten-durchmesser	6,8–7,3 µm
RDW	+/– 0,6–0,9 µm

Dieser Wert gibt an, wie stark der Durchmesser der verschiedenen roten Blutkörperchen eines Patienten sich von ihrem Mittelwert unterscheidet. Normalerweise weichen die roten Blutkörperchen in ihrer Größe nicht mehr als 0,6 bis 0,9 µm von ihrem üblichen Durchmesser ab. Bei einem erhöhten RDW finden sich hingegen viele vom Mittelwert der Erythrozytengröße unterschiedliche rote Blutkörperchen. Dieses Phänomen unterschiedlich

großer Erythrozyten wird auch als Anisozytose bezeichnet. Eine Anisozytose kann bei jeder Form der Anämie auftreten.

Der Begriff Poikilozytose beschreibt hingegen die Vielgestaltigkeit von roten Blutkörperchen, die bei jeder schweren Anämie auftreten kann:

▶ Kugelzellen (Sphärozyten) sind typisch für eine frühzeitige Zerstörung (Hämolyse) der roten Blutkörperchen und finden sich vor allem bei Kugelzellanämie.

▶ Stechapfelförmige rote Blutkörperchen (Akanthozyten) findet man bei hämolytischer Anämie sowie schweren Leber- und Nierenkrankheiten.

▶ Ringförmige Erythrozyten (Anulozyten) sind typisch für eine schwere Eisenmangelanämie.

▶ Ovale Erythrozyten (Elliptozyten) finden sich bei der seltenen angeborenen Elliptozytose, die jedoch keinen Krankheitswert hat.

▶ Eine Tränentropfenform (Dakryozyten) nehmen die roten Blutkörperchen bei der so genannten Osteomyelofibrose an, bei der das Knochenmark durch Bindegewebe ersetzt wird und die Blutbildung stattdessen in Milz und Leber stattfindet.

▶ Schießscheibenartige rote Blutkörperchen (Targetzellen) findet man typischerweise bei der Mittelmeeranämie (Thalassämie).

▶ Eine Sichelform nehmen die roten Blutkörperchen bei der Sichelzellanämie an, wenn die Blutuntersuchung unter Luftabschluss durchgeführt wird.

▶ Zerrissene bzw. fragmentierte rote Blutkörperchen (Schistozyten) findet man im Blutbild von Menschen mit künstlichen Herzklappen.

Retikulozyten

Die Retikulozyten (Proerythrozyten) sind die Vorläuferzellen der Erythrozyten. Sie bilden sich aus den kernhaltigen Normoblasten, in dem diese den Kern abstoßen, und reifen im

Blut innerhalb von ein bis zwei Tagen zu Erythrozyten heran. Je intensiver rote Blutkörperchen gebildet werden, desto mehr jugendliche Retikulozyten verlassen das Knochenmark und finden sich im Blut.

Normal- bzw. Referenzwert

3–18 Retikulozyten pro 1000 Erythrozyten

In der medizinischen Diagnostik ist die Retikulozytenzahl pro Tausend Erythrozyten im Blut vor allem für die Beurteilung der Blutbildung sowie zur Therapiekontrolle von Mangelanämien von Bedeutung.

Erhöhte Retikulozytenzahlen
▸ Sie weisen generell auf verstärkte Bildung von roten Blutkörperchen im Knochenmark hin.
▸ Bei Neugeborenen finden sich physiologisch erhöhte Retikulozytenzahlen im Blut.
▸ Ebenfalls ohne Krankheitswert ist die erhöhte Retikulozytenzahl beim Aufenthalt in größeren Höhen, die Ausdruck einer verstärkten Blutbildung ist, da die roten Blutkörperchen in Höhenlagen nicht genügend Sauerstoff im Blut binden und transportieren können. Der Körper gleicht diesen Sauerstoffmangel aus, indem er mehr Erythrozyten bildet.
▸ Bei der Behandlung einer Eisenmangelanämie mit Eisen oder einer megaloblastären Anämie mit Vitamin B12 bzw. Folsäure kommt es aufgrund der nun verbesserten Blutbildung zum vermehrten Auftreten von Retikulozyten.
▸ Ein weiterer Grund einer kurzfristig erhöhten Retikulozytenzahl ist die vermehrte Blutbildung, die nach einem akuten Blutverlust eintritt, bis die neu gebildeten roten Blutkörperchen die verloren gegangenen ersetzen.
▸ Erhöhte Retikulozytenzahlen finden sich auch bei allen Formen von Blutarmut, bei denen der Körper die verringerte Zahl an roten Blut-

körperchen im Blut durch eine vermehrte Bildung auszugleichen versucht. Dies ist vor allem bei hämolytischen Anämien der Fall (siehe auch Seite 83).

Erniedrigte Retikulozytenzahlen
▸ Sie finden sich vor allem dann, wenn die Bildung der Erythrozyten (Erythropoese) im Knochenmark gestört ist.
▸ Dies ist z. B. bei der so genannten megaloblastären Anämie der Fall, wo aufgrund eines Mangels an Vitamin B12 oder Folsäure die Blutbildung gestört ist.
▸ Bei der aplastischen Anämie stellt das Knochenmark nur noch wenige oder keine roten Blutkörperchen mehr her. In letzterem Fall findet man auch keine Retikulozyten im Blut.
▸ Schließlich dient die Bestimmung der Retikulozytenzahlen auch zur Therapiekontrolle, z. B., wenn eine medikamentöse Behandlung einer Mangelanämie eingeleitet wurde. Bleibt ein signifikanter Anstieg der Retikulozyten unter der Therapie mit Eisen-, Vitamin B12-, Folsäure- oder Vitamin-B6-Präparaten aus, ist die Behandlung unwirksam.

Eisenhaushalt

Eisen sowie andere am Eisenstoffwechsel beteiligte Stoffe werden vor allem zur Abklärung einer Blutarmut bestimmt, bei der die roten Blutkörperchen im Blutbild klein und blass erscheinen (hypochrome, mikrozytäre Anämie).

Die Bestimmung von Folsäure und/oder Vitamin B12 erfolgt zur Ursachenforschung bei einer so genannten makrozytären, hyperchromen Anämie, bei der die roten Blutkörperchen vergrößert sind und viel roten Blutfarbstoff enthalten.

Eisen ist wesentlicher Bestandteil des in den roten Blutkörperchen enthaltenen roten Blutfarbstoffs (Hämoglobins), der für den Sauer-

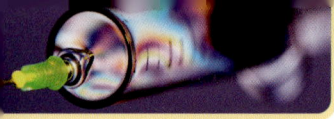
Normal- bzw. Referenzwerte			
	Für Männer	**Für Frauen**	**Für beide**
Eisen	50–160 µg/dl	50–150 µg/dl	
	9–29 µmol/l	9–27 µmol/l	
Ferritin 2–17 Jahre			7–142 µg/l
18–45 Jahre	10–220 µg/l	6–70 µg/l	
Ab 46 Jahre	15–400 µg/l	18–120 µg/l	
Transferrin			2,0–3,6 g/l
Transferrinsättigung			16–45 %
Folsäure			3–15 ng/ml
Vitamin B12			210–910 pg/ml

stofftransport im Blut unabdingbar ist. Etwa 70 % des gesamten Körpereisens befindet sich in den roten Blutkörperchen, 18 % werden im Gewebe gespeichert, 12 % befinden sich im roten Muskelfarbstoff und in Stoffwechselenzymen, etwa 0,1 % wird an das Eiweiß Transferrin gebunden im Blut transportiert.

Ein Eisenmangel ist die häufigste Ursache für eine Blutarmut, an der vor allem Frauen leiden, in erster Linie, weil sie über die Menstruation vermehrt Eisen verlieren. Auch Schwangere, stillende Frauen, Säuglinge, Kleinkinder, Heranwachsende, Sportler und Vegetarier leiden häufig unter einer Blutarmut, da sie den (erhöhten) Bedarf meist nicht mit der Nahrung decken (können).

Ein Eisenmangel führt zunächst zu einer Verminderung von Ferritin, ein Eiweißstoff, woran Eisen im Gewebe gebunden und gespeichert wird. Erst später lässt sich auch ein erniedrigter Eisenspiegel feststellen, wohingegen das Transportprotein für Eisen, Transferrin, ansteigt. All dies geschieht oft noch lange bevor sich der Eisenmangel in einer verminderten Anzahl roter Blutkörperchen und einem Abfall des Hämoglobinspiegels im Blut als echte Anämie offenbart.

Eisen

Da Eisenmangel der häufigste Grund einer Blutarmut ist, wird der Eisenspiegel zur Klärung einer Anämie, insbesondere mit kleinen und blassen roten Blutkörperchen, bestimmt. Auch bei Verdacht auf eine Eisenüberladung des Körpers wird der Eisenspiegel untersucht.

Normal- bzw. Referenzwerte	
Eisen	
Männer	50–160 µg/dl
	9–29 µmol/l
Frauen	50–150 µg/dl
	9–27 µmol/l

Allerdings ist zu bedenken, dass sich eine Blutarmut bereits weit früher durch einen Abfall des Ferritinspiegels äußert. Außerdem ist die Höhe des Eisenspiegels stark abhängig von der Nahrung und auch vielen anderen Schwankungen unterworfen. Um einen Eisenmangel frühzeitig zu erkennen bzw. die Ursachen eines Eisenmangels zu differenzieren, sollte gleichzeitig möglichst immer der Ferritinspiegel gemessen werden.

Erniedrigung des Eisenspiegels
Der häufigste Grund ist Eisenmangel, der zahlreiche Ursachen haben kann, z. B.:
▶ Zu geringe Eisenzufuhr (z. B. bei Säuglingen, Kleinkindern, Alkoholikern und Vegetariern)
▶ Vermehrter Eisenverlust, beispielsweise durch Menstruation oder andere akute und chronische Blutungen
▶ Erhöhter Eisenbedarf in der Schwangerschaft, Stillzeit, Wachstumsphase, bei Leistungssportlern u. a.
▶ Herabgesetzte Aufnahme in den Körper, z. B. nach operativer Entfernung von Teilen des Magens oder Darms sowie bei chronischen Erkrankungen des Verdauungssystems
▶ Weitere Ursachen sind chronische Entzündungen, Infektionen sowie Krebserkrankungen. Hier besteht kein Eisenmangel, sondern das Eisen kann nicht aus dem Gewebe an das Blut abgegeben werden. In diesem Fall ist der Eisenspiegel im Blut erniedrigt, der Ferritinspiegel jedoch erhöht.

Erhöhung des Eisenspiegels
▶ Besonders bei Kindern beruht ein erhöhter Eisenspiegel gelegentlich auf einer Vergiftung mit Eisenpräparaten, die Kinder z. B. in der Annahme, es handle sich um Bonbons, in hoher Dosis geschluckt haben.
▶ Eine Erhöhung des Eisenspiegels kommt außerdem vor bei so genannten hämolytischen Anämien, bei denen die roten Blutkörperchen vermehrt zerstört werden, aus denen Eisen freigesetzt wird. Auch eine gestörte Blutbildung im Knochenmark geht häufig mit einer stärkeren Zerstörung der roten Blutkörperchen und einem erhöhten Eisenspiegel einher.
▶ Nach häufigen Bluttransfusionen steigt der Eisenspiegel im Blut ebenfalls an.
▶ Bei schweren Lebererkrankungen, die mit der Zerstörung von Leberzellen einhergehen, wie z. B. einer schweren Virushepatitis, steigt der Eisenspiegel im Blut an.

▶ Ein weiterer Grund für einen erhöhten Eisenspiegel ist eine erblich bedingte Eisenüberladung des Körpers (Hämochromatose).

Ferritin

Die Bestimmung des Ferritinspiegels dient in erster Linie der Früherkennung von Eisenmangel, der Unterscheidung zwischen verschiedenen Formen der Blutarmut und der Kontrolle einer Behandlung mit Eisenpräparaten.

Normal- bzw. Referenzwerte		
Ferritin	**Männer**	**Frauen**
2–17 Jahre	7–142 µg/l	7–142 µg/l
18–45 Jahre	10–220 µg/l	6–70 µg/l
Ab 46 Jahre	15–400 µg/l	18–120 µg/l

Ferritin ist ein Eiweißstoff, der eine Hohlkugel bildet und Eisen in seinem Inneren speichert; dadurch bleiben die Zellen vor potenziell schädlichen Eisenwirkungen geschützt. Je mehr Eisen der Körper speichert, desto höher ist auch der Ferritinspiegel im Blut.

Erniedrigung des Ferritinspiegels
▶ Ein erniedrigter Ferritinspiegel ist immer Folge eines Eisenmangels und kann einer Erniedrigung des Eisenspiegels im Blut bzw. einer echten Blutarmut lange Zeit vorausgehen.

Erhöhung des Ferritinspiegels
▶ Der Ferritinspiegel ist immer erhöht bei einer genetisch bedingten Eisenspeicherkrankheit (Hämachromatose).
▶ Auch bei einer so genannten Eisenüberladung infolge häufiger Bluttransfusionen steigt der Ferritinspiegel an.
▶ Weitere Ursachen können Anämien bei chronischen Entzündungen, Infektionen und Tumoren sein.

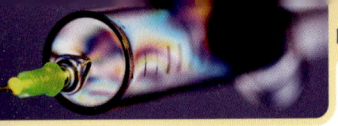

▶ Auch viele Formen der Blutarmut, die nicht durch Eisenmangel bedingt sind, weisen einen erhöhten Ferritinspiegel auf.
▶ Weiterhin kann er bei Erkrankungen der Leber erhöht sein.

Transferrin

Eisen wird im Blut an das Eiweiß Transferrin gebunden transportiert. Der Transferrinspiegel bzw. die Transferrinsättigung werden bei Verdacht auf einen Eisenmangel oder eine Eisenüberladung bestimmt.

Normal- bzw. Referenzwerte	
Transferrin	2,0–3,6 g/l
Transferrinsättigung	16–45 %

Die Transferrinsättigung gibt die Beladung des Transportproteins Transferrin mit Eisen an. Man errechnet die Transferrinsättigung, indem man die Eisenkonzentration im Blut durch die Transferrinkonzentration teilt. Denn Transferrinspiegel und -sättigung verhalten sich gegenläufig zueinander.

Beim Gesunden ist Transferrin nur zu einem Drittel mit Eisen gesättigt. Je mehr Eisen im Blut vorhanden ist, desto stärker ist Transferrin mit Eisen beladen.

Erniedrigung des Transferrinspiegels
▶ Einen erniedrigten Transferrinspiegel findet man bei Eisenüberladung sowie bei Blutarmut als Folge von chronischen Entzündungen, Infektionen und bösartigen Tumoren.

Erniedrigung der Transferrinsättigung
▶ Die Erniedrigung der Transferrinsättigung ist Ausdruck eines Eisenmangels.

Erhöhung des Transferrinspiegels
▶ Eine Erhöhung des Transferrinspiegel deutet in der Regel auf einen Eisenmangel hin.

Erhöhung der Transferrinsättigung
▶ Eine erhöhte Transferrinsättigung ist Zeichen einer Eisenüberladung, z. B. aufgrund einer angeborenen Eisenspeicherkrankheit, von häufigen Bluttransfusionen, dem vermehrten Anfall von Eisen bei Leberkrankheiten sowie durch Zerstörung von roten Blutkörperchen bei hämolytischen Anämien.

Folsäure

Der Folsäurespiegel wird bestimmt zur weiteren Abklärung einer Blutarmut, wenn diese mit großen roten Blutkörperchen einhergeht, die viel Hämoglobin enthalten, sowie bei Symptomen, die eventuell durch einen Folsäuremangel bedingt sein können.

Normal- bzw. Referenzwert	
Folsäure	3–15 ng/ml

Folsäure ist ein Vitamin, das bei der Herstellung von Eiweißen und dem Erbmaterial DNS eine wichtige Rolle spielt. Sie ist vor allem in Leber, Milch, Salaten sowie vielen Gemüsesorten enthalten. Folsäuremangel kann zu einer so genannten makrozytären Anämie und zu einem erhöhten Homocysteinspiegel führen, der als eigenständiger Risikofaktor für Arteriosklerose gilt. Ein zu hoher Folsäurespiegel kann zu seelischen Störungen, Krampfanfällen, Allergien, Magen-Darm-Problemen und Schlafstörungen führen.

Erniedrigung des Folsäurespiegels
▶ Folsäuremangel liegt häufig eine nicht ausreichende Zufuhr durch die Nahrung oder ein erhöhter Bedarf in der Wachstumsphase bzw. während der Schwangerschaft zugrunde.
▶ Insbesondere bei Alkoholikern und Menschen mit chronischen Lebererkrankungen ist der Folsäurespiegel im Blut oft erniedrigt.

▶ Einige Medikamente können zur Erniedrigung des Folsäurespiegels führen, wie z. B. die Antibabypille sowie Mittel gegen rheumatische Erkrankungen oder Krampfanfälle.
▶ Bei verschiedenen Magen-Darm-Erkrankungen, wie z. B. Colitis ulcerosa oder Morbus Crohn, wird nicht genügend Folsäure über den Darm aufgenommen.

Erhöhung des Folsäurespiegels
▶ Sie ist meist Folge einer zu hohen Dosierung von Folsäure- bzw. Multivitaminpräparaten.

Vitamin B12

Die Bestimmung des Vitamin-B12-Spiegels wird durchgeführt bei Verdacht auf einen Mangel sowie zur weiteren Abklärung einer megaloblastären Anämie mit wenigen, aber vergrößerten roten Blutkörperchen, die eine erhöhte Menge roten Blutfarbstoff enthalten.

Erniedrigung des Vitamin-B12-Spiegels
▶ Er kann durch Fehlen des für die Vitamin-B12-Aufnahme notwendigen Faktors aus der Magenschleimhaut bedingt sein (perniziöse Anämie).
▶ Auch eine zu geringe Säureproduktion des Magens, wie sie häufig bei älteren Menschen sowie unter der Behandlung mit Medikamenten zur Hemmung der Magensäureproduktion vorkommt, kann Ursache sein.
▶ Daneben können verschiedene Magen-Darm-Erkrankungen über eine reduzierte Vitamin-B12-Aufnahme dazu führen.
▶ Weitere Ursachen sind streng vegetarische Ernährung, Alkoholmissbrauch, Mangel- und Fehlernährung sowie die Behandlung mit Metformin (bei Diabetes mellitus Typ 2) und Mitteln gegen Krampfanfälle.

Erhöhung des Vitamin-B12 Spiegels
▶ Er hat keine krankhafte Bedeutung.

Normal- bzw. Referenzwert	
Vitamin B12	210–910 pg/ml

Vitamin B12 ist u. a. an der Bildung von roten Blutkörperchen, vieler Eiweißstoffe, von Nervenhüllen und an zahlreichen Stoffwechselvorgängen beteiligt. Vitamin B12, das hauptsächlich in Fleisch, Leber, Fisch, Eiern, Milch und Milchprodukten vorkommt, kann nur dann aus der Nahrung aufgenommen werden, wenn gleichzeitig ein in der Magenschleimhaut gebildeter Faktor (der so genannte Intrinsinc-Faktor) vorhanden ist.

Neben Folsäure- ist auch ein Vitamin-B12-Mangel häufige Ursache einer megaloblastären Anämie mit zu wenigen, aber vergrößerten roten Blutkörperchen. Außerdem kann er zu einem Anstieg des Homocysteinspiegels führen, der als eigenständiger Risikofaktor der koronaren Herzkrankheit gilt.

So behandeln Sie eine Blutarmut

Eine Blutarmut lässt sich weitgehend durch eine ausgewogene und bunt gemischte Ernährung vermeiden. Wenn Sie von allen Nahrungsmitteln jeweils ein wenig zu sich nehmen, kann kein ernährungsbedingter Mangel an Eisen, Folsäure, Vitamin B12 und anderen Vitaminen und Mineralstoffen entstehen. Da Eisen in Anwesenheit von Vitamin C besser vom Körper aufgenommen wird, empfiehlt es sich, zu einer Fleischmahlzeit z. B. ein Glas frisch gepressten Orangensaft zu trinken.
Wer allerdings durch einen chronischen Blutverlust, z. B. bei starken Menstruationsblutungen, den Eisenverlust über die Ernährung nicht ausgleichen kann, sollte den Mangel durch eisenhaltige Tabletten beheben und eventuell gleichzeitig dafür sorgen, dass die Blutungen nicht mehr so stark auftreten, z. B. durch eine Hormontherapie.

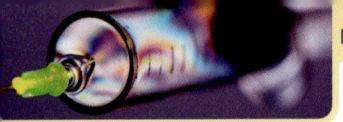

Weißes Blutbild

Unter diesem Begriff fasst man die Bestimmung der Gesamtzahl der weißen Blutkörperchen (Leukozyten) und die Differenzierung einzelner Untergruppen von weißen Blutkörperchen (Differenzialblutbild) zusammen.

Normal- bzw. Referenzwerte

Leukozyten	
2–3 Jahre	6000–17 000/µl
4–12 Jahre	5000–13 000/µl
Erwachsene	3800–10 500/µl
DIFFERENZIALBLUTBILD	
Granulozyten (Neutrophile)	
gesamt	1830–7250/µl
Lymphozyten gesamt	1500–4000/µl
Stabkernige Neutrophile	0–5 %
Segmentkernige Neutrophile	30–80 %
Eosinophile	0–6 %
Basophile	0–2 %
Lymphozyten	15–50 %
Monozyten	1–12 %

Die Leukozytenzahl wird grundsätzlich bei jedem kleinen Blutbild bestimmt, wobei gleichzeitig die Zahl der roten Blutkörperchen, die Menge an rotem Blutfarbstoff und die Zahl der Blutplättchen im Vollblut gemessen werden. Man kann jedoch auch lediglich die Gesamtzahl der weißen Blutkörperchen bestimmen.

Differenzialblutbild

Die weißen Blutkörperchen setzen sich aus verschiedenen Untergruppen zusammen, die im Körper unterschiedliche Aufgaben haben und die man aufgrund ihrer Größe und der durch Färbung darstellbaren Strukturen voneinander

unterscheiden kann. Heute werden meist automatisierte Zähl- und Differenzierungsgeräte eingesetzt, mit deren Hilfe man recht genaue Werte der verschiedenen Blutzellen erhält. Ein normales Blutbild bei der automatischen Auszählung schließt eine Bluterkrankung mit großer Wahrscheinlichkeit aus. Ergibt sich bei der automatischen Auswertung jedoch ein von der Norm abweichender Wert, so muss man auch heute noch einen Blutausstrich anfertigen, ihn färben und unter dem Mikroskop untersuchen.

Diesen Blutausstrich erhält man aus einem kleinen Tropfen Vollblut, den man auf einen Objektträger gibt und ihn mit Hilfe der Kante eines zweiten Objektträgers ausstreicht. Er wird mit Methanol fixiert, an der Luft getrocknet und nach bestimmten Methoden (Pappenheim, Giemsa) gefärbt. Dann sucht sich die Laborantin eine Stelle, an der die Zellen nebeneinander, aber nicht zu weit auseinander liegen, und zählt mindestens 100 kernhaltige Zellen (und damit weiße Blutzellen; rote Blutkörperchen und Blutplättchen enthalten keine Zellkerne!) fortlaufend aus. Dabei notiert sie, wie viele von diesen Zellen zu den einzelnen Untergruppen gehören.

Aber nicht nur das weiße Blutbild ist Gegenstand der mikroskopischen Auswertung des Differenzialblutbilds, hier lassen sich auch Veränderungen von Größe und Form der roten Blutzellen und -plättchen erkennen (siehe unten), die z.B. wichtige Hinweise auf die Ursache einer Blutarmut liefern.

Veränderungen im Blutbild

Qualitative Veränderungen roter Blutkörperchen
▶ Verkleinerte rote Blutkörperchen (Mikrozyten), die sich nur schwach anfärben (hypochrome Erythrozyten) sowie unterschiedlich große Zellen (Anisozytose): häufig bei Eisenmangel
▶ Vergrößerte rote Blutkörperchen (Makrozyten), die sich stark anfärben: häufig bei Vitamin-B12- oder Folsäuremangel (siehe auch Seite 21f.)

▶ Unterschiedlich geformte Zellen (Poikilozytose), beispielsweise kugelige oder ovale Zellen: häufig bei Eisenmangel, Hämolyse und nach Bluttransfusionen (siehe auch Seite 22)
▶ Zelleinschlüsse finden sich häufig nach Milzentfernung, bei Vergiftungen oder sind in den Zellen befindliche Parasiten, z. B. bei Malaria
Qualitative Veränderungen von Thrombozyten
▶ Vergrößerte Blutplättchen (Makrothrombozyten): häufig bei Knochenmarkserkrankungen oder bei vermehrter Zerstörung durch Autoantikörper
▶ Blutplättchen ohne normale Tüpfelung: bei Knochenmarkserkrankungen und Haarzellleukämie

Weiße Blutkörperchen

Die Bestimmung der weißen Blutkörperchen (Leukozyten) gehört im Rahmen des kleinen Blutbilds zu den Routinelaboruntersuchungen. Sie wird vor allem dann durchgeführt, wenn der Verdacht auf eine Infektion, Entzündung, Blutkrankheit, Krebskrankheit, eine Vergiftung oder einen Gewebezerfall besteht.

Als Suchtest genügt es in den meisten Fällen, die Gesamtzahl der weißen Blutkörperchen zu bestimmen und eine Differenzierung der Prozentzahlen bzw. der genauen Zahlen der Untergruppen dann anzufertigen, wenn die gesamten Leukozyten erhöht oder erniedrigt sind.

Wie schon erwähnt, setzen sich weiße Blutkörperchen aus mehreren Untergruppen zusammen, die durch Färbung voneinander

unterschieden werden können. Den größten Anteil an den weißen Blutkörperchen machen mit 55 bis 70 % aller weißen Blutkörperchen die so genannten polymorphkernigen neutrophilen Granulozyten aus, die oft auch nur Neutrophile oder Granulozyten genannt werden.

Der komplizierte Name dieser weißen Blutkörperchen resultiert daraus, dass ihr Kern nicht rund, sondern gelappt ist, dass sie sich bei der Färbung neutral verhalten, also sich weder deutlich rot noch blau anfärben, und dass bei der Färbung in ihrem Zellleib Körnchen (Granula) sichtbar werden.

> **Merke** Die Hauptaufgabe der weißen Blutkörperchen besteht in der Abwehr von Krankheitserregern. Sie stellen das zellvermittelte Abwehrsystem dar und bilden zusammen mit den im Blut löslichen Antikörpern und weiteren Stoffen das körpereigene Immunsystem.

Eine Erhöhung oder Erniedrigung der Gesamtzahl der weißen Blutkörperchen ist in der Regel durch eine Erhöhung oder Erniedrigung der Neutrophilen (Neutrophilie/Granulozytose bzw. Neutropenie/Granulozytopenie) bedingt. Aber auch eine Erhöhung oder Erniedrigung der Lymphozyten (Lymphozytose bzw. Lymphopenie), die 15 bis 50 % der weißen Blutkörperchen ausmachen, kann sich hinter einer Vermehrung oder Verminderung der Gesamtzahl der weißen Blutkörperchen verbergen.

Beim Erwachsenen gelten Leukozytenzahlen zwischen 4000 und 10 000 als sicher normal, Zahlen zwischen 2500 und 4000 werden als grenzwertig beurteilt.

Weiße Blutkörperchen werden ebenso wie die roten Blutkörperchen und die Blutplättchen im Knochenmark gebildet, wo sie während ihrer Reifung verschiedene Vorstufen durchlaufen, bis sie schließlich ins Blut abgegeben werden.

Normal- bzw. Referenzwerte

Weiße Blutkörperchen (Leukozyten)

2–3 Jahre	6000–17 000/µl
4–12 Jahre	5000–13 000/µl
Erwachsene	3800–10 500/µl

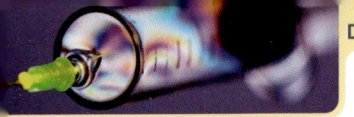

Die Ursprungszelle des größten Anteils der weißen Blutkörperchen, der segmentkernigen (oder polymorphkernigen) neutrophilen Granulozyten ist der Myeloblast, aus dem sich über den Promyelozyten, den Myelozyten, den Metamyelozyten schließlich die weißen Blutkörperchen entwickeln, die einen gelappten oder segmentierten Kern besitzen. Bei jüngeren Granulozyten ist dieser Kern noch nicht so stark gelappt, sondern eher stabförmig, weshalb diese Zellen auch stabkernige Granulozyten genannt werden. Ältere Zellen haben einen stark gelappten, so genannten hypersegmentierten Kern.

Die größte Zahl der weißen Blutkörperchen (90 %) befindet sich im Knochenmark, ein kleiner Anteil ist im Gewebe lokalisiert, nur wenige zirkulieren im Blut. Von diesen (hier sind vor allem die Granulozyten gemeint) haftet wiederum ein Großteil an den Blutgefäßwänden. Bei einer akuten Infektion oder anderen Erkrankung treten zunächst die an den Gefäßwänden haftenden Zellen ins fließende Blut über; gleichzeitig wird das Knochenmark dazu angeregt, vermehrt Leukozyten ins Blut abzugeben.

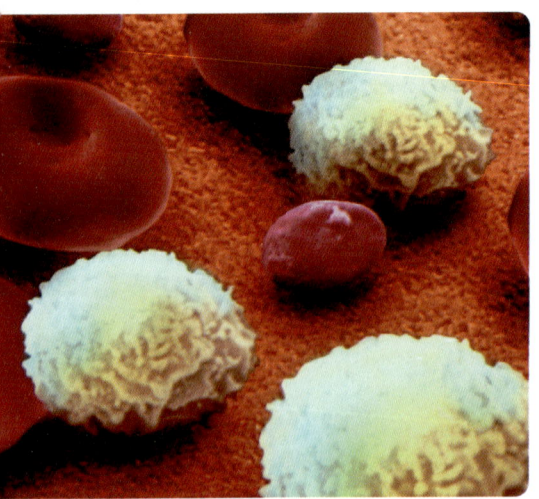

Rote und weiße Blutkörperchen unter dem Mikroskop.

Erhöhung der Leukozytenzahl

▶ Eine Erhöhung der weißen Blutkörperchen (Leukozytose) ist keinesfalls immer Ausdruck einer infektiösen, entzündlichen oder anderen Erkrankung. Eine leichte bis mäßige Leukozytose kann bereits durch körperliche und seelische Stresssituationen und schwere körperliche Arbeit ausgelöst werden. Ursache hierfür ist das Einwandern der in den Wänden der Blutgefäße befindlichen weißen Blutkörperchen in das fließende Blut.

▶ Eine weitere, nicht direkt krankhafte Ursache für erhöhte Zahlen von weißen Blutkörperchen ist das Rauchen. Bei Rauchern findet man nicht selten Leukozytenzahlen bis zu 12 000, bei starken Rauchern kann der Wert sogar bis auf 15 000 steigen.

▶ Häufige krankhafte Ursachen von Erhöhungen der weißen Blutkörperchen (Leukozytose) sind Infektionen, wobei bakterielle Infektionen meist mit höheren Leukozytenzahlen einhergehen als Infektionen durch Viren, Pilze oder Parasiten. Virusinfektionen rufen gelegentlich sogar eine Erniedrigung der Gesamtzahl an Leukozyten hervor.

▶ Chronisch-entzündliche Erkrankungen, wie beispielsweise rheumatoide Arthritis, rheumatisches Fieber, chronische Bronchitis, Colitis ulcerosa oder chronische Nierenbeckenentzündung, gehen oft mit einer mäßiggradigen Erhöhung der Leukozytenzahl einher.

▶ Krebserkrankungen, insbesondere bösartige Tumoren des Verdauungstrakts und der Lunge, die bereits Tochtergeschwülste ausgebildet haben, rufen häufig eine Leukozytose hervor.

▶ Vergiftungen, z. B. mit Benzol, Kohlenmonoxid, Quecksilber oder Blei, bewirken ebenfalls eine Erhöhung der weißen Blutkörperchen.

▶ Schwere Stoffwechselentgleisungen, wie beispielsweise Zuckerkoma, Harnvergiftung, Leberkoma, akuter Gichtanfall, Überschwemmung des Körpers mit Schilddrüsenhormonen bei Schilddrüsenüberfunktion sowie Schwangerschaftsvergiftung, verursachen meist einen deutlichen Anstieg der Zahl der weißen Blutkörperchen.

▶ Leukämien, insbesondere die so genannte chronisch myeloische Leukämie, können zu einer starken Erhöhung der Leukozytenzahlen führen.

▶ Nach einer starken Blutung sowie nach größeren Operationen kommt es zu einem Anstieg der Leukozytenzahl.

▶ Etwa 50 % der Menschen, deren Milz entfernt wurde, haben eine leichte bis mäßige Erhöhung der Leukozytenzahl.

▶ Die Einnahme verschiedener Medikamente, insbesondere von Kortisonpräparaten, kann zu einer Erhöhung führen.

Die Linksverschiebung

Typischerweise findet man bei einer starken Erhöhung der weißen Blutkörperchen im Rahmen einer bakteriellen Infektion, aber auch bei schweren Stoffwechselentgleisungen und anderen Ursachen einer Leukozytose eine so genannte Linksverschiebung. Sie bedeutet, dass jetzt auch Vorstufen der weißen Blutkörperchen im Blut gefunden werden, die normalerweise lediglich im Knochenmark vorkommen.

Zeichnet man die Entwicklung der weißen Blutzellen aus der Ursprungszelle, dem Myeloblasten, über alle Vorläuferzellen bis zum normalen polymorph- oder segmentkernigen Leukozyten in einer Zeile auf, findet man im normalen Blut nur den auf der rechten Seite aufgezeichneten Anteil an Zellen.

Bei einer Linksverschiebung werden auch weiter links aufgetragene Zellen, wie beispielsweise stabkernige Granulozyten, Metamyelozyten und eventuell Myelozyten, nachgewiesen. Aus diesem »Bild« stammt die Bezeichnung Linksverschiebung.

Erniedrigung der Leukozytenzahl

▶ Einige Virusinfektionen, wie Infektionen mit dem Epstein-Barr-Virus, das beispielsweise das Pfeiffersche Drüsenfieber hervorruft, führen zu einer Abnahme der weißen Blutkörperchen im Blut (Leukozytopenie). In manchen Fällen ist bei HIV-Infektionen die Leukozytenzahl deutlich erniedrigt; meist resultiert diese Leukozytopenie aus einer Erniedrigung der Lymphozyten (siehe Seite 34).

▶ Auch sehr schwere bakterielle Infektionen, insbesondere Blutvergiftungen durch bestimmte Bakterien, können gelegentlich zu einem Abfall der Leukozytenzahl führen.

▶ Viele Medikamente können eine Erniedrigung hervorrufen, insbesondere Medikamente zur Behandlung von Krebserkrankungen sowie Methotrexat zur Therapie der rheumatoiden Arthritis, verschiedene Schmerzmittel und Antibiotika, Medikamente zur Behandlung von Depressionen und Krampfanfällen, aber auch Mittel gegen Herzrhythmusstörungen, Beruhigungsmittel, entwässernde Medikamente, Mittel zur Behandlung einer Schilddrüsenüberfunktion und Allopurinol zur Senkung eines erhöhten Harnsäurespiegels bei Gicht.

▶ Gelegentlich bildet der Körper Abwehrstoffe gegen weiße Blutkörperchen. Eine solche Autoimmunneutropenie kommt ohne klare Ursache oder im Rahmen anderer Autoimmunkrankheiten vor, bei denen sich das Abwehrsystem nicht gegen Krankheitserreger, sondern gegen körpereigene Strukturen richtet.

▶ Auch akute Leukämien gehen häufig mit einer Erniedrigung der weißen Blutkörperchen einher.

▶ Chronische Lebererkrankungen, insbesondere die Leberzirrhose, können ebenfalls Ursache einer Leukozytopenie sein.

▶ Ein Mangel an Folsäure oder Vitamin B12 führt nicht nur zu einer Blutarmut, sondern auch zu einer Bildungsstörung von weißen Blutkörperchen.

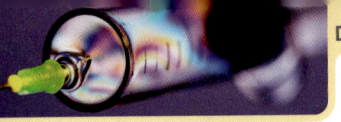

Agranulozytose

Bei stark erniedrigten Leukozytenzahlen unter 2000 Zellen pro Mikroliter Blut bzw. dem Abfall der Granulozyten unter 500 Zellen pro Mikroliter Blut spricht man von einer so genannten Agranulozytose. Sie wird meist durch Medikamente (siehe auch Seite 31) hervorgerufen.

Hier ist ein sehr wichtiger Faktor des körpereigenen Abwehrsystems zusammengebrochen, sodass es in der Folge zu Infektionen mit Fieber und Schüttelfrost bis hin zur Blutvergiftung kommen kann.

Granulozyten oder Neutrophile

Granulozyten oder Neutrophile, deren genaue Bezeichnung segmentkernige neutrophile Granulozyten lautet, machen 50 bis 70 % der weißen Blutkörperchen aus. Ihre Aufgabe besteht vor allem in der Bekämpfung bakterieller Infektionen.

Normal- bzw. Referenzwerte	
Granulozyten (Neutrophile) gesamt	1830–7250/µl
Anteil an den weißen Blutkörperchen	30–80 %

Eine Erhöhung oder Erniedrigung der Gesamtzahl der Leukozyten ist in der Mehrzahl der Fälle durch eine Erhöhung oder Erniedrigung der Granulozyten bedingt. Erhöhungen bzw. Erniedrigungen der Granulozytenzahl haben daher in der Regel die gleichen Ursachen wie Erhöhungen oder Erniedrigungen der Leukozyten insgesamt (siehe Seite 30f.).

Eosinophile Granulozyten

Eosinophile Granulozyten zeichnen sich dadurch aus, dass in ihrem Zellkörper Körnchen enthalten sind, die durch bestimmte Färbung eine rötliche Farbe annehmen.

Normal- bzw. Referenzwerte	
Eosinophile Granulozyten gesamt	80–360/µl
Anteil an den weißen Blutkörperchen	< 6 %

Die Aufgabe der Eosinophilen besteht hauptsächlich in der Abwehr von Infektionen mit Parasiten.

Erhöhung der eosinophilen Granulozytenzahl

▶ Eine Erhöhung der Eosinophilen (Eosinophilie) muss nicht auf eine Krankheit hindeuten, sondern kann die so genannte lymphozytär-eosinophile Heilungsphase einer bakteriellen Infektion ankündigen.

▶ Eine ganze Reihe von Infektionskrankheiten geht jedoch von Anfang an mit einer Erhöhung der eosinophilen Granulozyten einher, wie beispielsweise Scharlach.

▶ Verschiedene allergische Erkrankungen, wie etwa Heuschnupfen, Nesselsucht und allergisches Asthma, verursachen häufig eine Eosinophilie; auch Stiche oder Bisse von Insekten führen oft zu einer kurzfristigen Erhöhung der Eosinophilen.

▶ Infektionen durch Parasiten, beispielsweise Würmer oder Trichinen, führen ebenfalls zu einem Anstieg.

▶ Einige Autoimmunerkrankungen mit Befall des Bindegewebes führen zu einer starken Erhöhung der Eosinophilen.

▶ Bei verschiedenen chronischen Hautkrankheiten findet man einen Anstieg.

▶ Weitere mögliche Ursachen für eine Eosinophilie sind beispielsweise die Hodgkin-Krankheit, Mangel an Nebennierenhormonen bei der Addison-Krankheit, Knochenmarkskrankheiten oder Krebserkrankungen mit Tochtergeschwülsten.

Erniedrigung der eosinophilen Granulozytenzahl

▶ In der Anfangsphase akuter Infektionen kann die Zahl der eosinophilen Granulozyten erniedrigt sein (Eosinopenie).

▶ Verschiedene Formen von körperlichem und seelischem Stress bewirken eine Erniedrigung der Eosinophilen.

▶ Ein erhöhter Kortisonspiegel, z.B. beim Cushing-Syndrom oder unter der Behandlung mit Kortisonpräparaten, bewirkt ebenfalls eine Verminderung.

▶ Erniedrigte Zahlen von eosinophilen Granulozyten findet man auch bei Typhus, Masern, Bakterienruhr und Blutvergiftung.

▶ Im Zuckerkoma bei Diabetes mellitus können die Eosinophilen vermindert sein.

Basophile Granulozyten

Basophile Granulozyten haben ebenso wie die neutrophilen einen gelappten Kern, im Zellleib finden sich nach der Färbung jedoch zahlreiche ungleichmäßig verteilte dunkelviolette Körnchen (Granula).

Normal- bzw. Referenzwerte

Basophile Granulozyten gesamt	20–80/µl
Anteil an den weißen Blutkörperchen	<2%

Die Erhöhung basophiler Granulozyten ist sehr selten, noch weitaus seltener kommt es zu einer Erniedrigung dieser Blutzellen.

Erhöhung der basophilen Granulozytenzahl

▶ Eine Basophilie kommt bei verschiedenen Infekten vor.

▶ Auch bei schwerer Schilddrüsenüberfunktion findet man eine erhöhte Anzahl basophiler Granulozyten im Blut.

▶ Eine leichte Erhöhung der Basophilen wird bei Erhöhungen der Blutfette, u.a. im Rahmen der Zuckerkrankheit, beobachtet.

▶ Weitere Ursachen können sein: Mastozytose, chronisch lymphatische Leukämie oder krebsartige Bildung von roten Blutkörperchen (Polycythämia vera).

Erniedrigung der basophilen Granulozytenzahl

Krankheiten, die zu einem Versagen des Knochenmarks führen, können mit einer Verminderung der basophilen Granulozyten einhergehen.

Lymphozyten

Lymphozyten stammen zwar wie alle anderen weißen Blutzellen auch von einer Stammzelle aus dem Knochenmark ab. Sie werden aber nicht nur im Knochenmark, sondern auch in der Milz, in Lymphknoten, im Thymus (Bries, kleines hinter dem oberen Brustbein gelegenes Organ) und anderen Geweben gebildet.

Lymphozyten sind etwas kleiner als Granulozyten und haben einen großen, runden Kern. Nur 2 bis 4% der Lymphozyten befinden sich im Blut, 10% im Knochenmark, der größte Anteil ist in Organen und Geweben lokalisiert.

Normal- bzw. Referenzwerte

Lymphozyten absolut	1500–4000/µl
Anteil an der Gesamtzahl der weißen Blutzellen	15–50%

Die Lymphozyten gehören ebenfalls zum körpereigenen Abwehrsystem, wobei sie – anders als die Granulozyten, die die unspezifische Infektabwehr stellen – Krankheitserreger spezifisch bekämpfen und dafür sorgen, dass eine zweite Infektion mit bestimmten Erregern nicht möglich ist.

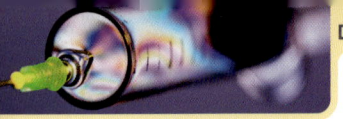

Unterschieden werden B-Lymphozyten, T-Lymphozyten und natürliche Killerzellen. B-Lymphozyten entwickeln sich nach Kontakt mit einem Krankheitserreger zu Plasmazellen weiter und produzieren spezielle Antikörper gegen den Eindringling. T-Lymphozyten wirken spezifisch an der Zerstörung von Krankheitserregern mit, und Killerzellen töten unspezifisch von Viren befallene Körperzellen und Tumorzellen ab.

Erhöhung der Lymphozytenzahl

▶ Eine erhöhte Lymphozytenzahl findet man oft während der Heilungsphase bakterieller Erkrankungen.

▶ Bei Kindern führen zahlreiche Infekte zu einem Anstieg der Lymphozytenzahl (Lymphozytose).

▶ Insbesondere Virusinfekte, wie z. B. das Pfeiffersche Drüsenfieber, Röteln und Zytomegalie, bewirken eine Erhöhung der Lymphozytenzahl.

▶ Auch bei einigen bakteriellen Infektionen werden Anstiege der Lymphozyten im Blut beobachtet, so u. a. bei Typhus, Keuchhusten, Tuberkulose, Syphilis, Toxoplasmose und Brucellose.

▶ Bei der akuten und chronischen lymphatischen Leukämie können erhöhte Lymphozytenzahlen im Blut gemessen werden.

▶ Auch unter Methadonbehandlung von heroinabhängigen Patienten werden Erhöhungen der Lymphozytenzahlen beobachtet.

Erniedrigung der Lymphozytenzahl

▶ Starke Stresssituationen führen zu einem Abfall der Lymphozytenzahlen im Blut (Lymphozytopenie).

▶ Unter der Behandlung mit Kortisonpräparaten kommt es häufig zu einer Erniedrigung der Lymphozytenzahl, auch bei Erkrankungen der Nebennierenrinde, bei der vermehrt Kortison und ähnliche Hormone produziert werden (Cushing-Syndrom).

▶ Während der Behandlung von Krebserkrankungen mit Zytostatika, unter der Therapie mit Immunsuppressiva (Mittel, die die körpereigene Abwehr unterdrücken) sowie unter einer Strahlentherapie kommt es zum Abfall der Lymphozytenzahl.

▶ Bei HIV-Infektionen werden spezielle Lymphozyten zerstört, was insgesamt zu einer deutlichen Abnahme der Lymphozytenzahl führen kann.

▶ Schwere Formen der Tuberkulose gehen oft mit einer Erniedrigung der Lymphozytenzahl einher.

▶ Bei der Hodgkin-Krankheit ist eine Erniedrigung der Lymphozyten unter 1000 Zellen pro Mikroliter Blut typisch.

Monozyten

Monozyten sind die größten weißen Blutkörperchen mit einem ebenfalls großen, oft nierenförmigen Kern. Die Monozyten gelangen vom Knochenmark ins Blut, verweilen dort nur ein bis zwei Tage und wandern dann in verschiedene Organe und Gewebe aus, wo sie sich zu gewebetypischen Fresszellen entwickeln.

Normal- bzw. Referenzwerte	
Monozyten gesamt	90–600/µl
Anteil an der Gesamtzahl der weißen Blutzellen	1–12 %

Die Aufgabe der Monozyten besteht vor allem darin, Krankheitserreger aufzunehmen und abzutöten. Dabei arbeiten sie mit Lymphozyten zusammen.

Erhöhung der Monozytenzahl

▶ Eine Erhöhung der Monozytenzahl (Monozytose) ist oft kein Ausdruck einer Erkrankung, sondern kündigt vielmehr das Abklingen eines bakteriellen Infekts an (monozytäre Überwindungsphase).

▸ Auch in der Erholungsphase nach zytostatischer Krebstherapie sowie nach Knochenmarkstransplantation steigt die Zahl der Monozyten an.

▸ Eine Monozytose kommt auch im Rahmen von chronischen oder akuten bakteriellen Infektionen vor, wie z. B. Tuberkulose, Brucellose oder Typhus.

▸ Auch bei bösartigen Erkrankungen, wie beispielsweise dem Hodgkin-Lymphom, der chronisch myelomonozytären Leukämie und verschiedenen Karzinomen, kann die Monozytenzahl erhöht sein.

▸ Weitere mögliche Ursachen einer Monozytose können Colitis ulcerosa, Leberzirrhose oder Sarkoidose (chronische nichtinfektiöse Lungenerkrankung) sein.

Erniedrigung der Monozytenzahl

▸ Verminderte Monozytenzahlen (Monozytopenie) sind selten und dann meist Folge von Erkrankungen, die zu einem Versagen des Knochenmarks führen.

Blutgerinnung

An der Blutgerinnung sind sowohl Blutplättchen als auch verschiedene im Blut gelöste Gerinnungsfaktoren beteiligt. Die Zahl der Blutplättchen und verschiedene Gerinnungsparameter im Blut werden vor allem dann untersucht, wenn man die Ursache einer vermehrten Blutungsneigung oder einer erhöhten Gerinnungsneigung, beispielsweise häufige Thrombosen, herausfinden möchte.

Weiterhin werden diese Laborwerte untersucht, wenn ein Patient sich einer Operation unterziehen oder eine Untersuchung durchführen lassen möchte, bei der eventuell Gewebeproben entnommen werden. Denn vor diesen Eingriffen möchte der behandelnde Arzt sicher sein, dass der Patient nicht unter einer Blutgerinnungsstörung leidet, die zu einer starken Blutung während oder nach dem Eingriff führen könnte.

Darüber hinaus werden bestimmte Gerinnungswerte in regelmäßigen Abständen untersucht, wenn ein Patient gerinnungshemmende Medikamente einnimmt, die ihn nachhaltig vor der Bildung von Blutgerinnseln bzw. deren Verschleppung in andere Organe (Embolien) schützen sollen.

Die Blutgerinnung ist ein sehr komplexes System, das den Körper bei Verletzungen vor einem hohen Blutverlust bewahren soll. Bei jeder größeren Verletzung werden auch Blutgefäße geöffnet, aus denen Blut nach außen oder ins Gewebe austritt.

Die Blutgerinnung verläuft in verschiedenen Phasen, wobei in der ersten Phase, der so genannten Blutstillung, sich die geschädigten Blutgefäße zunächst zusammenziehen, um die Blutung zu verringern. Gleichzeitig heften sich einige der ständig mit dem Blut kreisenden Blutplättchen an die Gefäßwunde an, um sie weiter zu verkleinern. Dabei geben die Blutplättchen Stoffe ab, durch die sich einerseits die Gefäße noch stärker zusammenziehen und andererseits weitere Blutplättchen dazu

Normal- bzw. Referenzwerte	
Blutplättchen (Thrombozyten)	140 000–345 000/µl
Blutungszeit	6–9 Minuten
PTT	20–35 Sekunden
TPZ (Quick)	70–120 %
PTZ (Thrombinzeit)	14–20 Sekunden
Fibrinogen	160–400 mg/dl (8,4–12,0 µmol/l)
Antithrombin	70–120 % Aktivität/0,19–0,31 g/l

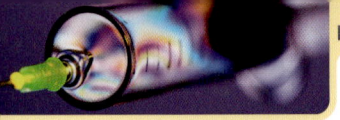

gebracht werden, sich an die Wunde anzulagern und sich zusammenzuballen. Damit beginnt die zweite Phase der Blutgerinnung: die Bildung eines festen Blutgerinnsels (und damit die eigentliche Blutgerinnung). Um die bisher nur locker zusammengelagerten Blutplättchen (und

> **Wichtig** Übrigens laufen im Körper in allen Blutgefäßen ständig die Bildung kleiner Blutgerinnsel und deren sofortige Auflösung gleichzeitig nebeneinander ab, gesteuert von Stoffen, die diese Prozesse aktivieren und hemmen. Blutgerinnungsstörungen können daher sowohl zu vermehrten Blutungen als auch zu einer erhöhten Gerinnselbildung führen, und es gibt zahlreiche Ursachen für beide Störungen.

verschiedene andere Blutbestandteile) zu einem Blutgerinnsel zu verfestigen, werden zahlreiche im Blut zirkulierende Gerinnungsfaktoren nacheinander aktiviert, die letztlich zur Bildung von Fibrin führen, einem verzweigten fadenförmigen Eiweißstoff, der sich wie ein Netz um die Blutplättchen legt und damit einen festen Thrombus (Gerinnsel) bildet, der die Gefäßwunde sicher verschließt.

Nach einer gewissen Zeit löst sich dieses Gerinnsel wieder auf; schließlich dürfte die Verletzung in der Gefäßwand mittlerweile verheilt sein, und ein dauerhaftes Gerinnsel würde den Blutfluss nur stören.

Blutplättchen

Wie bereits erwähnt, sind die Blutplättchen (Thrombozyten) wichtige Schutzfaktoren, die bei der Verletzung eines Blutgefäßes die Gerinnselbildung einleiten und den weiteren Ablauf der Blutgerinnung steuern.

Normal- bzw. Referenzwert	
Blutplättchen	140 000–345 000/µl

Eine starke Vermehrung der Blutplättchen kann oft eine Neigung zu Thrombosen und Embolien (also Verschleppung von Blutgerinnseln in andere Organe; beispielsweise sind Gerinnsel aus den tiefen Beinvenen häufig die Ursache für eine Lungenembolie) hervorrufen, wohingegen eine deutlich erniedrigte Thrombozytenzahl mit einer verstärkten Blutungsneigung einhergeht.

Deutlich verminderte Blutplättchenzahlen sind die häufigsten Ursachen einer verstärkten Blutungsneigung. Sie verursachen an der Haut meist punktförmige kleine Blutungen (so genannte Petechien).

Erhöhung der Thrombozytenzahl

▶ Eine leicht erhöhte Zahl an Blutplättchen muss nicht immer mit einer Krankheit verbunden sein; sie kann bereits durch schwere körperliche Arbeit oder große sportliche Anstrengung verursacht werden.

▶ Bei schweren akuten und chronischen Entzündungen und Infektionen findet man häufig mäßig erhöhte Thrombozytenzahlen, beispielsweise bei Hirnhautentzündung, Blutvergiftung, Abszessen und Tuberkulose.

▶ Auch nach großen Verletzungen, Operationen, Blutungen, nach einer Geburt sowie nach operativer Entfernung der Milz steigt die Zahl der Blutplättchen im Blut deutlich an.

▶ Eine erhöhte Thrombozytenzahl findet man auch bei Krebserkrankungen mit Tochtergeschwülsten sowie bei der chronisch myeloischen Leukämie.

▶ Sehr hohe Thrombozytenzahlen werden bei der essenziellen Thrombozythämie beobachtet, einer krebsartigen Wucherung von Vorläuferzellen der Blutplättchen.

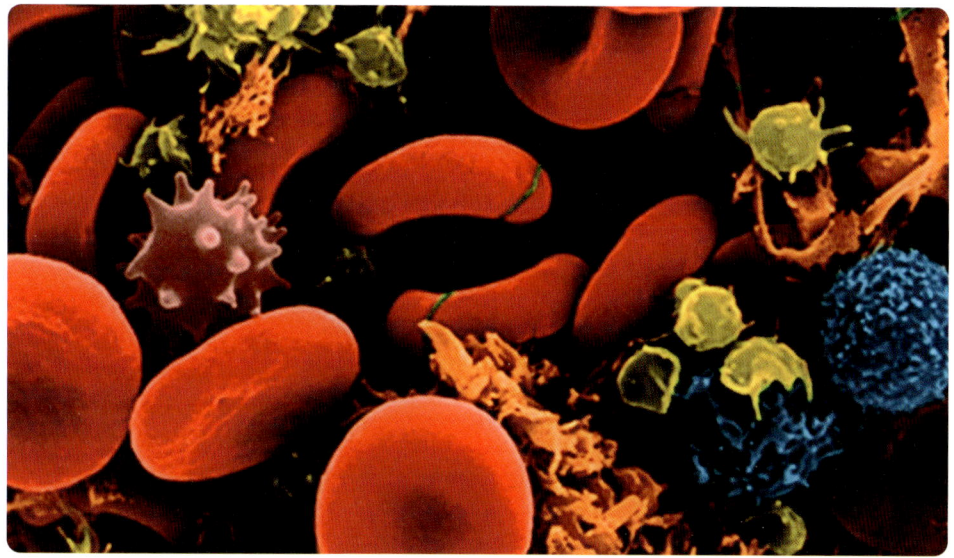

Rote Blutkörperchen, T-Lymphozyten und Blutplättchen in einer Mikroskopaufnahme.

Erniedrigung der Thrombozytenzahl

▶ An einer Erniedrigung der Thromobzytenzahl sind häufig Autoantikörper gegen Blutplättchen schuld, deren Bildung z. B. durch eine Virusinfektion, entzündliche oder bösartige Krankheiten sowie verschiedene Medikamente ausgelöst sein kann.

▶ Blutplättchen können im Knochenmark nicht genügend gebildet werden, wenn ein Vitamin-B12- oder Folsäuremangel besteht. Hier kommt es gleichzeitig meist zu einer Erniedrigung der Zahl roter und weißer Blutkörperchen.

▶ Ebenfalls zu einer massiv gestörten Bildung von Blutplättchen führen verschiedene Knochenmarkserkrankungen bzw. -schädigungen, Leukämien und Tochtergeschwülste von Krebserkrankungen.

▶ Eine erniedrigte Zahl kann auch durch eine Milzvergrößerung, Leberzirrhose oder künstliche Herzklappen bedingt sein.

▶ Sehr selten ist eine angeborene Störung der Bildung von Blutplättchen im Knochenmark.

Blutungszeit

Als Blutungszeit bezeichnet man die Zeit, die nach einer bewusst gesetzten Verletzung bis zur Stillung der Blutung bzw. bis zum Auftreten von Fibrinfäden vergeht.

Normal- bzw. Referenzwert	
Blutungszeit	bis 9 Minuten

Verlängerte Blutungszeit

▶ Die Blutungszeit ist vor allem dann verlängert, wenn die Zahl der Blutplättchen erniedrigt ist bzw. wenn deren Funktion – beispielsweise unter einer Behandlung mit Acetylsalicylsäure, u. a. zur Senkung des Herzinfarkt- oder Schlaganfallrisikos – gestört ist.

▶ Auch beim von-Willebrand-Jürgens-Syndrom, einer angeborenen Blutgerinnungsstörung, die vor allem mit Schleimhautblutungen einhergeht, ist die Blutungszeit verlängert.

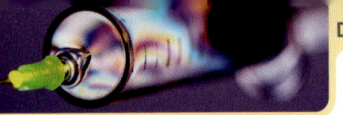

PTT

Ebenso wie die Bestimmung der Blutplättchenzahl und der TPZ (siehe nächste Spalte) gehört die PTT-Bestimmung (partielle Thromboplastinzeit) zu den Basisuntersuchungen bei jeder Blutungsneigung.

Außerdem dient die Bestimmung der PTT zur Überwachung einer intravenösen Behandlung mit Heparinen, beispielsweise im Rahmen einer tiefen Beinvenenthrombose.

Normal- bzw. Referenzwert	
PTT	20–35 Sekunden

Mit Hilfe der PTT-Bestimmung können Blutungsstörungen erkannt werden, die auf einer fehlenden bzw. nicht ausreichenden Bildung verschiedener Gerinnungsfaktoren beruhen, und zwar der Faktoren I, II und V sowie VIII bis XII.

Erhöhung der PTT
▶ Sie ist verlängert bei der angeborenen Bluterkrankheit (Hämophilie), die auf einem Mangel oder einer Funktionsstörung des Gerinnungsfaktors VIII (Hämophilie A) oder IX (Hämophilie B) beruht.
▶ Auch bei anderen erblich bedingten Blutungsneigungen, wie beispielsweise dem von-Willebrand-Syndrom, ist die PTT sehr deutlich verlängert.
▶ Während einer intravenösen Behandlung mit Heparin, aber auch mit Cumarinen, verlängert sich die partielle Thromboplastinzeit. Dieser Laborwert wird daher vor allem zur Kontrolle einer intravenösen Heparintherapie herangezogen.
▶ Auch unter einer Therapie mit Penizillinen und Valproinsäure, einem Mittel gegen epileptische Anfälle, ist die PTT verlängert.

Erniedrigung der PTT
▶ Die PTT ist während einer Schwangerschaft erniedrigt, was jedoch keinen Krankheitswert besitzt.

TPZ (Quick-Wert)

Auch die Bestimmung der Thromboplastinzeit (TPZ oder Quick-Wert) gehört zu den Routineuntersuchungen vor jedem operativen Eingriff bzw. vor jeder Untersuchung, bei der möglicherweise Gewebeproben entnommen werden. Denn mit Hilfe dieser Werte können die wichtigsten Ursachen einer erhöhten Blutungsneigung erkannt bzw. ausgeschlossen werden.

Ein weiterer wichtiger Grund für die regelmäßige Bestimmung der TPZ ist die Überwachung einer Behandlung mit Cumarinen (gerinnungshemmenden Medikamenten), die zur Vorbeugung von Thrombosen und Embolien eingesetzt werden.

Normal- bzw. Referenzwert	
TPZ (in % der Norm)	70–120 %

Die Thromboplastinzeit erfasst die Funktion mehrerer Gerinnungsfaktoren (II, VII und X), die nur unter Anwesenheit von Vitamin K in der Leber gebildet werden, sowie den Gerinnungsfaktor V und Fibrinogen.

Die Thromboplastinzeit eines Patienten wird jeweils mit der Gerinnungszeit eines Normalblutes verglichen und in Prozenten dieses Referenzwerts angegeben.

Da jedoch die Bestimmung des Quick-Werts von den eingesetzten Reagenzien abhängig ist, wird heute gleichzeitig der INR-Wert (International normalized ratio) bestimmt, mit dem der Quick-Wert auf einen international vergleichbaren Standard abgeglichen wird.

Erniedrigung der TPZ

▶ Ein erniedrigter Quick-Wert kann auf eine schwere Lebererkrankung hinweisen, da die damit erfassten Gerinnungsfaktoren alle in der Leber gebildet werden. Bei bekannten Leber-erkrankungen dient die TPZ-Bestimmung daher auch zur Verlaufskontrolle der Leber-funktion.

▶ Ein Vitamin-K-Mangel kann ebenfalls zu einer Erniedrigung führen, da einige Gerin-nungsfaktoren, die durch diese Untersuchung erfasst werden, nur unter Anwesenheit von Vit-amin K hergestellt werden können.

▶ Die häufigste Ursache für eine Erniedrigung des Quick-Werts ist eine Behandlung mit Cumarinen, die die Wirkung von Vitamin K und damit die Bildung bestimmter Gerin-nungsfaktoren hemmen. Diese Medikamente verringern das Risiko einer Gerinnselbildung (Thrombose) bzw. der Verschleppung eines sol-chen Gerinnsels in andere Organe. Unter einer

Angestrebte Werte	
Angestrebte Werte unter einer Behandlung mit Cumarinen	
Quick-Wert	15–35 %
INR	2,0–3,5

solchen Behandlung soll der Quick-Wert in einem bestimmten erniedrigten, aber nicht zu niedrigen Bereich liegen, um einerseits das Thromboserisiko zu minimieren, andererseits den Patienten nicht durch vermehrte Blutungen zu gefährden.

PTZ

Die Bestimmung der Plasma-Thrombinzeit (PTZ) gehört nicht zu den Routineuntersu-chungen zur Erkennung eines erhöhten Blu-tungsrisikos. Sie wird in erster Linie zur Über-wachung einer fibrinolytischen Behandlung (Auflösung eines Gerinnsels), z. B. bei einem akuten Herzinfarkt, oder zur Erkennung einer Störung der Fibrinbildung, also des letzten Schritts der Blutgerinnung, eingesetzt.

Normal- bzw. Referenzwert	
PTZ	14–20 Sekunden

Mit der Bestimmung der Plasma-Thrombin-zeit wird die Bildung und Zusammenlagerung von Fibrin erfasst, jenem langkettigen Eiweiß-stoff, der die bereits zusammengeballten Blut-plättchen zu einem dichten Blutgerinnsel ver-festigt und die Wunde im verletzten Blutgefäß dicht verschließt.

Erhöhung der Thrombinzeit

▶ Die Plasma-Thrombinzeit ist unter einer fibrinolytischen (gerinnselauflösenden) Be-handlung, z. B. des akuten Herzinfarkts, verlän-gert. Dieser Laborwert wird daher zur Kontrolle der Lysetherapie mit Streptokinase und Uroki-nase bestimmt, wobei der Wert um das Zwei- bis Vierfache verlängert sein soll.

▶ Auch unter einer Behandlung mit intravenö-sem Heparin ist die Thrombinzeit verlängert, weshalb dieser Wert – neben der Bestimmung der PTT (siehe Seite 38) – zur Kontrolle der Heparintherapie herangezogen wird.

▶ Bei stark erniedrigter Fibrinkonzentration im Blut, beispielsweise im Rahmen von angebore-nen Bildungsstörungen, ist die Plasma-Throm-binzeit ebenfalls verlängert.

Verkürzte Thrombinzeit

▶ Eine verkürzte Plasma-Thrombinzeit kann auf eine erhöhte Fibrinogenkonzentration im Blut hinweisen, besitzt jedoch keinen Krank-heitswert.

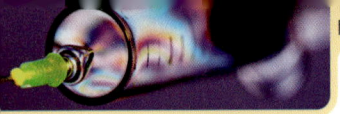
Fibrinogen

Die Bestimmung von Fibrinogen gehört nicht zu den Routineuntersuchungen der Blutgerinnung. Fibrinogen wird nur bei bestimmten Fragestellungen im Blut gemessen, z. B. bei Verdacht auf eine zu geringe, zu hohe oder fehlerhafte Bildung von Fibrinogen, einen krankhaft vermehrten Verbrauch an Gerinnungsfaktoren oder eine erhöhte Auflösung von Fibrin.

Außerdem dient die Fibrinogenbestimmung zur Kontrolle einer gerinnselauflösenden (fibrinolytischen) Behandlung, z. B. beim akuten Herzinfarkt.

Fibrinogen wird in der Leber gebildet. Nach Aktivierung der Blutgerinnung entsteht schließlich aus Fibrinogen Fibrin, was den entscheidenden Schritt der Blutgerinnung darstellt, da Fibrin das Blutgerinnsel verfestigt und die Gefäßwunde verschließt.

Normal- bzw. Referenzwerte

Fibrinogen 160–400 mg/dl (4,8–12,0 µmol/l)

Erhöhungen von Fibrinogen können ein Risiko für eine vermehrte Gerinnselbildung sein, wohingegen erniedrigte Fibrinogenspiegel die Blutungsneigung erhöhen. Die Höhe des Fibrinogenspiegels im Blut ist weitgehend genetisch festgelegt und steigt mit zunehmendem Alter an.

Erhöhung des Fibrinogenwerts

▶ Während der Einnahme der Antibabypille, in der Schwangerschaft und bei Rauchern ist der Fibrinogenspiegel im Blut häufig erhöht (Hyperfibrinogenämie).

▶ Bei akuten Entzündungen, nach einem Herzinfarkt, schweren Verletzungen, Verbrennungen, nach Bestrahlungen und Operationen kann der Fibrinogenwert kurzfristig stark ansteigen. Chronische Entzündungen sowie einige Tumoren führen zu einer dauerhaften Fibrinogenerhöhung im Blut.

▶ Seltene Ursachen für einen erhöhten Fibrinogenspiegel sind chronische Nierenerkrankungen, die mit einem Eiweißverlust einhergehen, sowie das multiple Myelom, das durch unkontrolliertes Wachstum von entarteten Lymphzellen bedingt ist.

> **Merke** Ein erhöhter Fibrinogenspiegel kann auch genetisch bedingt sein. Die Betroffenen haben ein höheres Risiko für einen Herzinfarkt, Schlaganfall und andere durch Verengungen der Arterien bedingte Krankheiten.

Erniedrigung des Fibrinogenwerts

▶ Da Fibrinogen in der Leber gebildet wird, ist der Fibrinogenspiegel bei schweren Leberschäden, beispielseise Leberzirrhose, Leberstauung bei akuter Rechtsherzschwäche oder Knollenblätterpilzvergiftung, deutlich verringert (Hypofibrinogenämie).

▶ Wird Fibrinogen in höherem Maß verbraucht, als es gebildet werden kann, sinkt der Fibrinogenspiegel oft stark ab. Ursache hierfür können eine krankhafte Aktivierung der Blutgerinnung (Verbrauchskoagulopathie) sein, wie sie z. B. bei geburtshilflichen Komplikationen, bestimmten Operationen, Blutvergiftung und im Schock vorkommt, oder eine vermehrte Auflösung von Fibrin (Hyperfibrinolyse), z. B. nach Operationen oder bei bestimmten Krebserkrankungen.

▶ Seltene Ursachen eines erniedrigten Fibrinogenspiegels sind angeborene Fibrinogenbildungsstörungen.

▶ Der Fibrinogenspiegel sinkt auch unter der fibrinolytischen Behandlung – z. B. eines akuten Herzinfarkts – deutlich ab. Daher wird der Fibrinogenspiegel zur Kontrolle einer solchen Behandlung häufig bestimmt.

Antithrombin

Antithrombin (AT) wird im Blut vor allem dann bestimmt, wenn – besonders bei jungen Menschen – gehäuft Thrombosen und/oder Embolien auftreten. Außerdem ist der Abfall des Antithrombinspiegels ein wichtiger Indikator einer übermäßigen Aktivierung der Blutgerinnung mit erhöhtem Verbrauch von Gerinnungsfaktoren (Verbrauchskoagulopathie).

Antithrombin ist ein in der Leber gebildeter Eiweißstoff, der als Hemmstoff der Blutgerinnung fungiert. Insbesondere der angeborene Mangel an Antithrombin führt zu einer erhöhten Thromboseneigung, die sich meist in Form von Venenthrombosen und Lungenembolien im Alter von 20 bis 35 Jahren äußert.

Normal- bzw. Referenzwerte	
Aktivität	70–120 %
Konzentration	0,19–0,31 g/l

Auslöser sind häufig Operationen, Verletzungen und Geburten; allerdings können die Thrombosen auch ohne einen solchen Auslöser auftreten. Junge Frauen mit Antithrombinmangel, die die Antibabypille nehmen, sind besonders gefährdet.

Erniedrigung des Antithrombinwerts
▶ Nach größeren Operationen, schweren Verletzungen und Verbrennungen kommt es zu einer vorübergehenden Verminderung des Antithrombinspiegels.
▶ Bei einem von 2000 bis 5000 Menschen besteht ein angeborener Antithrombinmangel, der zu einer erhöhten Thromboseneigung bereits im jüngeren Alter führt.
▶ Bei schweren Nierenerkrankungen, die mit einem erheblichen Eiweißverlust über die Nieren einhergehen (nephrotisches Syndrom),

kann die Antithrombinkonzentration um mehr als die Hälfte abfallen. Dies geht ebenfalls mit einem sehr deutlich erhöhten Thromboserisiko einher.
▶ Schwere Lebererkrankungen führen zu einer verminderten Antithrombinproduktion. Da die funktionsgestörte Leber zugleich zu wenig Gerinnungsfaktoren herstellt, nimmt das Thromboserisiko jedoch nicht zu.
▶ Unter der Behandlung mit Östrogenen sinkt der Antithrombinspiegel leichtgradig ab.
▶ Eine übermäßig aktivierte Blutgerinnung mit starkem Verbrauch von Gerinnungfaktoren (Verbrauchskoagulopathie) führt zum Abfall des Antithrombinspiegels.

Erhöhung des Antithrombinwerts
▶ Unter einer Behandlung mit gerinnungshemmenden Medikamenten (Cumarinen) sowie bei Verlegung der Gallenwege mit Blockierung des Gallenflusses kommt es zu einer leichten Erhöhung des Antithrombinspiegels.

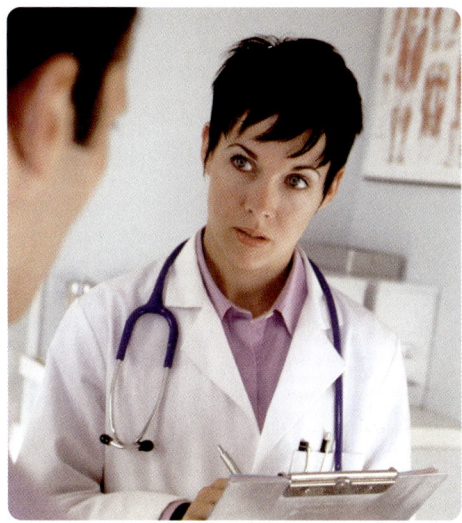

Fibrinogen und Antihrombin wird der Arzt dann bestimmen, wenn es um das Risiko Gerinnselbildung geht.

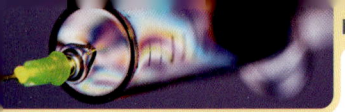

Wie kann ich einer Venenthrombose vorbeugen?

Eine Venenthrombose wird durch drei Hauptfaktoren begünstigt:

▶ Entzündungen oder Verletzungen der Venenwand

▶ Veränderung der Blutströmung, z. B. durch Wirbelbildungen in Krampfadern oder durch einen verlangsamten Rückfluss des venösen Blutes

▶ Abweichungen der normalen Blutzusammensetzung, z. B. Erhöhung der Blutplättchenzahl oder Ungleichgewicht zwischen Blutgerinnung und Gerinnselauflösung

Die Gefahr einer tiefen Beinvenenthrombose besteht vor allem in der Verschleppung eines Gerinnsels in die Lunge (Lungenembolie). Außerdem kann nach einer tiefen Beinvenenthrombose eine so genannte chronisch venöse Insuffizienz zurückbleiben, die möglicherweise zu chronischen Schwellungen und Hautveränderungen bis hin zu offenen Geschwüren führt.

Während Sie selbst wenig gegen Veränderungen an den Venenwänden tun können, so haben Sie viele Möglichkeiten, Stauungen in den Venen zu vermeiden und viele Faktoren, die zu einer erhöhten Gerinnbarkeit des Blutes führen, auszuschalten.

▶ Bleiben Sie immer in Bewegung, vermeiden Sie langes Stehen und Sitzen – sowohl im Beruf wie auch zu Hause. Nutzen Sie z. B. im Büro jede Möglichkeit – etwa beim Telefonieren –, von Ihrem Stuhl aufzustehen, herumzugehen oder beim Stehen das Gewicht mehrmals von den Fersen auf die Fußballen und umgekehrt zu verlagern. Auch im Sitzen sollten Sie immer wieder einmal an Ihre Venen denken und ein paar Übungen machen, z. B. den Raupengang: Hierbei krallen Sie die Zehen ein und ziehen dabei den Fuß ein kleines Stück nach vorne, anschließend machen Sie diese Übung rückwärts und schieben den Fuß nach hinten, nachdem Sie die Zehen eingekrallt haben.

▶ Wenn Sie lange Reisen im Auto, Bus, Zug oder Flugzeug planen, wo Sie durch das Sitzen mit abgeknickten Beinen eine Beinvenenthrombose nahezu herausfordern, sollten Sie jede Gelegenheit nutzen, aufzustehen und umherzugehen (bei Autofahrten sollten Sie mehrere Pausen einlegen). Außerdem können Sie auch hier immer wieder andere Übungen machen, und wenn Sie nur die Füße in den Sprungelenken kreisen oder beugen und strecken. Ein weiterer guter Tipp zur Vermeidung der so genannten Flugzeugthrombose (die Sie natürlich auch im Auto bekommen können) sind Antithrombosestrümpfe, die Sie in der Apotheke oder in medizinischen Fachgeschäften bereits in neutraler Strumpffarbe und in verschiedenen Dicken erhalten. Damit die Blutzirkulation und auch die Blutzusammensetzung nicht noch thromboseförderlicher werden, sollten Sie auf solchen Reisen unbedingt sehr viel trinken.

▶ Ebenso wichtig wie regelmäßige Bewegung ist, dass Sie ein relativ normales Körpergewicht halten und Übergewicht unbedingt vermeiden. Hierbei ist Sport sehr hilfreich.

▶ Achten Sie darauf, dass das Blut aus Ihren Beinvenen immer gut zurück zum Herz fließen kann und sich nicht in den Venen staut. Dazu ist es günstiger, wenn Sie sich im Sommer nicht zu lange in der Sonne aufhalten und auch Saunabesuche nicht zu stark ausdehnen. Duschen Sie stattdessen Ihre Beine morgens kalt ab, bevor Sie sich abtrocknen.

▶ Rauchen Sie nicht, oder hören Sie so schnell wie möglich damit auf. Rauchen erhöht die Gerinnbarkeit des Blutes und stellt dadurch ein erhebliches Thromboserisiko dar. Das gilt insbesondere für Frauen, die die Antibabypille nehmen, wodurch das Risiko noch stärker ansteigt.

▶ Nehmen Sie grundsätzlich genügend Flüssigkeit zu sich, sofern keine Herz- oder Nierenkrankheiten dagegen sprechen. Auf diese Weise kann das Blut nicht eindicken und das Thromboserisiko nicht weiter steigen.

▶ Vermeiden Sie einengende Kleidungsstücke, die den Rückfluss des venösen Blutes aus den Beinen behindern könnten.

Die Blutgruppen

So wie Menschen verschiedene Haarfarben oder eine unterschiedlich geformte Nase haben, können sie auch anhand von verschiedenen im Blut befindlichen Merkmalen unterschieden werden. Dass diese Unterschiede sogar tödliche Folgen haben können, wird spätestens dann offenbar, wenn man einem Menschen nach starkem Blutverlust das Blut einer nicht zu ihm passenden Blutgruppe transfundiert. Am bekanntesten sind die Blutgruppen A, B, AB und 0 (AB0-System). Bei diesen Blutgruppenmerkmalen handelt es sich um bestimmte Strukturen auf der Oberfläche von roten Blutkörperchen, die genetisch bei jedem Menschen festgelegt sind.

Es ist wichtig zu wissen, welcher Blutgruppe man angehört, falls man einen Unfall erleidet oder auf anderem Weg viel Blut verliert.

Merke Während das Abwehrsystem des Menschen die eigene Blutgruppe als »normal« erkennt, bildet es bereits nach der Geburt Antikörper (Abwehrstoffe) gegen fremde Blutgruppen. Erhält man dann Blut einer Blutgruppe, gegen die man Antikörper gebildet hat, kommt es zur Verklumpung und Auflösung des transfundierten Blutes, was wiederum zum allergischen Schock, zu Herz-Kreislauf-Störungen, eventuell Nierenversagen und generalisierten Blutungen führt.

AB0-Blutgruppensystem

In Mitteleuropa kommen die Blutgruppen A und 0 am häufigsten vor. Da nach einem Blutverlust in aller Regel heute fast nur gereinigte rote Blutkörperchen übertragen werden, spielen die Antikörper im Blut des Spenders eine geringere Rolle als die im Blut des Empfängers. Aller-

dings können diese Antikörper, insbesondere wenn viele Blutkonserven transfundiert werden, eine leichtgradige Form eines Transfusionszwischenfalls auslösen.

In allen Fällen wird vor einer Blutübertragung – falls sie noch nicht bekannt ist – die Blutgruppe des Patienten bestimmt und zusätzlich eine so genannte Kreuzprobe zwischen dem Blut des Empfängers und dem aus der Blutkonserve durchgeführt.

▸ Menschen mit der Blutgruppe A haben in ihrem Blut Antikörper gegen die Blutgruppe B. Sie sollten in erster Linie Blut der Gruppe A und dürfen keinesfalls Blut der Blutgruppe B erhalten.

▸ Im Blut der Blutgruppe B sind Antikörper gegen die Blutgruppe A enthalten. Menschen mit der Blutgruppe B sollten möglichst nur Blut der Gruppe B erhalten, und man darf ihnen keinesfalls Blut der Gruppe A transfundieren.

▸ Personen mit der Blutgruppe AB haben keine Antikörper gegen die Blutgruppe A oder B, sie können sowohl die Blutgruppe AB, A als auch B transfundiert bekommen.

▸ Im Blut der Gruppe 0 befinden sich sowohl Antikörper gegen die Blutgruppe A als auch gegen die Gruppe B. Menschen mit der Blutgruppe 0 sollten nur Blut der Blutgruppe 0 erhalten.

▸ Ist im Notfall kein anderes Blut verfügbar, können alle Menschen Blut der Blutgruppe 0 erhalten. Allerdings muss man bei Transfusionen größerer Mengen von roten Blutkörperchen und vor allem bei der Gabe von Vollblut mit leicht- bis mäßiggradigen Reaktionen rechnen.

Rhesussystem

Neben dem AB0-System ist das Rhesussystem ein sehr wichtiges Blutgruppensystem, dessen Merkmale ebenfalls auf der Zelloberfläche von roten Blutkörperchen liegen. Das Rhesus-Blutgruppensystem besteht aus mehreren Anti-

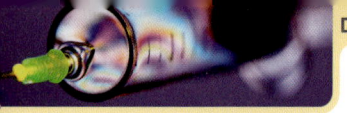
genen (Substanzen, gegen die ein Organismus Antikörper bildet), wobei das Antigen D die wichtigste Rolle spielt, da gegen diese Struktur auf der Oberfläche von roten Blutkörperchen am häufigsten Antikörper produziert werden. Die anderen Antigene mit den Bezeichnungen C, c, E, e, weak D und viele mehr lösen nur selten die Bildung von Antikörpern aus. 85 % der Menschen in Mitteleuropa sind Rhesus-positiv, auf ihren roten Blutkörperchen befindet sich also die Struktur (oder das Antigen) D.

Ganz anders als beim AB0-System, wo Antikörper gegen die nicht auf den eigenen roten Blutkörperchen vorhandenen Strukturen (Antigene) bereits ab früher Kindheit gebildet werden, kommt es beim Rhesussystem erst zur Bildung von Antikörpern (Anti-D), wenn ein Rhesus-negativer Mensch mit dem Blut eines Rhesus-positiven Menschen in Kontakt kommt. Die Transfusion Rhesus-positiven Blutes kann bei Rhesus-negativen Menschen mit Antikörpern gegen den so genannten Rhesusfaktor (Anti-D) schwere Transfusionszwischenfälle verursachen.

Rhesusfaktor und Schwangerschaft

Eine besondere Bedeutung hat das Rhesus-Blutgruppensystem in der Schwangerschaft. So kann eine Rhesus-negative schwangere Frau Antikörper gegen den Rhesusfaktor (Anti-D) bilden, wenn ihr Kind Rhesus-positiv ist und während bzw. kurz vor der Geburt Rhesus-positives Blut aus dem kindlichen Kreislauf in das Blut der Mutter gelangt. Durch diese »Sensibilisierung« durch die Rhesus-positiven roten Blutkörperchen bildet die Mutter nun Antikörper gegen den Rhesusfaktor. Allerdings benötigt diese Antikörperproduktion eine gewisse Zeit, weshalb sie dem ersten Kind in der Regel keinen größeren Schaden zufügt. Wird die Frau jedoch erneut schwanger und ist das nächste Kind ebenfalls Rhesus-positiv, können die Antikörper der Mutter zur Auflösung der kindlichen

roten Blutkörperchen und damit zum Tod des Kindes bereits im Mutterleib führen. In weniger schweren Fällen werden die Kinder mit einer ausgeprägten Neugeborenengelbsucht geboren, da die mit Antikörpern beladenen roten Blutkörperchen vermehrt zerstört werden und als Abbauprodukt des roten Blutfarbstoffs Bilirubin stark ansteigt und eine Gelbsucht verursacht. Bei dieser schweren Form kann sich – im Gegensatz zur normalen Neugeborenengelbsucht – Bilirubin im Gehirn ablagern und zu Schwäche, Lethargie und Nervenstörungen führen. Um das ungeborene zweite und weitere Kinder einer Rhesus-negativen Mutter und eines Rhesus-positiven Vaters vor solchen schweren Schäden zu schützen, kann man der Mutter Antikörper geben, die sich wiederum gegen ihre Anti-D-Antikörper richten.

Die AB0-Blutgruppenunverträglichkeit zwischen Mutter und Kind ist hingegen weitgehend unbedeutend, da die AB0-Merkmale auf den roten Blutkörperchen des ungeborenen Kindes erst schwach ausgebildet sind und keine Antikörperbildung verursachen.

Weitere Systeme

Neben dem AB0- und dem Rhesussystem gibt es zahlreiche weitere Blutgruppensysteme, von denen Kell-, Duffy- und MNSs-Blutgruppen eine wesentliche, wenn auch deutlich geringere Bedeutung haben.

Blutgruppensysteme		
AB0	Bombay	Cartwright
Colton	Diego	Dombrock
Duffy	Gerbich	Kell
Kidd	Lewis	Lutheran
MNSs	P	Rhesus
Scianna	Vel	Wright
Xg		

Entzündungsparameter

Die Bestimmung der Blutsenkung als altbewährte Methode zum Nachweis von Entzündungen im Organismus gehört zu den bei zahlreichen Routinelaboruntersuchungen gemessenen Werten.

Im Gegensatz zu anderen Laboruntersuchungen wird die Blutsenkungsgeschwindigkeit (BSG = BKS) auch heute noch häufig in der ärztlichen Praxis selbst bestimmt, während Blut für die meisten sonstigen Untersuchungen in ein medizinisches Labor eingeschickt wird.

Das C-reaktive Protein wird weniger in der Routinediagnostik gemessen, sondern vornehmlich in bestimmten Situationen, z. B. zur Unterscheidung zwischen einem Virus- und einem bakteriellen Infekt oder in der Klinik zur Therapiekontrolle, z. B. einer schweren Lungenentzündung.

Die (Verdachts-)Diagnose einer Entzündung beruht jedoch niemals auf der Messung eines dieser Entzündungparameter, sondern umfasst – neben der Messung der Körpertemperatur – immer auch die Bestimmung der Zahl der weißen Blutkörperchen inklusive eines Differenzialblutbilds (siehe Seite 28) sowie eventuell die Differenzierung der verschiedenen Bluteiweiße mit Hilfe der so genannten Serum-Elektrophorese.

Blutkörperchensenkungsgeschwindigkeit

Zur Bestimmung der Blutkörperchensenkungsgeschwindigkeit, einfacher als Blutsenkung oder BKS bezeichnet, benötigt man 1,6 Milliliter Vollblut, dem 0,4 ml Natriumzitratlösung zugesetzt werden. Dieses Blut wird in ein dünnes, 200 Millimeter langes Röhrchen aufgezogen. In dem senkrecht aufgestellten Röhrchen senken sich die festen Blutbestandteile langsam nach unten ab. Nach einer Stunde wird die Strecke in

Normal- bzw. Referenzwerte

Senkung nach einer Stunde

	Männer	Frauen
Unter 50 Jahre	< 15 mm	< 20 mm
Über 50 Jahre	< 20 mm	< 30 mm

Bei älteren Menschen können auch höhere Werte noch normal sein.

Millimetern abgelesen, die die abgesenkten festen Blutbestandteile inzwischen zurückgelegt haben. Früher wurde diese Absenkung auch nach zwei Stunden gemessen. Da dieser Zwei-Stunden-Wert keine weitere Information liefert, wird er heute nicht mehr empfohlen.

Veränderungen der Blutkörperchensenkungsgeschwindigkeit

Veränderungen der BKS, die nicht durch Entzündung oder Tumor bedingt sind:

BKS-Erhöhung

▸ Vor der Menstruation
▸ Antibabypille
▸ Ab der 4. Schwangerschaftswoche
▸ Bestimmte Fettstoffwechselstörungen
▸ Blutarmut
▸ Große rote Blutkörperchen

BKS-Erniedrigung

▸ Während der Menstruation
▸ Bei Neugeborenen
▸ Vermehrte Zahl an roten Blutkörperchen
▸ Verformte rote Blutkörperchen

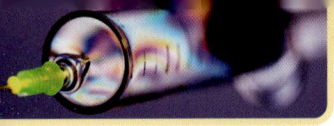

Die Blutkörperchensenkungsgeschwindigkeit ist zwar eine hilfreiche, altbewährte, kostengünstige und einfach durchzuführende Untersuchung, allerdings hat sie auch einige Schwächen. So können Veränderungen der BKS bereits durch zahlreiche natürliche Körperveränderungen verursacht werden (siehe Kasten Seite 45). Andererseits führt nicht jede Entzündung, und vor allem nicht jede Tumorerkrankung, zu einer Erhöhung der Blutkörperchensenkungsgeschwindigkeit. Umgekehrt findet man bei mindestens 5 % aller Menschen mit BKS-Erhöhung keinen Grund dafür.

Einen Krankheitswert haben vor allem Erhöhungen der Blutkörperchensenkungsgeschwindigkeit, erniedrigte Werte von Bedeutung sind hingegen selten und meist durch eine erhöhte Zahl bzw. durch Verformungen von roten Blutkörperchen bedingt.

Erhöhte Blutkörperchensenkungs-
geschwindigkeit
▶ Sie kommt in erster Linie bei akuten und chronischen Entzündungen, wie z. B. rheumatischen Erkrankungen, akuten Schüben der Crohn-Krankheit, einer entzündlichen Darmerkrankung, vor.
▶ Bei zahlreichen akuten und chronischen Infektionen ist die BKS ebenfalls erhöht, insbesondere wenn es sich um bakterielle Infektionen handelt.
▶ Auch bösartige Tumoren, insbesondere wenn sie bereits zur Ausbildung von Tochtergeschwüren geführt haben, rufen meist eine BKS-Erhöhung hervor.
▶ Bei verschiedenen Formen der Leukämie ist die BKS deutlich erhöht.
▶ Verschiedene Autoimmunkrankheiten, bei denen das fehlgeleitete Abwehrsystem fälschlicherweise körpereigene Strukturen angreift, gehen mit einer beschleunigten BKS einher. Bei autoimmun bedingten Entzündungen der Blutgefäße, insbesondere der Polymyalgia rheuma-

tica und der Arteriitis temporalis, die vor allem ältere Menschen befallen, häufig zusammen auftreten und zu starken Muskelschmerzen, Kopfschmerzen und Sehstörungen führen, ist die BKS oft sehr stark erhöht.
▶ Chronische Nierenerkrankungen, die zu einem Eiweißverlust über die Nieren und zu einer Verschiebung der Bluteiweiße führen, bewirken ebenfalls einen Anstieg der Blutkörperchensenkungsgeschwindigkeit.
▶ Eine stark erhöhte BKS findet man auch bei der subakuten Schilddrüsenentzündung de Quervain.
▶ Krankheiten, bei denen vermehrt krankhafte Eiweißstoffe gebildet werden, wie z. B. das Plasmozytom und die Waldenström-Krankheit, führen zu einer starken BKS-Beschleunigung.
▶ Verschiedene Formen der Blutarmut (Anämie) gehen mit einer erhöhten Blutkörperchensenkungsgeschwindigkeit einher.
▶ Auch bei einem akuten Herzinfarkt ist die BKS meist erhöht.

C-reaktives Protein

Anders als die Blutkörperchensenkungsgeschwindigkeit gehört die Bestimmung des C-reaktiven Proteins nicht zu den Routinelaboruntersuchungen, sondern ist in der Regel speziellen Fragestellungen vorbehalten.

Normal- bzw. Referenzwert	
C-reaktives Protein	<5 mg/l
Abhängig von der Untersuchungsmethode	

Das C-reaktive Protein ist ein Eiweißstoff, der bei akuten – und auch chronischen – Entzündungen, Infektionen, Tumoren und Erkrankungen mit Gewebezerfall in der Leber gebildet wird. Das Spektrum an Krankheiten, bei denen das C-reaktive Protein im Blutserum erhöht ist, stimmt weitgehend mit den Krankheiten überein, die auch zu einer Erhöhung der Blutkörperchensenkungsgeschwindigkeit führen.

Der Vorteil des C-reaktiven Proteins besteht jedoch darin, dass dieser Eiweißstoff bei einer akuten Entzündung weitaus früher ansteigt als die BKS und dass er sich rascher wieder normalisiert, wenn die Erkrankung abklingt.

Aus diesem Grund eignet sich die CRP-Bestimmung vor allem zur raschen Bestätigung, wenn ein Verdacht auf eine akute Erkrankung besteht, wie z. B. Infektion, tiefe Beinvenenthrombose oder Herzinfarkt. Außerdem erlaubt die regelmäßige Bestimmung des C-reaktiven Proteins, Infektionen nach einer Operation oder während einer intensivmedizinischen Behandlung schnell zu erkennen und zu behandeln. Auch kann man mit Hilfe der CRP-Bestimmung eine bakterielle von einer viralen Meningitis unterscheiden.

Schließlich hilft die CRP-Bestimmung dabei, den Erfolg einer antibiotischen Behandlung zu zu kontrollieren und zu beurteilen. All dies wäre mit der viel langsamer reagierenden BKS-Bestimmung nicht möglich.

Ein weiterer Vorteil der CRP-Bestimmung besteht darin, dass der Wert nicht durch Blutarmut oder Schwangerschaft beeinflusst wird.

Die Überlegenheit der Blutkörperchensenkungsgeschwindigkeit liegt jedoch in dem größeren Krankheitsspektrum, das mit dieser Untersuchung erfasst wird. In vielen Fällen werden daher beide Werte bestimmt.

Serumelektrolyte

Die Serumelektrolyte (Mineralstoffe im Blutserum) Natrium, Kalium und Kalzium gehören zu den Laborwerten, die häufig routinemäßig aus dem Blutserum bestimmt werden. Magnesium, Chlorid und Phosphat werden hingegen

meist nur bei speziellen Fragestellungen untersucht. Daneben gibt es noch weitere Elektrolyte, die aber nur sehr selten im Blutserum bestimmt werden.

Die Elektrolyte können bei verschiedenen Krankheiten erhöht oder erniedrigt sein. Sie werden bei bestimmten Krankheiten nicht (nur) im Blutserum, sondern (auch) im Urin bestimmt.

Normal- bzw. Referenzwerte	
Natrium	
Erwachsene	135–145 mmol/l
Kinder	130–145 mmol/l
Chlorid	97–108 mmol/l
Kalium	
Erwachsene	3,6–5,0 mmol/l
Kinder	3,2–5,4 mmol/l
Kalzium gesamt	2,2–2,6 mmol/l
Magnesium	0,65–1,05 mmol/l
Phosphat	
Erwachsene	0,84–1,45 mmol/l
Kinder	1,1–2,0 mmol/l

Als Elektrolyte bezeichnet man Säuren, Basen oder Salze, die in wässriger Lösung in elektrisch geladene Ionen zerfallen. Auch die genannten Elektrolyte sind im Blut entweder positiv oder negativ geladen, wobei die Summe der negativ (Anionen) und positiv (Kationen) geladenen Teilchen im Blut gleich groß ist, d. h. Blut ist elektrisch neutral. Diese Neutralität wird durch verschiedene Regulationsmechanismen auch dann aufrecht erhalten, wenn die Menge bestimmter Elektrolyte ab- oder zunimmt.

Der Elektrolythaushalt steht in engem Zusammenhang mit dem Wasserhaushalt und dem Säure-Basen-Haushalt des Körpers. Der Wassergehalt des Körpers beträgt beim Kind etwa 75 %, beim erwachsenen Mann 60 % und bei der erwachsenen Frau 50 %. Dabei befinden

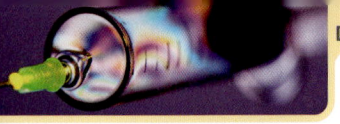

sich zwei Drittel des Wassers innerhalb der Zellen (intrazellulär) und ein Drittel außerhalb (extrazellulär). Der größere Teil der außerhalb der Zellen befindlichen Flüssigkeit umgibt die

> **Wichtig** Die Elektrolyte sind innerhalb und außerhalb der Zellen unterschiedlich verteilt. In den Zellen befinden sich vor allem Kalium und Phosphate, während in der Flüssigkeit außerhalb der Zellen Natrium, Chlorid und Bikarbonat vorherrschen. Das Blutserum ist ähnlich, aber nicht ganz genauso zusammengesetzt wie die Flüssigkeit zwischen den Zellen.

Zellen (interstitiell), während ein kleinerer Teil davon sich in den Blut- und Lymphgefäßen (intravasal) befindet. Als dritter Flüssigkeitsraum wird die Flüssigkeit in Hohlorganen und Körperhöhlen bezeichnet (z. B. die Flüssigkeit im Zentralnervensystem, die Flüssigkeit zwischen den beiden Blättern des Herzbeutels und des Rippenfells sowie das Kammerwasser im vorderen Auge etc.)

Natrium

Natrium nehmen wir in erster Linie in Form von Natriumchlorid auf – was nichts anderes ist als die chemische Bezeichnung von Kochsalz. Im Körper befindet sich das Natrium vor allem im Extrazellulärraum, es reguliert – zusammen mit anderen Mechanismen – den Wasserhaushalt. Daneben spielt es eine wichtige Rolle bei

Normal- bzw. Referenzwerte	
Natrium	
Erwachsene	135–145 mmol/l
Kinder	130–145 mmol/l

der Weiterleitung von Nervenimpulsen sowie bei der Muskelbewegung.

Veränderungen der Natriumkonzentrationen im Blut werden vor allem durch abnorme Zufuhr von Salz oder Wasser bzw. durch eine gestörte Natriumausscheidung durch die Nieren verursacht. Eine Erniedrigung der Natriumkonzentration im Blut (Hyponatriämie) kommt häufiger vor als eine Erhöhung (Hypernatriämie).

Erniedrigter Natriumspiegel
▶ Er kann Folge einer Verdünnung durch zu wenig ausgeschiedenes Körperwasser sein. Die wichtigsten Ursachen hierfür sind schwere Herzschwäche, chronisches Nierenversagen und Leberzirrhose. Auch ein stark erhöhter Blutzucker führt häufig zu einer verminderten Ausscheidung von Flüssigkeit und damit zu einer Verdünnung der Natriumkonzentration. Ein weiterer Grund für eine Hyponatriämie ist die »Überinfusion«, also die zu hohe Gabe von Flüssigkeit in Form von Infusionen, vor allem dann, wenn sie nicht die gleiche Elektrolytzusammensetzung haben wie das Blutserum.
▶ Seltene Ursache eines erniedrigten Natriumspiegels im Blut sind einige neurologische Erkrankungen, Lungenkrankheiten, das Syndrom der inadäquaten ADH-Sekretion (SIADH) und das Schwarz-Bartter-Syndrom, die darauf beruhen, dass der Körper zu viel vom antidiuretischen Hormon (ADH) produziert. Hohe ADH-Spiegel vermindern die Flüssigkeitsausscheidung durch die Nieren und führen so zu einer Verdünnung der Natriumkonzentration.
▶ Daneben kann ein erniedrigter Natriumspiegel auch durch den Verlust von Natrium bedingt sein, beispielsweise bei heftigem Erbrechen, Durchfall oder Verlust von Blutplasma bei Blutungen oder Verbrennungen. Eine der häufigsten Ursachen eines Natriummangels ist die Behandlung mit harntreibenden Medikamenten (Diuretika), deren entwässernde Wirkung

auf der vermehrten Ausscheidung von Natrium in den Nieren beruht.

Erhöhter Natriumspiegel

▶ Er kann durch einen Wassermangel hervorgerufen werden, der nicht durch vermehrtes Trinken ausgeglichen wird, beispielsweise nach Flüssigkeitsverlusten durch Erbrechen oder Durchfälle sowie bei massivem Schwitzen. Insbesondere bei Kleinkindern und älteren Menschen kommt es durch ungenügenden Ausgleich eines Flüssigkeitsmangels rasch zu einer Hypernatriämie.

▶ Weiterhin können chronische Nierenerkrankungen zu einer Erhöhung der Natriumkonzentration im Blut führen. Auch hormonelle Störungen, wie z. B. ein Mangel an antidiuretischem Hormon oder ein erhöhter Spiegel des Hormons Aldosteron, können den Natriumspiegel im Blut erhöhen.

▶ Selten ist das Trinken von Meerwasser die Ursache eines erhöhten Natriumspiegels.

Chlorid

Chlorid nehmen wir wie Natrium in Form von Natriumchlorid (Kochsalz) zu uns. Im Organismus befinden sich Chlorid wie Natrium vor allem im Raum zwischen den Körperzellen, und sie regulieren (mit anderen Mechanismen) den Wasser- sowie den Säure-Basen-Haushalt. Außerdem ist Chlorid an der Bildung der Magensäure beteiligt.

Normal- bzw. Referenzwert

Chlorid	97–108 mmol/l

Krankhafte Veränderungen des Chloridspiegels im Blut begleiten meist gleichartige Veränderungen des Natriumspiegels.

Erniedrigter Chloridspiegel

▶ Er kann durch den Verlust von Magensäure, in der sich viele Chloridionen befinden, bedingt sein, z. B. bei starkem Erbrechen oder Magenfisteln – das sind krankhafte Verbindungen zwischen Magen und anderen Organen wie beispielsweise dem Darm.

▶ Auch entwässernde Medikamente (Diuretika), die ihre Wirkung durch die vermehrte Ausscheidung von Chlorid in den Nieren erzielen, können Ursache eines erniedrigten Chloridspiegels sein. Dazu gehören vor allem die sehr stark wirksamen Diuretika Furosemid und Etacrynsäure.

▶ Weiterhin sinkt der Chloridspiegel im Blut bei krankhafter Übersäuerung des Körpers (Azidose), da die Nieren zum Ausgleich vermehrt Chloridionen ausscheiden.

▶ Eine weitere, sehr seltene Ursache eines erniedrigten Chloridspiegels ist die Vergiftung mit Selen.

Erhöhter Chloridspiegel

▶ Er ist eher selten und geht dann meist mit einer gleichzeitigen Erhöhung des Natriumspiegels einher.

▶ In vereinzelten Fällen kann er auch durch eine spezielle Nierenerkrankung (die so genannte tubuläre Azidose) oder eine seltene hormonelle Störung (primärer Hyperparathyroidismus) bedingt sein.

Kalium

Kaliumionen befinden sich zu 98 % innerhalb der Zellen und nur zu 2 % in der Flüssigkeit zwischen den Zellen. Dieser Konzentrationsunterschied wird in erster Linie durch aktive Pumpen aufrecht erhalten, die sich in den Zellwänden aller menschlichen und tierischen Zellen befinden. Diese Pumpen befördern Kalium ins Zellinnere und Natrium nach außen.

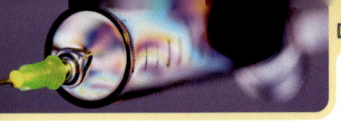

Kalium spielt bei der Weiterleitung von Nervenimpulsen sowie bei der Muskelbewegung eine entscheidende Rolle, daneben ist es an vielen Stoffwechselvorgängen beteiligt. Es reguliert zusammen mit den anderen Elektrolyten den Wasser- und Säure-Basen-Haushalt.

Normal- bzw. Referenzwerte

Erwachsene	3,6–5,0 mmol/l
Kinder	3,2–5,4 mmol/l

Kalium ist vor allem in Fleisch, frischem Gemüse, Kartoffeln und Obst enthalten; durch Kochen geht jedoch ein Teil des Kaliums mit dem Kochwasser verloren. Da der Körper seinen Kaliumgehalt sehr konstant hält, wird nahezu das gesamte Kalium, das wir mit der Nahrung zu uns nehmen, wieder ausgeschieden, und zwar zu 90 % über die Nieren, zu weniger als 10 % über den Stuhl und nur in geringen Mengen über den Schweiß.

Erniedrigte Kaliumspiegel kommen weitaus häufiger vor als erhöhte, dabei ist die Ursache zumeist ein Kaliumverlust.

Erniedrigter Kaliumspiegel

▶ Die bei weitem häufigste Ursache ist der chronische Gebrauch oder besser Missbrauch von

Kaliumreiche Lebensmittel

▶ Frisches Gemüse
▶ Ungewässertes Tiefkühlgemüse
▶ Bananen, Aprikosen, Trockenobst
▶ Obst- und Gemüsesäfte
▶ Tomaten und Tomatenmark
▶ Diätsalz auf Kaliumbasis
▶ Mageres Fleisch
▶ Vollkornprodukte

Abführmitteln. Der durch den Kaliumverlust über den Darm hervorgerufene Kaliummangel verstärkt wiederum die Darmträgheit und führt über eine stetig steigende Dosis der Abführmittel in einen gefährlichen Teufelskreis. Die wichtigste Maßnahme ist die Entwöhnung von den Abführmitteln und eine Ernährungsumstellung auf ballaststoffreiche Nahrung (sofern sie vertragen wird), ausreichende Flüssigkeitszufuhr, regelmäßige Bewegung und kaliumreiche Nahrung.

▶ Eine weitere häufige Ursache eines erniedrigten Kaliumspiegels (Hypokaliämie) ist die dauerhafte Behandlung mit entwässernden Medikamenten (Diuretika), z. B. bei Herzschwäche oder Bluthochdruck. Sofern keine chronische Nierenschwäche besteht, erhalten die meisten Patienten zu diesem Zweck eine Kombination aus einem Diuretikum, das zu einer vermehrten Kaliumausscheidung führt, und einem so genannten kaliumsparenden Diuretikum. Auf diese Weise lässt sich ein Kaliumverlust durch die entwässernde Behandlung umgehen.

▶ Bei chronischen Nierenerkrankungen sowie bei akutem Nierenversagen kann es zu Kaliumverlusten und infolgedessen zu erniedrigten Kaliumkonzentrationen im Blut kommen.

▶ Auch starke und länger andauernde Durchfälle können zu einem Kaliummangel führen. Eine eher seltene Ursache ist Kaliumverlust durch gutartige Tumoren im Darm, die viel Schleim absondern (villöse Adenome).

▶ Ebenfalls eher selten wird ein niedriger Kaliumspiegel durch eine Überproduktion der Nebennierenhormone Aldosteron oder Kortisol verursacht.

▶ Auch eine Leberzirrhose sowie schwere Herz- oder Nierenschwäche können den Kaliumspiegel im Blut erniedrigen. Das Gleiche gilt für die Behandlung mit kortisonhaltigen Medikamenten.

▶ Der übermäßige Genuss von Lakritze kann ebenfalls den Kaliumgehalt im Blut senken.

▶ Alle Erkrankungen, die zu einer Alkalisierung des Körpers führen, sowie die Insulinbehandlung eines Zuckerkomas mit Insulin bewirken ebenfalls eine Hypokaliämie.

Erhöhter Kaliumspiegel
▶ Die seltenere Hyperkaliämie ist meist Folge einer übermäßigen Kaliumzufuhr bei verminderter Kaliumausscheidung. Ein gesunder Mensch scheidet Kalium, das er mit der Nahrung zu sich nimmt und das der Körper nicht benötigt, über die Nieren wieder aus. Sobald die Nierenfunktion jedoch stark beeinträchtigt ist, kann man sich bereits durch den Verzehr (größerer Mengen) kaliumhaltigen Obstes bzw. durch Diätsalz auf Kaliumbasis in eine lebensgefährliche Situation bringen.

Kaliumarme Lebensmittel

▶ Gemüsekonserven   ▶ Kaffee, Tee
▶ Gewässertes Tiefkühlgemüse   ▶ Fette
▶ Weißmehlprodukte   ▶ Zucker

Bei Nierenfunktionsstörungen, die mit einer Erhöhung des Kaliumspiegels einhergehen, sollte man kaliumreiche Nahrungsmittel nur sehr sparsam genießen und vermehrt auf kaliumarme zurückgreifen.
▶ Auch bei akutem Nierenversagen, bei dem die Urinproduktion weitgehend versiegt ist (Anurie), steigt der Kaliumspiegel ständig an.
▶ Bei Übersäuerung des Körpers, insbesondere infolge eines Zuckerkomas, kommt es durch Umverteilung der Kaliumionen aus dem Zellinneren in den Extrazellulärraum (und damit auch in die Blutgefäße) zu einer erhöhten Kaliumkonzentration im Blut.
▶ Ein erhöhter Kaliumspiegel kann auch Folge einer Vergiftung mit Digitalisglykosiden sein, die zur Behandlung der Herzschwäche eingesetzt werden. Eine solche Vergiftung entsteht

meist durch Ansteigen der Digitaliskonzentration im Blut, wenn das Mittel aufgrund einer Niereninsuffizienz nur noch in geringeren Mengen ausgeschieden werden kann. Deshalb ist es wichtig, dass gerade ältere Menschen, die Digitalispräparate einnehmen, mindestens einmal pro Jahr ihre Nierenwerte (und eventuell auch andere Blutwerte) untersuchen lassen.
▶ Nicht selten führt die entwässernde Therapie mit kaliumsparenden Diuretika zu einem Anstieg der Kaliumkonzentration im Blut.
▶ Weitere Ursachen eines erhöhten Kaliumspiegels können größere Verletzungen sein, wobei viele Kaliumionen aus den zerstörten Zellen freigesetzt werden. Auch bei einem Zerfall der roten Blutkörperchen treten große Mengen Kalium aus den Blutzellen ins Blutplasma über.
▶ Schließlich kommt es auch unter der Behandlung von Krebserkrankungen mit Zytostatika zu einem Anstieg der Kaliumkonzentration im Blut, da die Medikamente zahlreiche bösartige Zellen (sowie zum Teil auch gutartige) zerstören

Pseudohyperkaliämie

Die wahrscheinlich häufigste Ursache eines erhöhten Kaliumwerts in einer Blutprobe ist die so genannte Pseudohyperkaliämie. Sobald das Blut aus der Vene mit starkem Zug entnommen wurde oder der Patient zur besseren Füllung der Vene stark gepumpt (also die Hand immer wieder zur Faust geschlossen und geöffnet) hat, zerplatzen zahlreiche rote Blutkörperchen und setzen eine große Menge Kalium frei. Dies passiert auch, wenn das mit Blut gefüllte Röhrchen längere Zeit liegen bleibt und nicht innerhalb von spätestens einer Stunde untersucht wird. Letztlich bedeutet dies, dass in den meisten Fällen einer Hyperkaliämie keine Krankheit dafür verantwortlich ist, sondern Fehler bei der Abnahme oder Verarbeitung der Blutprobe.

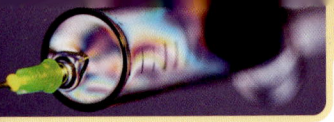

und dadurch Kalium freisetzen. Aus diesem Grund müssen unter einer Zytostatikatherapie nicht nur regelmäßig das Blutbild, sondern auch die Elektrolyte (und andere Werte) kontrolliert werden.

Kalzium

99 % des im Körper vorhandenen Kalziums ist in Form des Moleküls Hydroxylapatit wesentlicher Bestandteil von Knochen und Zähnen. Das restliche Kalzium befindet sich zum größten Teil in der Flüssigkeit zwischen den Zellen

Normal- bzw. Referenzwert	
Kalzium	2,2–2,6 mmol/l

sowie in den Blutgefäßen. Hier hat Kalzium eine wichtige Bedeutung bei der Aktivierung der Blutgerinnung, sorgt für die normale Erregbarkeit von Nervenfasern, außerdem reguliert es die Durchlässigkeit der Zellhüllen für verschiedene Stoffe. Auch an der Regulation der Bauchspeichelfunktion ist Kalzium beteiligt.

In den Zellen, die nur sehr geringe Mengen von Kalzium enthalten, spielt es eine Rolle als Aktivator verschiedener Enzyme. In Muskelzellen bewirkt es das Zusammenziehen der Muskelfasern und ermöglicht so die verschiedenen Bewegungen des Körpers.

Die Kalziumkonzentration im Blut wird mit Hilfe von drei verschiedenen Mechanismen konstant gehalten:

▶ Dem Parathormon aus den Nebenschilddrüsen

▶ Dem mit der Nahrung aufgenommenen oder mit Hilfe von Sonneneinstrahlung im Körper hergestellten Vitamin D

▶ Dem von der Schilddrüse gebildeten Hormon Calcitonin

Dabei werden bei erniedrigtem Kalziumspiegel Kalziumionen aus dem Knochen gelöst und deren Ausscheidung durch die Nieren verringert, wofür vor allem Parathormon und Vitamin D sorgen. Letzteres bewirkt bei Kalziummangel auch eine vermehrte Aufnahme von Kalzium aus dem Darm.

Ist die Kalziumkonzentration im Blut erhöht, hemmt Calcitonin die Mobilisierung von Kalzium aus den Knochen und fördert dessen Ausscheidung durch die Nieren.

Geringgradige Veränderungen des Kalziumspiegels verursachen meist keine Beschwerden. Starke Erhöhungen bzw. Erniedrigungen der Kalziumkonzentration im Blut können jedoch lebensbedrohlich werden.

Erniedrigte Kalziumspiegel kommen häufiger vor als erhöhte.

Erniedrigter Kalziumspiegel

▶ Eine Hypokalzämie bewirkt eine vermehrte Erregbarkeit von Nerven und Muskeln, die sich in Kribbeln und Ameisenlaufen um den Mund bzw. an den Händen und Beinen sowie in Verkrampfungen insbesondere von Händen und Füßen (»Pfötchenstellung«) äußern kann.

▶ Eine der häufigsten Ursachen eines erniedrigten Kalziumspiegels ist die verminderte Bildung von Parathormon in den Nebenschilddrüsen, der so genannte Hypoparathyreoidismus. Fehlt dieses Hormon, geht Kalzium in größeren Mengen über die Nieren verloren und wird auch nicht genügend aus den Knochen mobilisiert. Außerdem wird weniger Vitamin D gebildet, weshalb der Körper nicht genügend Kalzium aus dem Darm aufnimmt.

Die Hauptursache für die verringerte Parathormonbildung ist die versehentliche Entfernung meist mehrerer der vier Nebenschilddrüsen im Rahmen einer Schilddrüsenoperation. Auch Bestrahlungen im Halsbereich, z. B. bei Kehlkopfkrebs, zerstören nicht nur den bösartigen Tumor, sondern können auch die

Nebenschilddrüsen schädigen. Darüber hinaus kann ein dauernder Magnesiummangel, wie er beispielsweise bei chronischem Alkoholismus häufig ist (ebenfalls über einen Hypoparathyreoidismus), zur Erniedrigung des Kalziumspiegels führen, da Magnesium zur Freisetzung von Parathormon aus den Nebenschilddrüsen benötigt wird.

Daneben gibt es noch eine Reihe angeborener Störungen, die über eine verminderte Bildung von Parathormon oder ein herabgesetztes Ansprechen auf dieses Hormon (Pseudophyoparathyreoidismus) zum Kalziummangel führen. Die Behandlung besteht in der Gabe von hochdosiertem Vitamin D3 bzw. aktiviertem Vitamin D und Kalzium. Bei gleichzeitig erhöhten Phosphatwerten werden zusätzlich phosphatbindende Medikamente eingesetzt.

▶ Die längerfristige Behandlung mit stark entwässernden Medikamenten (beispielsweise Furosemid und Etacrynsäure) sowie mit Antiepileptika (Mittel zum Schutz vor epileptischen Anfällen) oder einigen Krebsmitteln kann ebenfalls zu erniedrigten Kalziumkonzentrationen führen.

▶ Ein Vitamin-D-Mangel, der vor allem bei älteren Menschen mit einseitiger Ernährung und wenig Aktivität an der frischen Luft nicht selten auftritt, ist ein weiterer möglicher Grund für eine Hypokalzämie. Die auch als englische Krankheit bezeichnete Rachitis beruht ebenfalls auf einem Vitamin-D-Mangel, der bei Kindern zu Störungen der Mineralisation des wachsenden Knochens führt. Seitdem Kinder während der ersten beiden Lebensjahre vorbeugende Dosen Vitamin D erhalten, kommt diese Krankheit heutzutage fast nicht mehr vor. Weitere Ursachen eines erniedrigten Kalziumspiegels im Blut aufgrund eines Vitamin-D-Mangels können Leberzirrhose oder Niereninsuffizienz sein, wobei in den erkrankten Organen aus Vitamin D3 (Cholecalciferol) nicht genügend aktives Vitamin D (Calcitriol) gebildet wird.

Vitamin-D-Stoffwechsel

Vitamin D3 (Cholecalciferol) wird entweder aus dem körpereigenen Stoff 7-Dehydrocholesterol unter Einfluss von UV-Licht gebildet oder mit der Nahrung zugeführt (vor allem enthalten in Lebertran und Fisch, geringer in Fleisch, Milch und Milchprodukten, Eigelb und Avocado). Seine Wirkung im Körper entfaltet Vitamin D3 jedoch erst in seiner aktiven Form. Dabei wird es in der Leber zu Calcifediol und in den Nieren zu Calcitriol umgeformt. Erst das Calcitriol erhöht die Aufnahme von Kalzium und Phosphat aus dem Darm und steigert die Freisetzung von Kalzium aus den Knochen.

▶ Eine chronische Nierenfunktionsstörung (Niereninsuffizienz) kann, ebenso wie einige seltene Nierenerkrankungen (z. B. renale tubuläre Azidose), die mit einer vermehrten Ausscheidung von Kalzium einhergehen, Kalziummangel hervorrufen.

▶ Erkrankungen des Darms, die zu einer verringerten Aufnahme von Kalzium und anderen Nahrungsbestandteilen führen (Malabsorptionssyndrom), können ebenfalls Ursache einer erniedrigten Kalziumkonzentration im Blut sein. Hauptsymptome dieser Erkrankungen, wie z. B. Zöliakie, chronische Darminfektionen, Laktoseintoleranz, Crohn-Krankheit und Amyloidose, sind chronische Durchfälle mit volumi-

Kalziumreiche Lebensmittel

▶ Milch und Milchprodukte
▶ Käse, insbesondere Hartkäse
▶ Grüne Gemüse wie z. B. Brokkoli, Fenchel, Lauch und Grünkohl
▶ Kalziumreiche Mineralwässer (> 150 mg Kalzium/l)
▶ Kalzium(ange)reiche(rte) Fruchtsäfte

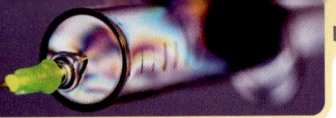

nösen fettigen Stühlen, Gewichtsverlust und verschiedene Mangelsymptome.

In diesen Fällen kann eine kalziumreiche Ernährung die Kalziumverluste nicht immer ausreichend ausgleichen; hier muss Kalzium oft in Form von Tabletten zugeführt werden.

▶ Eine weitere Ursache für einen erniedrigten Kalziumspiegel ist eine akute Bauchspeicheldrüsenentzündung. Hier stehen jedoch die Symptome der akuten Pankreatitis – insbesondere starke Schmerzen im Oberbauch – im Vordergrund.

Erhöhter Kalziumspiegel

▶ Eine Hyperkalzämie verursacht in den meisten (leichten) Fällen keine Beschwerden und wird rein zufällig bei einer Blutuntersuchung entdeckt. Mögliche Symptome sind vermehrte Urinproduktion, Durst, Übelkeit, Erbrechen und Verstopfung, allgemeine Kraftlosigkeit und Muskelschwäche, Verhaltens- und Bewusstseinsstörungen sowie Herzrhythmusstörungen. Eine hyperkalzämische Krise mit einem Serumkalzium über 3,5 mmol/l führt zu schwerer Austrocknung, Fieber bis hin zum Koma und endet in bis zu 50 % der Fälle tödlich.

Die wichtigste Behandlung eines erhöhten Kalziumspiegels besteht darin, die Ursache auszuschalten. Wichtig ist, dass Menschen mit einer Hyperkalzämie nicht mit Fingerhutpräparaten (Digitalisglykosiden) behandelt werden dürfen, da Kalzium die gefährlichen Nebenwirkungen dieser Medikamente verstärkt. Außerdem sollten alle Menschen mit erhöhtem Kalziumspiegel im Blut Nahrungsmittel und Getränke mit hohem Kalziumgehalt meiden. Dazu gehören vor allem Milch und Milchprodukte sowie einige Mineralwässer.

▶ Die häufigsten Ursachen eines erhöhten Kalziumspiegels im Blut sind bösartige Tumore.

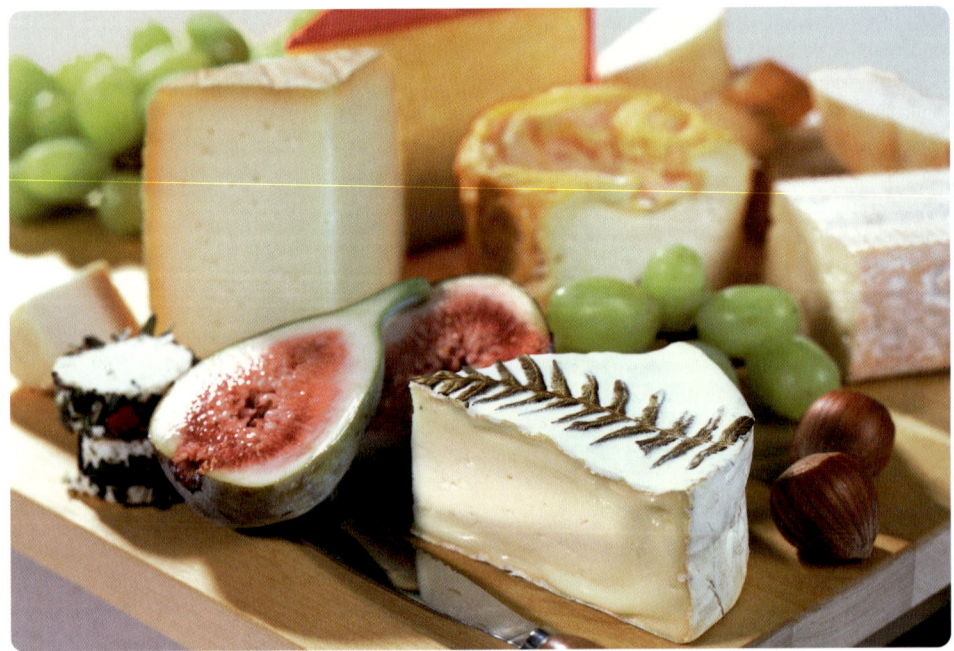

Käse, insbesondere Hartkäse, ist eine sehr gute Quelle für das so wichtige Kalzium.

Insbesondere Lungen-, Brust-, Prostatakrebs und das Plasmozytom, eine bösartige Erkrankung bestimmter weißer Blutzellen, verursachen oft eine Hyperkalzämie. Dabei stammt das Kalzium entweder aus Knochenzellen, die durch den Tumor bzw. seine Tochtergeschwülste zerstört worden sind, oder der Tumor bildet einen Stoff, der dem natürlichen Parathormon sehr ähnlich ist, und setzt durch die Hormonwirkung dieses Stoffs vermehrt Kalzium aus den Knochen frei. Letzteres kommt vor allem bei Lungentumoren nicht selten vor.

▶ In etwa 20 % der Fälle ist ein erhöhter Kalziumspiegel durch eine vermehrte Bildung von Parathormon in den Nebenschilddrüsen bedingt (primärer Hyperparathyreoidismus). Dabei findet man in den Nebenschilddrüsen meist gutartige Wucherungen, die Parathormon produzieren. Eher selten sind die gesamten Nebenschilddrüsen vergrößert, nur in Einzelfällen steckt ein bösartiger Tumor in den Nebenschilddrüsen dahinter. Tatsächlich wird bei jedem zweiten Patienten die Diagnose eines primären Hyperparathyreoidismus allein anhand der veränderten Laborwerte (erhöhter Kalziumspiegel und erniedrigter Phosphatspiegel im Blut, vermehrte Kalzium- und Phosphatausscheidung mit dem Urin) gestellt, da die Krankheit in 50 % der Fälle keine oder nur uncharakteristische Beschwerden verursacht. Bei den restlichen 50 % der Patienten dominieren hingegen weitere Symptome, wie Nierensteine (die auch nur dann Beschwerden verursachen, wenn sie sich lösen und beispielsweise durch Verlegung des Harnleiters eine Nierensteinkolik auslösen), Magenbeschwerden, Appetitlosigkeit, Gewichtsabnahme, Übelkeit, Verstopfung, Magen- und Zwölffingerdarmgeschwüre, Bauchspeicheldrüsenentzündung, Gallensteine, Muskelschwäche und rasche Ermüdbarkeit, eine (meist nur im Röntgenbild sichtbare) Entkalkung der Knochen sowie depressive Verstimmungen. Die Behandlung des primären Hyper-

parathyreoidismus besteht (sofern möglich) in der operativen Entfernung der erkrankten Nebenschilddrüsen, wodurch die Krankheit geheilt werden kann.

▶ Auch eine Dauerbehandlung mit bestimmten harntreibend und blutdrucksenkend wirkenden Medikamenten (Thiaziddiuretika, wie z. B. Hydrochlorothiazid, Clopamid und Mefrusid) kann den Kalziumspiegel im Blut erhöhen. Eine solche Hyperkalzämie lässt sich ganz einfach

Wichtig Wenn Sie einen Laborzettel von Ihrem Arzt bekommen, auf dem Sie einen erhöhten Kalziumwert finden, ist dies nur sehr selten durch einen bösartigen Tumor bedingt, der Ihnen nicht bekannt ist. Denn schließlich macht sich ein bösartiger Tumor viel eher durch andere Symptome bemerkbar als durch einen (oder mehrere) veränderte(n) Laborwert(e). Besprechen Sie alle nicht im Normbereich liegenden Werte immer mit Ihrem Arzt, und lassen Sie sich nicht dadurch verunsichern, dass für eine Kalziumerhöhung – statistisch und damit theoretisch – Tumoren die häufigste Ursache sind!

durch Umstellung der Behandlung auf andere harntreibende Medikamente beheben, die den Kalziumspiegel im Blut nicht erhöhen.

▶ Werden Mittel, die die Magensäure neutralisieren (Antazida), längere Zeit mit größeren Mengen Milch eingenommen, kann es zum so genannten Milch-Alkali-Syndrom kommen, das ebenfalls zu einem erhöhten Kalziumspiegel im Blut führt. Auch die Phosphatkonzentration ist hierbei erhöht, und es können Übelkeit, Erbrechen, Schwindel, Gangstörungen, Gelenkschmerzen, Durst und im Spätstadium zunehmendes Nierenversagen auftreten. Seit die Antazida zur Behandlung von Magenschleimhautentzündung, Magen- und Zwölffinger-

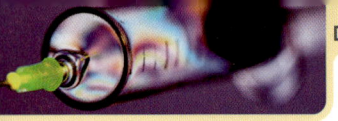
darmgeschwüren sowie der Refluxkrankheit durch die stärker wirksamen Protonenpumpenhemmer weitgehend verdrängt worden sind, kommt diese Erkrankung nur noch ausgesprochen selten vor.

▶ Auch eine Überdosierung von Vitamin D und A kann den Kalziumspiegel im Blut erhöhen. Ersteres passiert gelegentlich bei älteren, geistig verwirrten Menschen, die zur Vorbeugung oder Behandlung einer Osteoporose (Knochenschwund) Vitamin D erhalten und die Einnahme ihrer Tabletten eventuell nicht mehr selbst kontrollieren können. Aber auch bei jungen Menschen kann eine übertriebene und meist nicht gerechtfertigte Anwendung von Vitamintabletten zu einer Überdosierung führen.

▶ Weitere Medikamente, die zu erhöhten Kalziumkonzentrationen führen können, sind vor allem Tamoxifen (zur Behandlung bestimmter Brustkrebsformen) und Lithium (zum Schutz vor erneuten depressiven Episoden bei Manisch-Depressiven und bei immer wiederkehrenden Depressionen).

▶ Bei Menschen, die aufgrund einer Krankheit viel oder immer im Bett liegen müssen, kann der Kalziumspiegel ebenfalls erhöht sein.

▶ Eine weitere Ursache für eine Hyperkalzämie ist eine Schilddrüsenüberfunktion, die jedoch meist durch viele andere Symptome wie Nervosität, Wärmeunverträglichkeit, Gewichtsabnahme trotz Heißhunger, Durchfälle, Schwäche in den Oberschenkeln usw. auffällt und durch die Bestimmung von TSH, T3 und T4 (siehe auch Seite 110ff.) leicht zu diagnostizieren ist.

▶ Auch eine Unterfunktion der Nebennierenrinde (Nebennierenrinden-Insuffizienz, z.B. Addison-Krankheit) kann zu einer Kalziumerhöhung im Blut führen, wenn alle hier gebildeten Hormone nicht mehr (ausreichend) produziert werden. Im Vordergrund stehen dabei die Symptome des Hormonmangels, der mit Schwäche und rascher Ermüdbarkeit, Dunkelfärbung der Haut, Gewichtsverlust, Austrock-

nung, niedrigem Blutdruck und bisweilen auch mit Bauchschmerzen, Übelkeit, Durchfall oder Verstopfung einhergeht.

▶ Eher seltene Ursache eines erhöhten Kalziumspiegels ist die Sarkoidose (Boecksche Krankheit), die vor allem die Lunge befällt, aber nur gelegentlich und erst im späteren Stadium zu Reizhusten und Atemnot führt. Die Hyperkalzämie entsteht bei dieser Krankheit durch die vermehrte Bildung von aktiviertem Vitamin D in Entzündungszellen, das u. a. zur verstärkten Kalziumaufnahme aus dem Darm führt.

Phosphat

70 bis 80 % des Körpergehalts an Phosphor befindet sich in Knochen und Zähnen, 20 bis 30 % sind im Zellinneren aller Körperzellen anzutreffen; hier wie auch im Blutplasma vor allem in gebundener Form. Phosphate sind in

Normal- bzw. Referenzwerte	
Phosphat	
Erwachsene	0,84–1,45 mmol/l
Kinder	1,1–2,0 mmol/l

Form von Phospholipiden (Verbindungen von Fetten mit Phosphor) wichtige Komponenten der Zellhüllen. Außerdem ist Phosphor Bestandteil der Erbsubstanz (Desoxyribonukleinsäure und Ribonukleinsäure) und ist in den so genannten energiereichen Molekülen (z. B. Adenosintriphosphat, Guanosintriphosphat, Kreatininphosphat) gebunden, die dem Körper als Energiespender dienen. Darüber hinaus stehen dem Körper verschiedene Phosphate als Puffersubstanzen zur Verfügung.

Veränderungen der Phosphatkonzentration im Blut (und auch im Urin) müssen immer zusammen mit den Kalziumwerten beurteilt werden, da bei Erkrankungen, die zu Störungen der Phosphatspiegel führen, fast immer auch der Kalziumstoffwechsel betroffen ist.

Erniedriger Phosphatspiegel

▶ Relativ häufig ist eine niedrige Phosphatkonzentration im Blut (Hypophosphatämie) durch eine vermehrte Bildung von Parathormon in den Nebenschilddrüsen bedingt (primärer Hyperparathyreoidismus, siehe auch Seite 55). Da Parathormon die Ausscheidung von Phosphat durch die Nieren steigert und gleichzeitig den Kalziumspiegel im Blut mit Hilfe verschiedener Mechanismen anhebt, findet man neben einem erniedrigten Phosphat- meist auch einen erhöhten Kalziumwert.

▶ Bei Vitamin-D-Mangel (wie z. B. Mangelernährung, geringe UV-Einstrahlung) bzw. Störungen der Umwandlung von Vitamin D3 in Leber und Nieren in aktives Calcitriol (z. B. bei Leberzirrhose oder eingeschränkter Nierenfunktion) kann es zu erniedrigten Spiegeln von Kalzium und Phosphat kommen.

▶ Leistungssportler haben oft Phosphatmangel, da wegen ihrer kohlenhydratreichen Nahrung und der Entwässerung während der körperlichen Aktivität der Phosphatspiegel sinkt. Dies ist jedoch kein Zeichen einer Krankheit, sondern deutet nur darauf hin, dass Sportler mehr Phosphate zu sich nehmen müssen.

▶ Erkrankungen des Darms, die zu einer verringerten Aufnahme von Phosphat und anderen Nahrungsbestandteilen führen (Malabsorptionssyndrom), können ebenfalls Ursache einer erniedrigten Phosphatkonzentration sein. Dabei liegt häufig auch der Kalziumspiegel unter der Norm.

▶ Auch chronischer Alkoholmissbrauch führt sehr häufig zu einer Erniedrigung des Phosphatspiegels.

▶ Bei Dialysepatienten und bei Menschen, die künstlich ernährt werden, kommt es nicht selten zu einer Erniedrigung des Phosphatspiegels.

▶ Verschiedene seltene Nierenerkrankungen, die mit einer Störung der Phosphatausscheidung einhergehen, können ebenfalls Ursache einer Hypophosphatämie sein. Dazu gehören angeborene Hypophosphatämien, renale tubuläre Azidosen, Fanconi-Syndrom, Wilson-Krankheit, Cystinose und Pseudo-Vitamin-D-Mangelrachitis.

▶ Eine länger dauernde bzw. hochdosierte Einnahme von Medikamenten, die Phosphat binden können, wie z. B. Aluminiumhydrochlorid (zur Behandlung eines erhöhten Phosphatspiegels), ist in seltenen Fällen ebenfalls die Ursache einer Hypophosphatämie.

▶ Gelegentlich können bösartige Knochentumoren zu einer Senkung der Phosphatkonzentration im Blut führen.

▶ Bestimmte Medikamente zur Behandlung von psychischen Erkrankungen (Phenothiazine) führen zu einem falsch niedrigen Phosphatwert, weil sie die Bestimmung der Phosphatkonzentration im Labor stören.

▶ Kurzfristige Erniedrigungen des Phosphatspiegels treten häufig während der Behandlung einer Rachitis oder nach Ausgleich einer schweren Mangelernährung sowie nach hochgradigen Verbrennungen auf.

Erhöhter Phosphatspiegel

▶ Ein labortechnischer Grund für einen erhöhten Phosphatspiegel kann die zu späte Verarbeitung der Blutprobe sein, da bei längerer Lagerung immer mehr Phosphate aus Phosphatverbindungen freigesetzt werden und so einen erhöhten Phosphatspiegel vortäuschen.

Auch wenn viele rote Blutkörperchen während oder nach der Blutentnahme zerfallen (Hämolyse), geht das vor allem in den Zellen befindliche Phosphor ins Blutserum über, und es werden zu hohe Phosphatwerte gemessen. Deshalb sollte im Zweifelsfall die Phosphatbestimmung noch einmal wiederholt werden, bevor man an eine Krankheit denkt.

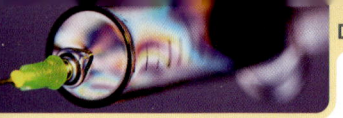
▶ Eine Hyperphosphatämie ist häufig durch eine stark eingeschränkte Nierenfunktion bedingt.

▶ Bilden die Nebenschilddrüsen zu wenig Parathormon (Hypoparathyreoidismus), führt dies nicht nur zu einer Erniedrigung des Kalziumspiegels im Blut, sondern gleichzeitig zu einer Erhöhung des Phosphatspiegels. In einigen Fällen ist zwar die Bildung von Parathormon in den Nebenschilddrüsen normal, aber die Organe, die dadurch gesteuert werden, sprechen auf dieses Hormon nicht an (Pseudohypoparathyreoidismus), wodurch ebenfalls der Kalziumspiegel im Blut abnimmt und der Phosphatspiegel steigt.

Wichtig Bei erhöhtem Phosphatwert muss man bedenken, dass der Phosphatspiegel vormittags am niedrigsten ist und zur Nacht hin ansteigt. Deshalb kann bereits eine Blutabnahme am Abend Ursache eines erhöhten Spiegels sein. Auch Nahrungsaufnahme steigert den Phosphatgehalt im Blut, weshalb ein erhöhter Phosphatwert bei einem Patienten, der nicht nüchtern ist, keine Aussagekraft hat. Die Bestimmung des Phosphatspiegels sollte aus diesen Gründen möglichst immer morgens beim nüchternen Patienten erfolgen.

▶ Auch die längerfristige Behandlung mit verschiedenen Medikamenten kann den Phosphatspiegel erhöhen. Dazu gehören stark entwässernd wirkende Stoffe (Schleifendiuretika), das vor Krampfanfällen schützende Phenytoin und Tetrazyklin-Antibiotika, die zur Behandlung von Akne oft über mehrere Monate hinweg gegeben werden.

▶ Eine Überdosierung von Vitamin D erhöht sowohl den Kalzium- als auch den Phosphatspiegel im Blut, da Vitamin D die Aufnahme dieser Substanzen aus dem Darm steigert.

▶ Knochentumoren und Knochenmetastasen können ebenfalls den Phosphatspiegel erhöhen, indem sie Phosphate aus den Knochenzellen freisetzen.

▶ Ein erhöhter Phosphatspiegel kann auch durch eine Unterfunktion der Nebennierenrinde sowie durch übermäßige Produktion des Wachstumshormons bei älteren Menschen (Akromegalie) bedingt sein.

▶ Das Milch-Alkali-Syndrom, das durch längere Einnahme von Antazida (Medikamente zur Neutralisierung der Magensäure) zusammen mit größeren Mengen Milch hervorgerufen wird, bewirkt neben einem Anstieg des Kalziumspiegels auch eine Erhöhung des Phosphatspiegels im Blut.

Magnesium

Der gesamte Bestand an Magnesium im Körper befindet sich zu über 60 % im Knochen, zu etwa 30 % in der Muskulatur, zu etwa 10 % in Leber und roten Blutkörperchen und nur zu 1 % im Blutplasma. Im Zellinneren ist Magnesium zum größten Teil an Adenosintriphosphat gebunden, dem Molekül, das als universeller Energielieferant des Körpers dient.

Normal- bzw. Referenzwert	
Magnesium	0,65–1,05 mmol/l

Magnesium ist auch ein wichtiger Kofaktor von Enzymen, die im Baustoffwechsel der Zellkerne und Zellhüllen sowie im Energiestoffwechsel eine Rolle spielen. Darüber hinaus ist Magnesium am Transport von Mineralstoffen durch die Zellwände beteiligt und dient in der Muskelzelle als natürlicher Gegenspieler von Kalzium. Das Zusammenziehen der Muskelfasern wird durch den Einstrom von Kalzium in die Muskelzelle eingeleitet. Magnesium bremst diesen Einstrom und wirkt auf diese Weise zu starken Muskelanspannungen entgegen.

Erhöhte oder erniedrigte Magnesiumspiegel im Blut gehen meist mit ebenfalls erhöhten oder erniedrigten Kalziumspiegeln einher und verursachen ähnliche Beschwerden wie die Veränderung der Kalziumkonzentration im Blut. Auch ein erniedrigter Kaliumspiegel geht nicht selten mit einer verringerten Magnesiumkonzentration im Blut einher.

Da sich Magnesium vor allem in den Zellen befindet und das Serummagnesium durch verschiedene Mechanismen lange auf normalem Niveau gehalten wird, kann trotz normalem Magnesiumspiegel im Blut ein (leichter) Magnesiummangel in den Zellen bestehen. Um den intrazellulären Mangel nachzuweisen, misst man die Ausscheidung von Magnesium im 24-Stunden-Urin, die bei Mangel erniedrigt ist.

Erniedrigter Magnesiumspiegel

▶ Hypomagnesiämie kann zu vermehrter Reizbarkeit und Depressionen, zu Muskelkrämpfen und Gefühlsstörungen (z. B. Kribbeln und Ameisenlaufen), Herzrhythmusstörungen und Brustschmerzen (durch vermehrte Krampfneigung der Herzkranzgefäße) sowie zu krampfartigen Bauchschmerzen führen.

▶ Einseitige Ernährung sowie die längerfristige künstliche Ernährung von schwerkranken Menschen sind nicht selten die Ursache eines Magnesiummangels. In diesen Fällen besteht die Behandlung in der Ernährungsumstellung auf eine ausgewogene Kost bzw. der ausreichenden Zugabe von Magnesium zu Infusionslösungen.

▶ Eine verringerte Magnesiumkonzentration im Blutserum ist nicht selten durch chronischen Alkoholismus bedingt.

▶ Bei schweren Durchfällen, z. B. im Rahmen eines Magen-Darm-Infekts sowie bei Erkrankungen des Darms, die mit chronischen Durchfällen einhergehen (Malabsorbtionssyndrom),

Magnesiumreiche Lebensmittel

Vollkornprodukte und Haferflocken sowie verschiedene Gemüsesorten (insbesondere Hülsenfrüchte) und Nüsse enthalten relativ viel Magnesium und sollten daher auf dem täglichen Speiseplan nicht fehlen. Einen noch höheren Magnesiumgehalt hat Kakaopulver, weshalb auch der – maßvolle! – Genuss von Schokolade durchaus einen gesunden Aspekt haben kann.

kann es zu einer verminderten Aufnahme von Magnesium (und anderen Nährstoffen) und damit zu einem erniedrigten Magensiumspiegel kommen.

▶ Eine relativ häufige Ursache ist die chronische Einnahme von Abführmitteln (insbesondere in hohen Dosen), die häufig auch zu einem Absinken des Kaliumspiegels im Blut führt.

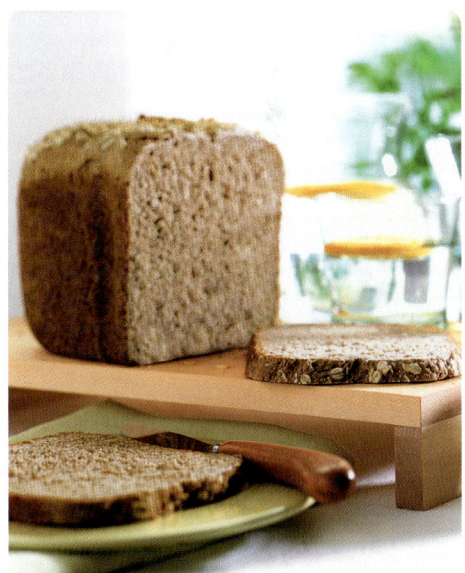

Hochwertiges Vollkornbrot sollte täglich auf den Tisch kommen – u. a. als Magnesiumlieferant.

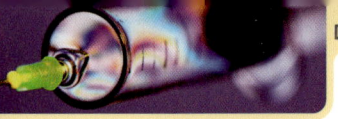

▶ In der Schwangerschaft besteht erhöhter Magnesiumbedarf. Wird er nicht gedeckt – z. B. durch magnesiumreiche Nahrung –, kann es zu einem Absinken des Spiegels kommen.

▶ Auch die dauerhafte Behandlung mit entwässernden Medikamenten (Diuretika) bewirkt nicht selten eine verminderte Magnesiumkonzentration. Dabei ist oft gleichzeitig auch der Kalium- und/oder Kalziumspiegel erniedrigt. Weitere Medikamente, die den Magnesiumspiegel im Blut herabsetzen können, sind Ciclosporin A (zur Vorbeugung von Abstoßungsreaktionen nach Transplantation und zur Behandlung von Autoimmunerkrankungen), Cisplatin (zur medikamentösen Krebstherapie) und Aminoglykoside (vor allem als Infusion verabreichte Antibiotika zur Behandlung schwerer Infektionen).

▶ Eine akute Bauchspeicheldrüsenentzündung geht in einigen Fällen mit einem erniedrigten Magnesium- und Kalziumspiegel einher.

▶ Verschiedene hormonelle Störungen können ebenfalls eine Abnahme der Magnesiumkonzentration bewirken, wie z. B. Schilddrüsenüberfunktion, Zuckerkrankheit, übermäßige Bildung des Hormons Aldosteron in der Nebennierenrinde sowie Überproduktion von Parathormon in den Nebenschilddrüsen bei primärem Hyperparathyreoidismus.

▶ Verschiedene Nierenerkrankungen, insbesondere die polyurische Phase des Nierenversagens (wobei sehr viel Urin produziert wird), führen über eine vermehrte Ausscheidung von Magnesium zu einem erniedrigten Magnesiumspiegel im Blutserum.

Erhöhter Magnesiumspiegel

▶ Hypermagnesiämie ist oft ein zufälliger Befund und führt nur selten zu Symptomen, wie z. B. Muskelschwäche, Übelkeit, Gefühlsstörungen im Gesicht, flacher und langsamer Atmung bis hin zu Bewusstseinsstörungen bzw. Bewusstlosigkeit (»Magnesiumnarkose«).

▶ Die häufigste Ursache einer erhöhten Magnesiumkonzentration im Blut ist akutes oder chronisches Nierenversagen. In diesen Fällen ist meist nur eine Blutwäsche (Dialyse) hilfreich, um die erhöhten Mengen Magnesium und meist auch anderer Elektrolyte aus dem Blut zu entfernen.

▶ Nicht selten ist eine Hypermagnesiämie auch durch die übermäßige Einnahme von magnesiumhaltigen Antazida (Mittel zur Neutralisierung der Magensäure) oder magnesiumhaltigen Abführmitteln (Bittersalz) bedingt. Deshalb sollten Antazida nur kurzfristig und nur in der verordneten Dosis eingenommen werden. Zu magnesiumhaltigen Abführmitteln gibt es mittlerweile nebenwirkungsärmere Alternativen.

▶ Bei starker Überzuckerung im Rahmen eines Diabetes mellitus kann der Magnesiumspiegel ebenfalls ansteigen. Wird der Zucker mit Hilfe von Insulin gesenkt, kann es wiederum zu einer Erniedrigung des Magnesiumspiegels kommen.

▶ Eine sehr seltene Ursache eines erhöhten Magnesiumspiegels ist die Zerstörung von Teilen der Skelett- (und Herz-)Muskulatur (Rhabdomyolyse), die vor allem durch Alkohol und verschiedene Medikamente verursacht wird.

Zuckerstoffwechsel

Die im Folgenden besprochenen Laborwerte, vor allem der Nüchternblutzucker, der orale Glukosetoleranztest und der HbA1c-Wert, dienen in erster Linie der Diagnose einer Zuckerkrankheit und der Kontrolle ihrer Behandlung.

Der Nüchternblutzucker wird bei Routinelabortests und bei Check-up-Untersuchungen gemessen, da – insbesondere der Diabetes mellitus Typ 2 – keine eindeutigen Symptome verursacht und daher in erster Linie durch die Bestimmung des Nüchternblutzuckerwerts im Blut erkannt wird. Bei Menschen ab dem 45. Lebensjahr sollte der Nüchternblutzucker alle drei Jahre bestimmt werden. Bei Risiko-personen, insbesondere Verwandten ersten Grades von Diabetikern sowie Menschen mit Übergewicht, Fettstoffwechselstörungen (siehe auch

Normal- bzw. Referenzwerte	
Blutzucker nüchtern, gemessen im	
Kapillarblut	60 – 109 mg/dl
	= 3,3 – 6,1 mmol/l
venösen Vollblut	60 – 100 mg/dl
	= 3,3 – 5,6 mmol/l
Oraler Glukosetoleranztest	
Blutzucker	2 h nach 75 g Glukose
	< 140 mg/dl = 7,78 mmol/l
HbA1c	< 6,5 %
Glukose im Urin	
(Teststreifen)	nicht nachweisbar

Seite 65f.) und/oder Bluthochdruck, sollte schon früher nach einem erhöhten Blutzuckerwert gefahndet werden.

Zuckerkrankheit oder Diabetes mellitus ist eine chronische Stoffwechselkrankheit, die durch absoluten oder relativen Mangel an Insulin zu erhöhten Blutzuckerspiegeln und nach längerer Krankheitsdauer zu Schäden an Blutgefäßen, Nerven und vielen Organen führt.

Diabetes mellitus Typ 1 und 2

Am häufigsten ist mit etwa 90 % der Diabetes mellitus Typ 2, der in den meisten Fällen auf einer erblichen Veranlagung beruht, die aber nur dann zur Zuckerkrankheit führt, wenn der Betroffene gleichzeitig übergewichtig ist. Überernährung und Übergewicht bewirken, dass die Zellen des Körpers, insbesondere die Muskelzellen, nicht mehr genügend auf Insulin ansprechen (Insulinresistenz). Erst wenn die Bauchspeicheldrüse, in deren Inselzellen Insulin gebildet wird, größere Mengen dieses Hormons ausschüttet, stellt sich wieder eine normale

Insulinwirkung ein. Sie besteht darin, Zucker aus dem Blut in die Zellen zu schleusen, wo er als Energielieferant benötigt wird. Nach länger bestehender Insulinresistenz nimmt die Kapazität der Bauchspeicheldrüse schließlich ab, immer solch große Mengen Insulin zu produzieren, sodass auch bei der häufigsten Form des Typ-2-Diabetes-mellitus letztlich ein Insulinmangel auftritt.

Ganz anders entsteht ein Diabetes mellitus Typ 1: Aus bisher noch unklarer Ursache zerstören körpereigene Abwehrstoffe die Inselzellen in der Bauchspeicheldrüse, woraufhin diese kein Insulin mehr produzieren. Dieser absolute Insulinmangel muss ein Leben lang durch Zufuhr dieses Hormons von außen ausgeglichen werden. Auch hier spielen erbliche Faktoren zumindest bei einem Teil der Typ-1-Diabetiker eine Rolle, die u. a. die Bildung von Abwehrstoffen begünstigen, die zur Zerstörung der Inselzellen führen.

An Typ-1-Diabetes-mellitus erkranken vor allem junge Menschen, wohingegen der Typ-2-Diabetes-mellitus meist erst im höheren Lebensalter beginnt.

Besonders Diabetes mellitus Typ 2 verursacht zu Beginn keine oder nur sehr unspezifische

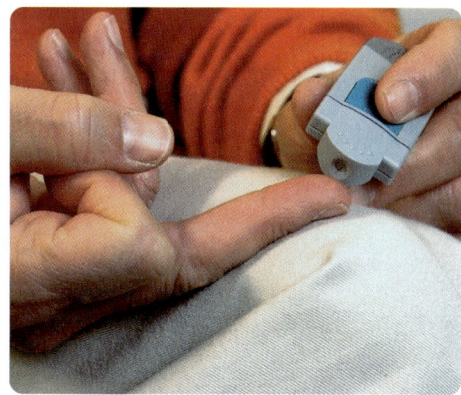

Diabetiker müssen ihren Blutzucker regelmäßig kontrollieren.

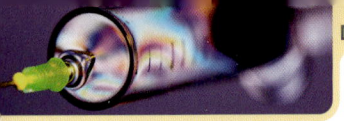

Beschwerden, weshalb er oft erst durch eine Blut- oder Urinzuckerbestimmung entdeckt wird. Dagegen fällt Diabetes mellitus Typ 1 eher durch Symptome einer Überzuckerung mit häufigem Wasserlassen, Durst, Sehstörungen sowie Gewichtsabnahme und massiver Schwäche bis hin zu Bewusstseinsverlusten auf.

Die große Gefahr der Zuckerkrankheit, insbesondere wenn sie nicht bzw. nicht ausreichend behandelt wird, besteht in Folgeschäden wie chronischem Nierenversagen, Sehstörungen bis hin zur Erblindung, Nervenstörungen und arteriosklerotischen Gefäßveränderungen, die wiederum ein erhöhtes Risiko für Herzinfarkt, Schlaganfall und Durchblutungsstörungen vor allem in den Beinen (die so genannte Schaufensterkrankheit) darstellen.

Nüchternblutzucker

Eine Bestimmung des Nüchternblutzuckers ist die beste, einfachste und kostengünstigste Methode, um eine Zuckerkrankheit zuverlässig zu diagnostizieren.

Normal- bzw. Referenzwerte

Blutzucker nüchtern, gemessen im	
Kapillarblut	60–109 mg/dl
	= 3,3–6,1 mmol/l
venösen Vollblut	60–100 mg/dl
	= 3,3–5,6 mmol/l

Allerdings muss der Patient zur Blutabnahme auch tatsächlich nüchtern erscheinen, d. h., er darf acht Stunden vor der Untersuchung nichts mehr gegessen und allenfalls ein Glas Wasser getrunken haben, denn bereits eine Tasse Kaffee mit einem Löffel Zucker verfälscht den Wert ungemein. Ist der Nüchternblutzuckerwert erhöht, reicht dies für die Diagnose eines Diabe-

tes mellitus noch nicht aus. Die Diagnose muss durch mindestens eine weitere Nüchternblutzuckerbestimmung bestätigt werden.

Erhöhung des Nüchternblutzuckers
▶ Ein erhöhter Nüchternblutzucker bedeutet in den meisten Fällen, insbesondere wenn dieser Befund sich bei einer Kontrolluntersuchung bestätigen lässt, dass eine Zuckerkrankheit besteht, z. B. ein Typ-1- oder ein Typ-2-Diabe-

Zuckerkrankheit Typ 2 – Vorbeugung

Wenn in Ihrer Verwandtschaft jemand an Diabetes mellitus leidet, bedeutet das noch lange nicht, dass auch Sie diesem Schicksal unentrinnbar ausgeliefert sind. Zwar spielt die erbliche Veranlagung eine große Rolle bei der Entwicklung eines Typ-2-Diabetes; allerdings kommen die Gene nur zum Tragen, wenn Sie gleichzeitig zu viel essen und Ihr Gewicht stark über die Norm ansteigt. Die wichtigste Vorbeugemaßnahme vor einer Zuckerkrankheit Typ 2 ist daher, dass Sie Ihr Körpergewicht das ganze Leben lang weitgehend im normalen Bereich halten. Dabei müssen Sie sich nicht streng an die Idealgewichte aus den Tabellen der Lebensversicherer halten, ein Normalgewicht – errechnet aus Körpergröße minus 100 – reicht schon aus, um der Zuckerkrankheit keine Chance zu geben. Um dieses Gewicht zu halten bzw. zu erreichen, falls Sie mehr wiegen sollten, müssen Sie nicht hungern, sondern können sich mit ausgewogener, vielseitiger und nicht zu fetter Ernährung satt essen und das Essen dabei auch genießen. Am besten treiben Sie Ihr Leben lang regelmäßig Sport oder sorgen auf andere Weise, z. B. mit ausgedehnten Spaziergängen, für ausreichend Bewegung. So halten Sie sich nicht nur fit, sondern beugen auch einer Gewichtszunahme vor.

tes, eine andere Form der Zuckerkrankheit oder ein Schwangerschaftsdiabetes.

▶ Daneben kommt es auch bei schweren Krankheiten, wie z. B. einem Herzinfarkt, Schlaganfall, anderen neurologischen Erkrankungen, akuten Vergiftungen, schweren Infektionen, größeren Verletzungen und Operationen, zu kurzfristigen Erhöhungen des Nüchternblutzuckers, die sich nach Abklingen der akuten Erkrankung meist wieder normalisieren.

▶ Auch verschiedene Medikamente, insbesondere Kortisonpräparate, entwässernde Arzneimittel (Thiaziddiuretika) und Schilddrüsenhormone, können zu einer Erhöhung des Nüchternblutzuckers führen.

▶ Ein erhöhter Nüchternblutzucker kann auch durch eine chronische Bauchspeicheldrüsenentzündung verursacht sein, wenn die Entzündung zu einer Zerstörung zahlreicher insulinproduzierender Zellen geführt hat.

▶ Blutzuckererhöhung kommt außerdem bei Hormonstörungen vor, z. B. Akromegalie (vermehrte Produktion von Wachstumshormon bei Erwachsenen), Cushing-Syndrom (erhöhte Bildung von Kortison in der Nebennierenrinde) und Schilddrüsenüberfunktion.

▶ Selten ist eine Erhöhung des Nüchternblutzuckers mit genetischen Erkrankungen verbunden, z. B. Mongolismus oder Turner-Syndrom (fehlende oder verminderte Aktivität der Geschlechtsdrüsen infolge eines Chromosomenfehlers).

Erniedrigung des Nüchternblutzuckers

▶ Am häufigsten kommt es zu einem erniedrigten (Nüchtern-)Blutzucker bei Diabetikern, die mit Insulin oder blutzuckersenkenden Medikamenten behandelt werden. So kann der Blutzucker zu weit absinken, wenn der Bedarf für Insulin oder blutzuckersenkende Medikamente z. B. bei verminderter Nahrungsaufnahme, körperlicher Inaktivität oder nach einer Gewichtsreduzierung abnimmt. Auch eine versehentliche

bzw. selten absichtlich zu hoch gewählte Dosierung der Mittel kann zu einer starken Erniedrigung des Blutzuckers führen. In seltenen Fällen kann die gleichzeitige Einnahme von anderen Medikamenten, wie z. B. ACE-Hemmern, Chinin und Sulfonamiden, die Wirkung von blutzuckersenkenden Mitteln erhöhen und dadurch zu einer Erniedrigung des Blutzuckers führen.

▶ Eine leichte, aber so gut wie nie bedrohliche Erniedrigung des Nüchternblutzuckers kommt besonders bei jungen Menschen mit einem labilen vegetativen Nervensystem vor.

▶ Sehr selten ist hingegen ein insulinproduzierender Tumor (Insulinom) Ursache für eine Erniedrigung des (Nüchtern-)Blutzuckers.

▶ Auch schwere Lebererkrankungen, Leberkrebs und Alkoholmissbrauch bei gleichzeitig ungenügender Ernährung können zu niedrigen Blutzuckerwerten führen.

▶ Weitere seltene Ursachen für eine Erniedrigung des Blutzuckers können Harnvergiftung (Urämie), bestimmte bösartige Tumoren, Funktionsstörungen der Nebennierenrinde oder des Hypophysenvorderlappens sein.

Oraler Glukosetoleranztest

Der orale Glukosetoleranztest dient nicht der üblichen Diagnostik einer Zuckerkrankheit, sondern wird nur in unklaren Fällen eingesetzt, wenn z. B. die Nüchternblutzuckerwerte manchmal im Normbereich liegen und manchmal erhöht sind.

Normal- bzw. Referenzwerte

Blutzucker 2 h nach 75 g Glukose
< 140 mg/dl = 7,78 mmol/l

Beim oralen Glukosetoleranztest wird zunächst der Nüchternblutzucker bestimmt,

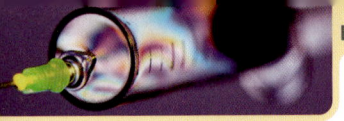
danach trinkt der Patient eine Zuckerlösung, die 75 Gramm Glukose enthält. Zwei Stunden später wird erneut der Blutzuckerspiegel gemessen. Steigt er zwei Stunden nach Trinken der Glukoselösung auf Werte über 140 bis unter 200 mg/dl an, spricht man von einer gestörten Glukosetoleranz, was bedeutet, dass der Körper die Zuckermenge nicht angemessen verwerten kann. Liegt der Blutzuckerwert zwei Stunden nach Trinken der Zuckerlösung bei über 200 mg/dl, besteht ein Diabetes mellitus.

Die gestörte Glukosetoleranz ist keine eigenständige Krankheit, sondern ein Risikofaktor für die spätere mögliche Entwicklung einer Zuckerkrankheit sowie von Herz-Kreislauf-Krankheiten.

HbA1c

Der HbA1c-Wert wird bei Diabetikern zur Kontrolle der Blutzuckereinstellung während der letzten sechs bis acht Wochen bestimmt.

Dabei untersucht man, wie stark das Hämoglobin, also der rote Blutfarbstoff, mit Zucker beladen ist. Auch bei Nichtdiabetikern lagert sich immer ein wenig des im Blut zirkulierenden Blutzuckers an den Blutfarbstoff an. Je höher der Blutzuckerspiegel ist, desto stärker wird der Blutfarbstoff mit Zucker beladen. Während sich der Nüchternblutzucker für die nächste Untersuchung beim Arzt – z. B. durch Fasten am Vortag – gut beeinflussen lässt, gibt der HbA1c-Wert ungeschminkt die Stoffwechsellage der letzten Wochen wider.

▶ *Falsch hohe HbA1-Werte* werden bei chronischem Nierenversagen, bestimmten Fettstoff-

wechselstörungen, Alkoholmissbrauch, in der zweiten Schwangerschaftshälfte sowie in der Stillzeit und bei hochdosierter Gabe von Salicylaten (Mittel gegen Schmerzen sowie zur Behandlung chronisch entzündlicher Darmerkrankungen u. a.) gemessen.

▶ *Niedrige HbA1c-Werte* können selten auf eine krankhaft erhöhte Insulinproduktion hinwei-

Erhöhte Zuckerwerte senken

Selbst wenn der Arzt bei Ihnen einen Typ-2-Diabetes mellitus festgestellt hat, ist dies noch lange kein Grund zum Verzweifeln. Sie selbst können eine ganze Menge dazu beitragen, dass die Krankheit gestoppt oder in ihrem Fortschreiten zumindest verlangsamt wird.
▶ Auch hier geht es zunächst darum, ein weitgehend normales Körpergewicht zu erzielen und dieses Gewicht konsequent zu halten. Wer stark übergewichtig ist, profitiert bereits davon, einige wenige Kilogramm abzunehmen. Wenn Sie jedoch Ihr Übergewicht gänzlich in Normalgewicht – plus/minus einige Kilogramm – überführen können und die Zuckerkrankheit noch nicht lange besteht, kann es Ihnen gelingen, sie – zumindest für eine gewisse Zeit – wieder völlig loszuwerden.
▶ Wenn Sie Ihr Gewicht nur um einige Kilogramm senken können, lässt sich dadurch meist schon die Dosis der blutzuckersenkenden Medikamente reduzieren. Wichtig ist auch, dass Sie sich ausreichend bewegen, denn dadurch sinkt einerseits der Blutzucker – die Muskeln verbrauchen ihn zur Gewinnung von Energie –, und andererseits nimmt die Insulinwirkung wieder zu. Schließlich hilft Bewegung auch dabei, Gewicht zu reduzieren und ein annähernd normales Gewicht zu halten. Dabei ist körperliche Aktivität keinesfalls eine Qual, sondern tut nicht nur dem Körper in vieler Hinsicht, sondern auch der Seele gut.

sen. Häufiger aber werden falsch niedrige Werte bei Blutarmut gemessen, bedingt durch eine vermehrte Zerstörung roter Blutkörperchen. Auch in der ersten Hälfte einer Schwangerschaft können falsch niedrige Werte vorliegen.

Urinzucker

Die Urinzuckerbestimmung ist weniger gut geeignet als der Blutzuckertest, um eine Zuckerkrankheit zu diagnostizieren, da bei einigen Diabetikern auch bei hohen Blutzuckerwerten kein Zucker im Urin nachweisbar ist und umgekehrt Zucker im Urin nicht immer mit erhöhten Blutzuckerwerten einhergeht. Schließlich muss jeder Verdacht auf eine Zuckerkrankheit durch einen Bluttest bestätigt werden.

Normal- bzw. Referenzwerte

Urinstreifentest	kein Nachweis von Zucker
24-Stunden-Urin	bis 20 mg/dl

Andererseits ist die Urinuntersuchung auf Zuckerausscheidung eine einfache Suchmethode, die bei mehrfach positivem Zuckernachweis mit großer Wahrscheinlichkeit eine Zuckerkrankheit erkennen lässt.

Wer die Güte seiner Diabetesbehandlung anhand von Urinzuckerbestimmungen kontrollieren will, muss jedoch zuvor die Nierenschwelle für Glukose bestimmen lassen. Diese Nierenschwelle gibt an, ab welchem Blutzuckerwert Glukose über die Nieren ausgeschieden wird. Gerade bei durch die Zuckerkrankheit geschädigten Nieren kann diese Schwelle sehr hoch sein, sodass selbst bei Blutzuckerwerten von 200 mg/dl und mehr noch kein Zucker im Urin nachweisbar ist. In diesem Fall ist die Urinzuckerkontrolle auch nach vorheriger Bestimmung der Nierenschwelle ungeeignet.

Fettstoffwechsel

Die Bestimmung der Blutfette Cholesterin und Triglyzeride gehört ab dem mittleren Alter zu den Routinelaboruntersuchungen. Auch bei der so genannten Check-up-35-Untersuchung, die bei Erwachsenen über 35 Jahre alle zwei Jahre durchgeführt werden sollte, wird neben dem Blutzuckerspiegel der Gesamtcholesterinwert im Blut ermittelt.

Findet sich bei einer solchen Untersuchung ein erhöhter Gesamtcholesterinspiegel im Blut, müssen die Untereinheiten HDL- und LDL-Cholesterin sowie die Triglyzeride bestimmt werden. Bei Patienten mit hohem Risiko für Herz-Kreislauf-Krankheiten sollte zusätzlich der Spiegel von Lipoprotein a gemessen werden.

Fettstoffwechselstörungen umfassen sowohl erhöhte als auch erniedrigte Konzentrationen von verschiedenen Blutfetten.

Die größte Bedeutung haben Erhöhungen von Gesamt-, LDL-Cholesterin und Triglyzeriden sowie die Erniedrigung des HDL-Choles-

Mögliche Ursachen von sekundären Fettstoffwechselstörungen

Mit Erhöhung des Cholesterins
▸ Chronische Nierenerkrankungen
▸ Schilddrüsenunterfunktion
▸ Schwangerschaft
▸ Zuckerkrankheit
▸ Medikamente, wie z. B. Kortisonpräparate

Mit Erhöhung der Triglyzeride
▸ Schlecht eingestellte Zuckerkrankheit
▸ Übergewicht
▸ Alkoholmissbrauch
▸ Schwangerschaft
▸ Medikamente, wie z. B. Kortisonpräparate, entwässernde Mittel, Antibabypille, Beta-Blocker

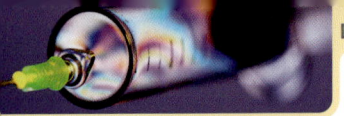
Wie kann ich meine Blutfettwerte senken?

▶ Unabhängig davon, welche Blutfette besonders stark erhöht sind, sollte jeder, der unter einer Fettstoffwechselstörung leidet, sein Körpergewicht weitestgehend normalisieren. Der beste Weg dorthin besteht in einer Ernährungsumstellung, die fast immer zu einer Senkung der Blutfettspiegel führt, und in regelmäßiger körperlicher Aktivität. Übergewicht bedeutet bereits für sich genommen ein erhöhtes Risiko für einen Herzinfarkt; darüber hinaus kommt Übergewicht auch sehr häufig zusammen mit gestörtem Fettstoffwechsel, Bluthochdruck und erhöhten Blutzuckerwerten bis hin zu einer echten Zuckerkrankheit vor (so genanntes metabolisches Syndrom).

▶ Ein regelmäßiges Ausdauertraining, bei dem man pro Woche etwa 2000 Kalorien verbraucht, hilft ebenfalls bei der Senkung des LDL-Cholesterins und der Triglyzeride und fördert die Erhöhung des HDL-Cholesterins. Als Ausdauertraining eignen sich z. B. Fahrradfahren, auch auf dem Standfahrrad, Walking, Wandern und Joggen, Inlineskating und Skilanglauf. Auch leichte Gymnastik und milde Formen von Gruppenspielen eignen sich als Training. Wer sich nur wenig belasten kann, sollte dafür häufiger trainieren.

▶ Vor allem erhöhte Cholesterin-, aber auch Triglyzeridspiegel lassen sich durch eine Ernährung senken, die weniger Fett enthält. Während der Energiebedarf bei einer allgemeinen gesunden Ernährung zu 30 % aus Fetten gedeckt werden sollte, empfiehlt sich bei Fettstoffwechselstörungen eine Fettreduktion auf etwa 25 %. Insbesondere der Genuss gesättigter tierischer Fette sollte zugunsten einfach und mehrfach ungesättigter pflanzlicher Fette eingeschränkt werden. Aber nicht nur fettes Essen allgemein sollte weniger häufig verzehrt, auch die Zufuhr von cholesterinreichen Lebensmitteln (insbesondere Eier, Innereien) sollte eingeschränkt

werden. Mit Hilfe einer fettreduzierten Ernährung und einer Gewichtsnormalisierung lassen sich die LDL-Cholesterin-Spiegel um 20 bis 60 mg/dl senken. Außerdem ist eine cholesterinsenkende medikamentöse Behandlung unter einer solchen Diät deutlich wirksamer, was bedeutet, dass man weniger Medikamente einnehmen muss, um das gleiche Ziel zu erreichen.

▶ Vor allem bei einer Erhöhung der Triglyzeride, aber auch bei einer Cholesterinerhöhung sollte man komplexe Kohlenhydrate, die beispielsweise in Kartoffeln, Gemüse, Obst, Vollkornbrot und anderen Vollkornprodukten enthalten sind, bevorzugt essen und einfache Kohlenhydrate wie Süßigkeiten und Weißmehlprodukte eher sparsam zu sich nehmen.

▶ Bei erhöhten Triglyzeridspiegeln ist es hilfreich, den Alkoholkonsum einzuschränken. Bleiben die Triglyzeridspiegel hartnäckig oberhalb der Norm, können regelmäßige kalorienarme Tage, wie beispielsweise Reistage, zu einer Senkung führen.

▶ Falls einer Fettstoffwechselstörung eine behandelbare Ursache zugrunde liegt, muss diese vorrangig behandelt werden. Eine Cholesterinerhöhung aufgrund einer Schilddrüsenunterfunktion bessert sich z. B. rasch nach Gabe von Schilddrüsenhormonen in Tablettenform.

▶ Lassen sich mit all diesen Maßnahmen die Blutfette nicht ausreichend senken, können bzw. müssen bei hohem Risiko Medikamente eingesetzt werden. Das LDL-Cholesterin lässt sich vor allem mit den Cholesterin-Synthese-Hemmern, auch Statine genannt, senken. Erhöht wird diese Wirkung, wenn nötig, durch den Zusatz von Medikamenten, die die Aufnahme von Cholesterin aus dem Darm hemmen, wie z. B. Ezetimibe und Anionenaustauschharze. Letztere können, z. B. bei Unverträglichkeit von Statinen, auch allein gegeben werden.

Wie kann ich meine Blutfettwerte senken? (Fortsetzung)

Fibrate senken hauptsächlich die Triglyzerid-, in geringerem Maß auch die Cholesterinspiegel. Fibrate dürfen nicht mit Statinen kombiniert werden, da es zu schweren Schäden an der Muskulatur kommen kann!

▶ In sehr schweren Fällen müssen die erhöhten Blutfettspiegel durch eine Blutwäsche normalisiert werden.

▶ Jede medikamentöse Behandlung sollte regelmäßig kontrolliert und durch gesunde Lebens- und Ernährungsgewohnheiten unterstützt werden.

▶ Darüber hinaus müssen auch alle anderen Risikofaktoren für eine Arteriosklerose allgemein und eine koronare Herzkrankheit speziell ausgeschaltet bzw. optimal behandelt werden. Das bedeutet, dass Sie nicht rauchen sollten und Bluthochdruck oder Zuckerkrankheit so behandeln lassen, dass Sie nahezu normale Blutdruckwerte und Blutzuckerspiegel erreichen.

terins, die alle ein erhöhtes Risiko für Arteriosklerose allgemein und speziell für den Herzinfarkt darstellen.

Fettstoffwechselstörungen kommen in allen westlichen Industrienationen ausgesprochen oft vor. So hat etwa jeder zweite über 40-Jährige einen Gesamtcholesterinspiegel von mehr als 200 mg/dl, auch Erhöhungen der Triglyzeride sind häufig.

Fettstoffwechselstörungen sind meist Folge einer Fehl- und Überernährung bei genetisch vorbelasteten Menschen. Weitaus seltener sind spezielle erblich bedingte Störungen, deren Entwicklung in geringerem Maß von Ernährung und Lebensstil abhängt. Daneben gibt es so genannte sekundäre Fettstoffwechselstörungen, die durch eine spezielle Situation oder Krankheit bedingt sind (siehe Tabelle Seite 65).

Normal- bzw. Referenzwerte (als Behandlungsziele)

	Ohne Risikofaktoren *	Mit Risikofaktoren *	Koronare Herzkrankheit, Arteriosklerose
Gesamtcholesterin	< 250 mg/dl < 6,5 mmol/l	< 200 mg/dl < 5,0 mmol/l	< 180 mg/dl < 4,5 mmol/l
LDL-Cholesterin	< 160 mg/dl < 4,1 mmol/l	< 130 mg/dl < 3,4 mmol/l	< 100 mg/dl < 2,6 mmol/l
HDL-Cholesterin	> 40 mg/dl > 1,0 mmol/l	> 40 mg/dl > 1,0 mmol/l	> 40 mg/dl > 1,0 mmol/l
Triglyzeride	< 200 mg/dl < 2,5 mmol/l	< 200 mg/dl < 2,5 mmol/l	< 150 mg/dl < 1,7 mmol/l
LDL/HDL	< 4	< 3	< 2

* wie Bluthochdruck, Rauchen, Zuckerkrankheit, erbliche Belastung etc.

Lipoprotein a (unabhängig von Risiken und Vorerkrankungen)   < 30 mg/dl

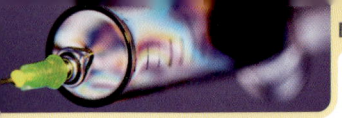
Der Weg des Fetts durch den Körper

Die Fette aus der Nahrung werden über die Darmwand ins Blut aufgenommen und dort mit Hilfe von Eiweißen zu verschiedenen Organen transportiert, wo sie zu anderen Stoffen

Erhöhte Blutfettspiegel

Bei erhöhten Blutfettspiegeln kommt es – meist zusammen mit anderen Risikofaktoren – zu Ablagerungen von LDL-Cholesterinmolekülen in den Wänden arterieller Blutgefäße. Diese Ablagerungen bewirken über eine Entzündungsreaktion eine Verdickung der Gefäßwände, woraufhin weniger Blut durch die so verengten Gefäße hindurchfließen kann. Weiterhin kann diese Entzündung das Aufplatzen von solchen Cholesterinablagerungen, der so genannten arteriosklerotischen Plaques, verursachen, auf denen sich dann ein Blutgerinnsel ablagert, das zum völligen Verschluss des betroffenen Gefäßes führt. Am Herzen kann ein solcher Gefäßverschluss einen Herzinfarkt und im Gehirn einen Schlaganfall verursachen.

weiterverarbeitet (vor allem in der Leber), als Energielieferant genutzt (besonders in der Muskulatur) bzw. für den späteren Gebrauch (im Fettgewebe) eingelagert werden.

Die Verbindung von verschiedenen Fetten und Transporteiweißen nennt man Lipoproteine, sie können nach ihrer Dichte in unterschiedliche Klassen eingeteilt werden, wobei LDL Lipoproteine geringer Dichte (low density lipoproteins) und HDL Lipoproteine großer Dichte (high density lipoproteins) darstellen. Daneben gibt es noch andere Lipoproteine, die alle jeweils verschiedene Fette in bestimmten Mengen transportieren.

LDL und HDL

Das LDL-Cholesterin, also das mit dem Lipoprotein geringer Dichte transportierte Cholesterin, gilt als besonders risikoreich, da es sich, wenn es in zu großen Mengen im Blut vorhanden ist, besonders leicht in den Gefäßwänden ablagert.

Das Lipoprotein hoher Dichte (HDL) hingegen ist in der Lage, bereits in Blutgefäßen abgelagertes Cholesterin wieder aufzunehmen und zur Leber zu transportieren, weshalb ein hoher HDL-Spiegel einen guten Schutz für die Blutgefäße darstellt. Berechnet wird oft das Verhältnis des LDL- zum HDL-Spiegel, wobei ein niedriger Quotient als besonders günstig angesehen wird.

Eine Erhöhung des Lipoproteins a gilt als eigenständiger Risikofaktor für eine Arteriosklerose allgemein und einen Herzinfarkt speziell; allerdings steigt das Risiko für Arteriosklerose besonders dann stark an, wenn gleichzeitig das LDL-Cholesterin im Blut deutlich erhöht ist.

Bei einer Untersuchung der Blutfette genügt es zunächst, den Gesamtcholesterinspiegel und eventuell gleichzeitig die Triglyzeride zu bestimmen. Findet sich dabei ein grenzwertiger oder erhöhter Wert des Gesamtcholesterins, müssen zusätzlich LDL- und HDL-Cholesterin sowie die Triglyzeride (falls nicht schon geschehen) gemessen werden.

Um das Herzinfarktrisiko nun genauer zu eruieren, müssen auch alle anderen Risikofaktoren erfasst werden, denn mit jedem weiteren Risikofaktor steigt die Gefahr, einen Infarkt zu erleiden, erheblich an. Weitere wesentliche Risikofaktoren für Herzinfarkt und Arteriosklerose sind Bluthochdruck, Zuckerkrankheit (bereits leicht erhöhte Nüchternblutzuckerwerte, siehe auch Seite 60f.), Rauchen, Herzinfarkte bei nahen Blutsverwandten, Übergewicht, Bewegungsmangel und Stress.

Nierenfunktion

Die Nieren sind das wichtigste Ausscheidungsorgan des Körpers. Dort wird das Blut in den Nierenkörperchen (Glomeruli) gefiltert, wobei

einer Urinuntersuchung – sinnvoll, um eine unbemerkte Nierenkrankheit frühzeitig zu erkennen.

Findet sich ein erhöhter Kreatininwert als Hinweis auf eine eingeschränkte Nierenfunk-

Normal- bzw. Referenzwerte			
	Für Frauen	**Für Männer**	**Für beide**
Kreatinin	0,5–0,9 mg/dl oder 44–80 µmol/l	0,5–1,1 mg/dl 44–97 µmol/l	
Kreatinin-Clearance in 24 h	≥95 ml/min	≥110 ml/min	
Harnstoff			12–50 mg/dl oder 2,0–8,3 mmol/l

Achtung Die Normalwerte von Kreatinin sind stark abhängig von der angewandten Bestimmungsmethode und können daher – je nach Labor – von den hier angegebenen Werten deutlich abweichen!

der so genannte Urharn entsteht, der in schleifenförmig verlaufende Nierenkanälchen (Tubuli) fließt. In den Nierenkanälchen werden vor allem Flüssigkeit und einige der gefilterten Stoffe wieder zurück ins Blut aufgenommen und andere in den Harn abgegeben.

Die Nierenkanälchen vereinigen sich schließlich zum Nierenbecken, woraus der Urin in den Harnleiter und die -blase abfließt.

Neben der Ausscheidung von Stoffwechselprodukten und Fremdstoffen, darunter auch Arzneimittel, sind die weiteren wesentlichen Aufgaben der Nieren die Aufrechterhaltung des Wasser- und Mineralstoffhaushalts. Daneben sind sie an der Regulierung des Kreislaufs und der Blutbildung beteiligt.

Die Nierenwerte Kreatinin und Harnstoff werden häufig im Rahmen einer Routinelaboruntersuchung bestimmt, wobei orientierend meist nur der Kreatininwert im Blutserum ermittelt wird.

Da zahlreiche Nierenerkrankungen lange Zeit ohne Symptome verlaufen, ist eine solche Routineuntersuchung – möglichst zusammen mit

tion, werden weitere laborchemische und natürlich auch klinische Untersuchungen durchgeführt.

Kreatinin

In Leber, Nieren, Bauchspeicheldrüse und weiteren Organen wird das Eiweiß Kreatin aus Eiweißbaustoffen zusammengesetzt. Es gelangt über das Blut in die Muskeln und ins Gehirn, wo es mit dem Mineralstoff Phosphat zu Kreatinphosphat verbunden wird. Dieses energiereiche Molekül dient der Muskulatur und dem Gehirn als Energiespender.

Normal- bzw. Referenzwerte	
Kreatinin	
Frauen	0,5–0,9 mg/dl oder 44–80 µmol/l
Männer	0,5–1,1 mg/dl oder 44–97 µmol/l

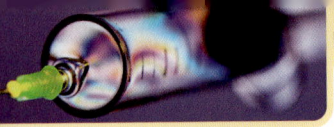

Kreatininspiegelerhöhung im Blut

Eine Erhöhung des Kreatininspiegels tritt vor allem bei verschiedenen Nierenerkrankungen auf, kann aber auch durch bestimmte Situationen vorgetäuscht sein und in seltenen Fällen andere Ursachen haben.

Wichtig ist, einen erhöhten Kreatininspiegel nochmals zu überprüfen, um eine fehlerhafte Bestimmung auszuschließen. Bestätigt eine erneute Untersuchung den erhöhten Kreatininspiegel, muss der Arzt durch weitere Untersuchungen die Ursache für diese Erhöhung herausfinden.

Beim Abbau dieses Kreatinphosphats entsteht schließlich Kreatinin, das durch die gesunden Nieren nahezu vollständig in den Urin ausgeschieden wird.

Da Kreatinin fast nur über die Nieren ausgeschieden wird, bleibt nur ein geringer Teil im Blut zurück. Steigt der Kreatininspiegel im Blut an, deutet dies auf eine mögliche Störung der Nierenfunktion hin.

Allerdings steigt der Kreatininwert im Blut erst an, wenn die Nierenfunktion um mehr als 50 % eingeschränkt ist.

Kreatininerhöhung ohne Krankheitswert

▶ Erhöhte Kreatininwerte können vorgetäuscht werden, wenn sich bei einer bestimmten Bestimmungstechnik Ketonkörper (z. B. bei stark erhöhtem Blutzucker oder während des Fastens), Askorbinsäure (bei Einnahme Vitamin-C-haltiger Präparate) oder Cephalosporine (Medikamente zur Behandlung von bakteriellen Infektionen) im Blut befinden.

▶ Bei ausdauernder schwerer körperlicher Arbeit vor der Blutabnahme kann es zu einer vermehrten Freisetzung von Kreatinin aus dem Muskel und damit zu einer Erhöhung des Kreatininspiegels kommen.

▶ Der Verzehr von sehr großen Fleischmengen kann ebenfalls zu einem Kreatininanstieg im Blut führen.

Kreatininerhöhung bei Nierenerkrankungen

▶ Bei einem akuten Nierenversagen steigt der Kreatininwert rasch und meist auch stark an.

▶ Auch massive Durchfälle, heftiges Erbrechen, starkes Schwitzen und Dursten können durch den Flüssigkeitsverlust zu einer Minderdurchblutung der Nieren und damit zu akutem Nierenversagen führen und den Kreatininwert ansteigen lassen.

▶ Am häufigsten ist eine Kreatininerhöhung durch ein chronisches Nierenversagen (Niereninsuffizienz) bedingt.

▶ Die Einnahme verschiedener Medikamente kann die Nieren schädigen, was zu einem Anstieg des Kreatininwerts im Blut führt, weshalb dieser Wert unter einer längeren Behandlung mit den betreffenden Mitteln unbedingt regelmäßig kontrolliert werden sollte. Dazu gehören vor allem potenziell nierenschädigende Antibiotika (beispielsweise Aminoglykoside, Rifampicin), Zytostatika (Medikamente zur Behandlung von Krebserkrankungen), die Schmerzmittel Phenacetin und Paracetamol sowie viele andere Arzneimittel.

Wichtig Das akute Nierenversagen kann bedingt sein durch Schock mit Blutdruckabfall und/oder Blutverlust, akute Schädigung der Nieren durch Giftstoffe, Medikamente oder Chemikalien, akute Entzündung der Nieren (beispielsweise durch Viren oder Bakterien), akute Durchblutungsstörung (beispielsweise einen Verschluss der Nierenarterien), Verstopfung der Nierenkanälchen, (beispielsweise durch vermehrt gebildete Eiweiße) oder durch eine akute Verengung der ableitenden Harnwege.

Andere Ursachen einer Kreatininerhöhung

▶ Bei ausgeprägten Muskelverletzungen kann der Kreatininwert im Blut ansteigen.

▶ Auch ein akuter Zerfall von Muskelgewebe (Rhabdomyolyse), der z. B. bei Drogenmissbrauch, Alkoholentzug oder Behandlung mit Medikamenten zur Senkung des Cholesterinspiegels auftreten kann, führt zu einem starken Anstieg des Kreatininwerts.

Wichtig Auch für das chronische Nierenversagen gibt es viele Ursachen, wobei die Nierenschädigung durch Zuckerkrankheit (diabetische Nephropathie) im Vordergrund steht, gefolgt von Nierenschäden durch chronischen Bluthochdruck. Weitere Ursachen sind eine chronische Glomerulonephritis (meist durch Fehlsteuerung des Immunsystems bedingte Entzündung der Nierenkörperchen), chronische Nieren(becken)entzündungen, Zystennieren (hier wird das normale Nierengewebe durch zahlreiche flüssigkeitsgefüllte Hohlräume verdrängt, die häufig vorkommenden einzelnen Nierenzysten sind dagegen harmlos), Nierenschäden durch Schmerzmittel (Analgetikanephropathie), Autoimmunerkrankungen, Amyloidosen (Ablagerung von Eiweiß aufgrund chronischer Entzündungen), Plasmozytom (bösartige Erkrankung von Lymphzellen) usw. Zu etwa 15 % bleibt die Ursache eines chronischen Nierenversagens unklar.

▶ Wird im Erwachsenenalter zu viel Wachstumshormon gebildet, kommt es zu einem Wachstum von Knochen, inneren Organen und Muskeln (Akromegalie). Dabei kann auch der Kreatininwert im Blutserum leicht erhöht sein.

Kreatininerniedrigung

▶ Sie hat in aller Regel keinen Krankheitswert. Es gibt also keinen Grund zur Beunruhigung, wenn ein Kreatininspiegel unterhalb der Norm gemessen wird.

▶ Bei Abnahme der Muskelmasse, z. B. in höherem Alter, kann der Kreatininwert im Blutserum erniedrigt sein. Auch Kinder und Frauen können einen leicht erniedrigten Kreatininspiegel haben.

▶ Vor allem zu Beginn der Schwangerschaft kommt es gelegentlich zu einem Absinken des Kreatininspiegels.

▶ Auch bei jugendlichen Diabetikern werden häufig leicht erniedrigte Kreatininwerte im Blut gemessen.

▶ Extrem niedrige Kreatininwerte findet man bei stark abgemagerten Menschen im Endstadium einer chronischen Krankheit.

Kreatinin-Clearance

Eine etwas empfindlichere Methode zur Einschätzung der Nierenfunktion ist die Kreatinin-Clearance, die bereits bei noch normalem Serumkreatininwert vermindert sein kann. Für diese Untersuchung wird 24-Stunden-Urin gesammelt und daraus sowie aus dem Blutserum der Kreatininwert bestimmt. Hieraus wird die Kreatininausscheidung der Nieren pro Minute berechnet.

Für Erhöhungen bzw. Erniedrigungen der Kreatinin-Clearance gelten die gleichen Ursachen wie für Erhöhungen und Erniedrigungen des Kreatininwerts im Serum.

Normal- bzw. Referenzwerte

Kreatinin-Clearance in 24 h	
Frauen	≥ 95 ml/min
Männer	≥ 110 ml/min

Diese Werte gelten bis zum 30. Lebensjahr, danach werden für jede weiteren 10 Jahre 10 ml/min abgezogen.

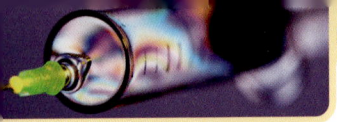
Harnstoff

Normal- bzw. Referenzwerte	
Harnstoff	12–50 mg/dl
	oder 2,0–8,3 mmol/l

Harnstoff ist das wichtigste Abbauprodukt des Eiweißstoffwechsels. Er wird in der Leber aus Ammoniak und Kohlendioxid gebildet und zu 90 % über die Nieren ausgeschieden. Die restlichen 10 % gelangen in den Schweiß oder werden in den Darm abgegeben, wo der Harnstoff durch Darmbakterien erneut in Ammoniak und CO_2 gespalten wird. Ammoniak wird über das Blut wieder zur Leber transportiert und dort abermals zu Harnstoff abgebaut.

Im Gegensatz zum Kreatinin ist Harnstoff ein weniger genauer Parameter zur Einschätzung der Nierenfunktion. Bei akutem Nierenversagen steigt der Harnstoffspiegel im Blut jedoch

Ernährungsempfehlungen bei eingeschränkter Nierenfunktion

▶ Wichtig ist, dass in ihrer Funktion bereits eingeschränkte Nieren nicht durch äußere Faktoren weiter geschädigt werden. Daher sollten Menschen mit Niereninsuffizienz nur die unbedingt notwendigen Medikamente einnehmen und vor allem nierenschädigende Präparate meiden, insbesondere bestimmte Schmerzmittel. Da viele Medikamente über die Nieren ausgeschieden werden, muss man deren Dosis entsprechend der Abnahme der Ausscheidungsleistung der Nieren senken.

▶ Die Ausscheidung von Harnstoff, dem wichtigsten Abbauprodukt von Eiweißen, kann im Anfangsstadium der Nierenfunktionsstörung durch eine Steigerung der Flüssigkeitszufuhr erhöht werden. Nimmt die Kapazität der Nieren, Flüssigkeit auszuscheiden, ab, muss man die Flüssigkeitsmenge entsprechend der verminderten Ausscheidung wieder reduzieren.

▶ Damit bei verminderter Ausscheidungsleistung der Nieren nicht zu viel Harnstoff im Blut anfällt, sollte die Eiweißzufuhr gesenkt werden. Allerdings darf sie eine bestimmte Menge nicht unterschreiten, da der Körper auf die Zufuhr essenzieller Aminosäuren angewiesen ist. Essenzielle Aminosäuren sind Baustoffe von Eiweißen, die der Körper zum Aufbau von bestimmten Strukturen benötigt, aber nicht selbst herstellen kann. Die Eiweißzufuhr muss in jeder Phase der Krankheit an den Kreatininwert angepasst werden; keinesfalls darf man eigenmächtig weniger Eiweiß zu sich nehmen, da schwere Mangelerscheinungen auftreten können. Insgesamt sollte der Kalorienbedarf durch eine eiweißarme, aber vielseitige Kost ausreichend gedeckt werden.

▶ Bei eingeschränkter Nierenfunktion muss man eine ausreichende Menge von Kochsalz (Natriumchlorid) zu sich nehmen, da Natrium über die erkrankten Nieren verloren geht. Abhängig vom Natriumspiegel im Blut muss die Kochsalzzufuhr vereinzelt sogar erhöht werden. Nur bei Bluthochdruck oder Wassereinlagerungen infolge eines hohen Natriumspiegels im Blut sollte die Kost salzarm sein.

▶ Sollte der Kaliumspiegel im Blut bei zunehmender Nierenfunktionsstörung ansteigen, was besonders der Fall ist, wenn zu viel Kalium mit der Nahrung aufgenommen wird, sollte der Verzehr kaliumreicher Lebensmittel zugunsten kaliumarmer eingeschränkt werden.

▶ Bei einem erhöhten Phosphatspiegel im Blut sollte man möglichst wenige phosphatreiche Nahrungsmittel, wie beispielsweise Schmelzkäse, andere Käsesorten, geräucherte Lebensmittel und Leberwurst, zu sich nehmen.

rascher an als der Kreatininwert, weshalb vor allem in der Klinik meist beide Wert bestimmt werden.

Erhöhter Harnstoffspiegel

▶ Erhöhte Harnstoffspiegel werden vor allem bei Nierenerkrankungen gemessen, sie können aber auch andere Ursachen haben.

▶ Die verschiedenen Formen des akuten Nierenversagens führen zu einem raschen und meist starken Anstieg des Harnstoffspiegels im Blut.

▶ Auch bei den meisten chronischen Nierenerkrankungen ist der Harnstoffspiegel oft erhöht. Hier gibt jedoch die Bestimmung des Kreatininspiegels besseren Aufschluss über die Schwere und den Verlauf der Krankheit.

▶ In allen Situationen, in denen es zu einem vermehrten Eiweißabbau im Körper kommt, kann der Harnstoffspiegel ebenfalls ansteigen. Dazu gehören fieberhafte Erkrankungen, Unfälle, Operationen, Verbrennungen, Blutungen, Untergang von Gewebe bei Krebserkrankungen, Transfusionszwischenfälle, Hungerzustände (auch Fasten) usw.

▶ Ein erhöhter Harnstoffspiegel kann auch Folge eines Missbrauchs von harntreibenden Mitteln (z. B. bei Gewichtsproblemen) sein.

▶ Bei starkem Flüssigkeitsverlust, z. B. bei massiven Durchfällen, Erbrechen, Schwitzen oder Hitzschlag u. Ä., kann der Harnstoffspiegel wegen einer Minderdurchblutung der Nieren ansteigen.

▶ Auch der Verzehr sehr großer Eiweißmengen kann gelegentlich die Ursache für einen Harnstoffanstieg im Blut sein.

Erniedrigter Harnstoffspiegel

▶ Er hat in den meisten Fällen keine krankhafte Bedeutung. Vor allem im Kindesalter sind niedrige Harnstoffspiegel physiologisch.

▶ Auch in der Schwangerschaft kommt es häufig zu einer leichten Erniedrigung des Harnstoffspiegels im Blut.

▶ Schließlich ist der Harnstoffspiegel häufig bei Menschen erniedrigt, die sich sehr eiweißarm ernähren.

Leber und Galle

Unter den so genannten Leberwerten versteht man in der Regel die Transaminasen GOT (= AST) und GPT (= ALT) sowie die gamma-GT. Sie werden sehr häufig im Blutserum bestimmt, um Lebererkrankungen bzw. Auswirkungen von Medikamenten, Chemikalien oder anderen äußeren Einflüssen auf die Leber, die nur selten Beschwerden verursachen, zu erkennen. Schon bei geringfügigen Schädigungen der Leberzellen werden diese Enzyme freigesetzt, wobei die Höhe ihrer Konzentration im Blutserum auch auf die Schwere der Leberschädigung Rückschlüsse zulässt. Die Transaminasen GOT und GPT kommen auch in den Herzmuskelzellen vor und gelangen bei einer Zerstörung von Herzmuskelgewebe, z. B. während eines Herzinfarkts, ins Blut (siehe auch Seite 105 f.). Da die GOT auch im Skelettmuskel zu finden ist, kann ihre Konzentration im Blutserum ebenfalls bei Muskelerkrankungen verändert sein.

▶ Cholinesterase, Glutamatdehydrogenase, Ammoniak, Kupfer und Coeruloplasmin werden meist nur bei bestimmten Fragen im Rahmen von Lebererkrankungen untersucht.

▶ Die Werte von Bilirubin und alkalischer Phosphatase sind häufig bei Erkrankungen der Gallenblase und -wege verändert. Sie werden ebenfalls oft routinemäßig untersucht. Veränderungen der Bilirubinwerte finden sich auch bei Erkrankungen der roten Blutkörperchen, wohingegen Abweichungen der alkalischen Phosphatase auch auf Erkrankungen der Knochen hinweisen können.

▶ Die Leucinaminopeptidase wird dagegen gezielt meist nur bei Verdacht auf Erkrankungen der Gallenwege bestimmt.

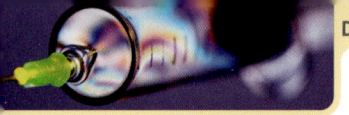
Normal- bzw. Referenzwerte

	Für Frauen	Für Männer	Für beide
GOT = AST	10–35 U/l	10–50 U/l	
GPT = ALT	10–35 U/l	10–50 U/l	
gamma-GT	bis 39 U/l	bis 66 U/l	
GLDH	bis 4,8 U/l	bis 6,4 U/l	
CHE (Cholinesterase)			
Kinder, Erwachsene, Frauen ab 40 Jahre			5,3–12,9 kU/l
Nichtschwangere Frauen bis 40 Jahre	4,3–11,3 kU/l		
Schwangere	3,7–9,1 kU/l		
Ammoniak (im Plasma)	≤ 82 µg/dl	≤ 94 µg/dl	
	oder ≤ 48,2 µmol/dl	≤ 55,3 µmol/dl	
Kupfer	74–122 µg/dl	79–131 µg/dl	
	oder 11,6–19,2 µmol/l	12,4–20,6 µmol/l	
Coeruloplasmin			0,2–0,6 g/l
			oder 0,94–3,75 µmol/l
Bilirubin gesamt			≤ 1,1 mg/dl
			oder ≤ 19 µmol/l
Bilirubin direkt			≤ 0,3 mg/dl
			oder ≤ 5 µmol/l
Alkalische Phosphatase			
1–12 Jahre			≤ 300 U/l
13–17 Jahre	≤ 190 U/l	≤ 390 U/l	
Erwachsene	35–104 U/l	40–129 U/l	
Leuzin-Aminopeptidase	16–32 U/l	20–35 U/l	

Transaminasen

Die Enzyme Glutamat-Oxalacetat-Transferase (GOT, heute häufiger Aspartat-Aminotransferase, AST, genannt) und Glutamat-Pyruvat-Transaminase (GPT, heute häufiger als Alanin-Aminotransferase, ALT, bezeichnet) sind zwar in allen Körperzellen anzutreffen, befinden sich in hoher Konzentration aber im Zellinneren von Leber und Herzmuskel. Die GOT ist darüber hinaus auch relativ hoch konzentriert im Skelettmuskel vorhanden. Während die GPT vor allem im Zellplasma vorkommt, ist die GOT auch in den Mitochondrien, den Kraftwerken der Zellatmung, zu finden.

In den Zellen spalten die Transaminasen von Aminosäuren, also den kleinsten Bausteinen von Eiweißen, eine bestimmte Aminogruppe (Stickstoffgruppe) ab und übertragen sie auf andere Eiweißbausteine. Auf diese Weise kann der Körper eine ganze Reihe von Aminosäuren selbst herstellen.

Nicht benötigte Stickstoffgruppen werden durch diese Reaktion auf ihre Ausscheidung vorbereitet.

Normal- bzw. Referenzwerte

	Frauen	Männer
GOT = AST	10–35 U/l	10–50 U/l
GPT = ALT	10–35 U/l	10–50 U/l

Erhöhung der Transaminasen

▶ Eine Bedeutung für die medizinische Diagnostik haben fast ausschließlich Erhöhungen der Transaminasen im Blutserum.

▶ Sehr hohe Werte der Transaminasen findet man bei ausgeprägten Leberzellschäden, z. B. im Rahmen einer Pilzvergiftung oder einer schweren akuten Virushepatitis (Leberentzündung durch Viren). Hier können die Werte auf über 1000 U/l ansteigen.

▶ Auch bei anderen Vergiftungen, z. B. durch industriell verwendete Chemikalien (insbesondere Lösungsmittel wie Tetrachlorkohlenstoff und Chloroform) oder durch Medikamente (Salicylate, MAO-Hemmer), können die Transaminasen im Blut ansteigen. Bei Patienten, die mit solchen Chemikalien umgehen, werden die Transaminasen regelmäßig gemessen, um eine mögliche Vergiftung rechtzeitig zu erkennen.

▶ Wie schon gesagt, kann eine Virushepatitis bei hochgradiger Zellzerstörung zu massiven Transaminaseerhöhungen mit Werten über 1000 U/l führen, die den subjektiven Beschwerden – insbesondere einer Gelbsucht – oftmals vorausgehen. Bei der akuten Virushepatitis ist die GPT-Konzentration im Serum meist höher als die der GOT. Im Verlauf der Krankheit fallen beide Enzymwerte wieder ab, wobei die Normalisierung der GPT-Konzentration ein wichtiger Hinweis auf die Abheilung der Krankheit ist.

Bei chronischer Hepatitis bleiben die Transaminasen weiter geringfügig erhöht, wobei ebenfalls die GPT höher ist als die GOT. Die Werte liegen bei der chronisch persistierenden Hepatitis bei 40 bis 60 U/l, während sie bei der chronisch aggressiven Hepatitis meist auf über 100 U/l erhöht sind.

▶ Bei einer Leberzirrhose sind die Transaminasen meist nur leicht erhöht. Dagegen finden sich hier oft andere Veränderungen, z. B. (mäßige) Erhöhung der gamma-GT und erniedrigte Konzentrationen von CHE, erniedrigte Eiweißkonzentration, erhöhte Konzentration der Gamma-

globuline, eine erhöhte Gerinnungsneigung des Blutes (da die Leber nicht genügend Gerinnungsfaktoren herstellt) sowie in schweren Fällen eine Erhöhung des Ammoniakwerts.

▶ Erhöhungen der Transaminasen finden sich auch bei anderen Lebererkrankungen, wie z. B. Lebertumoren und -metastasen und beim Leberkoma.

▶ Auch bei Entzündungen der Gallenblase und -wege können die Transaminasen erhöht sein. Hier steht jedoch die Erhöhung der »Gallenwerte« Bilirubin, AP und LAP meist im Vordergrund, außerdem weisen die Symptome oft den Weg zur richtigen und raschen Diagnose.

▶ Infektionskrankheiten, die u. a. zu einer Schädigung der Leber führen, wie beispielsweise die infektiöse Mononukleose (Pfeiffersches Drüsenfieber, das vor allem bei Jugendlichen zu Fieber und Mandelentzündung führt) und die (seltene) Leptospirose (eine durch Tiere auf den Menschen übertragene Krankheit, die neben

> **Achtung** Eine Erhöhung der Transaminasen kann auch vorgetäuscht sein, wenn bei der Blutabnahme viele rote Blutkörperchen zerstört worden sind (Hämolyse), denn dann werden die darin in höherer Konzentration als im Blutserum befindlichen Transaminasen freigesetzt.

der Leberentzündung auch zu einer Entzündung der Hirnhäute und der Nieren führt), gehen ebenfalls mit einem Anstieg der Transaminasen einher.

▶ Leichtgradig erhöhte Transaminasen, wobei meist die gamma-GT höher ist als diese Enzyme, sind sehr weit verbreitet und dürften auf den gängigen Alkoholkonsum sowie (weitaus seltener) auf die Einnahme von bestimmten Medikamenten zurückzuführen sein. Neben Alkohol und Medikamenten können auch

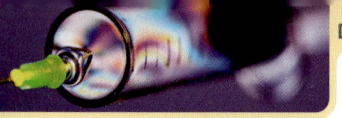
Übergewicht, Zuckerkrankheit (siehe Seite 61ff.), Fettstoffwechselstörungen (siehe Seite 65ff.) und andere Krankheiten Ursache einer Fettleber sein, die häufig mit einem Anstieg der gamma-GT, gelegentlich auch der Transaminasen, einhergeht.

▶ Bei Herzerkrankungen, insbesondere einem akuten Herzinfarkt, steigen die Transaminasen ebenfalls stark an, wobei die GOT hier stärker erhöht ist, da sie im Herzmuskel in viel größerer Konzentration vorkommt als die GPT. Auch bei akuter Herzmuskelentzündung (Myokarditis) und einer (schweren) Herzbeutelentzündung (Perikarditis) ist die GOT und in geringerem Maß auch die GPT gewöhnlich erhöht. Die diagnostische Klärung erfolgt hier jedoch durch die typischen Symptome sowie die Erhöhung der Enzyme CK (Kreatininkinase), CK-MB, Troponin T und I (siehe auch Seite 105f.) und weitere Untersuchungen (EKG etc.).

▶ Auch bei schwerer Herzschwäche, die zu Wasseransammlungen im Körper inklusive einer Leberstauung führt, sind die Transaminasen häufig erhöht. Hier stehen jedoch weitere typische Symptome im Vordergrund, die rasch zur richtigen Diagnose führen.

▶ Bei verschiedenen Erkrankungen der Skelettmuskulatur, wie beispielsweise der Duchenneschen Muskeldystrophie und Muskelentzündungen sowie durch Nervenkrankheiten bedingtem Muskelabbau, aber auch nach Muskelkrämpfen, ausgedehnten Verletzungen und nach sehr schwerer körperlicher Arbeit kann der GOT-Spiegel im Blut erhöht sein.

▶ Da das Enzym GOT (AST) auch in Gehirn, Bauchspeicheldrüse, Nieren und Lunge vorkommt, kann der GOT-Spiegel ebenfalls bei Schlaganfall, Bauchspeicheldrüsenentzündung, Niereninfarkt (mit Untergang von Nierengewebe) und Lungenembolie erhöht sein. Hier stehen jedoch in aller Regel die typischen Symptome sowie spezifische Veränderungen anderer Laborwerte im Vordergrund der Diagnostik.

gamma-GT

Das Enzym gamma-Glutamyltranspeptidase (g-GT oder gamma-GT) kommt in mehreren Organen vor, wobei die im Blutserum gemessene gamma-GT überwiegend aus der Leber stammt, obwohl das Enzym auch in anderen Organen zu finden ist.

Normal- bzw. Referenzwerte	
gamma-GT	
Frauen	bis 39 U/l
Männer	bis 66 U/l

Bei Nierenkrankheiten ist ihre Konzentration zwar im Urin, aber kaum im Blutserum erhöht. Sie ist in den Zellen an die Zellhülle gebunden und trägt mit zum Transport von Aminosäuren, den kleinsten Baustücken der Eiweiße, ins Zellinnere bei.

Erhöhter gamma-GT-Spiegel

▶ Ein Anstieg der gamma-GT ist der wichtigste Hinweis auf eine Schädigung von Leber, Galle oder Gallenwegen. Eine leichte gamma-GT-Erhöhung kann auch durch eine Hämolyse vorgetäuscht sein, wenn bei der Blutabnahme viele rote Blutkörperchen geplatzt sind.

▶ Sehr hohe gamma-GT-Spiegel sind meist durch einen Verschluss der Gallenwege – in oder außerhalb der Leber – bedingt, z. B. durch eine Verlegung des Gallengangs, der den Gallensaft von der Leber in den Zwölffingerdarm transportiert (Choledochusstenose), einen Verschluss der Gallenwege in der Leber oder Medikamente, die den Gallenfluss blockieren.

▶ Auch bei akuter Virushepatitis (Leberentzündung durch Viren) steigt die Konzentration der gamma-GT an, weshalb sie – neben den Transaminasen – zur Kontrolle des Krankheitsverlaufs herangezogen wird.

▶ Chronische nichtinfektiöse Leberentzündungen, insbesondere wenn sie durch Alkohol bedingt sind, gehen fast immer mit einer mehr oder weniger starken Erhöhung der gamma-GT einher.

▶ Auch bei anderen Lebererkrankungen, wie beispielsweise einer Fettleber, Lebertumoren und Lebermetastasen, ist die gamma-GT meist erhöht.

▶ Ein sehr sensibler Indikator ist die meist isolierte, leichtgradige (bis starke) Erhöhung des gamma-GT-Spiegels für einen vermehrten Alkoholkonsum sowie – in selteneren Fällen – für eine Leberschädigung durch Medikamente.

▶ Auch Entzündungen und Tumoren der Bauchspeicheldrüse (besonders im Kopfbereich) können zu einem Anstieg führen.

▶ Selten kann eine Erhöhung auch durch Nierenerkrankungen, Herzinfarkt, Zuckerkrankheit, Bluthochdruck, Verbrennungen, Schlaganfall oder Hirntumoren bedingt sein.

GLDH

Das Enzym Glutamatdehydrogenase (GLDH) befindet sich in erster Linie in den Mitochondrien (Kraftwerken der Zellatmung) der Leberzellen, aber auch im Gehirn und anderen Geweben. Dieses Enzym ist am Eiweißstoffwechsel beteiligt, dessen Endprodukt Ammoniak in der Leber in Harnstoff umgewandelt und über die Nieren ausgeschieden wird.

Die Konzentration der GLDH im Blutserum wird vor allem bestimmt, um bei einer bekannten oder vermuteten Lebererkrankung die Schwere der Leberschädigung abzuschätzen. Dabei wird oft auch die Konzentration der GLDH in Relation zu der Summe der Transaminasen GPT und GOT gesetzt:

$$\frac{GPT + GOT}{GLDH}$$

Dabei liegt der Quotient bei einer schweren Leberschädigung, wie z. B. einer Knollenblätterpilzvergiftung, unter 20, während er im Rahmen einer akuten Virushepatitis (Leberentzündung durch Viren) mit nur mäßiger Schädigung der Leberzellen oft höher als 50 ist.

Erhöhter GLDH-Spiegel

▶ Sehr hohe GLDH-Konzentrationen im Blutserum findet man bei schweren Leberzellschäden, bei denen auch die Mitochondrien in den Zellen zerstört werden, wie beispielsweise bei Vergiftungen mit Pilzen, Chemikalien (vor allem Tetrachlorkohlenstoff und Arsenverbindungen) oder Zytostatika (Medikamente zur Krebsbehandlung, die zur Zerstörung der bösartigen Wucherungen, aber auch von gesundem Gewebe führen).

▶ Auch bei akuten Durchblutungsstörungen der Leber werden zahlreiche Leberzellen zerstört, wodurch die GLDH-Werte sehr stark ansteigen.

▶ Bei außerhalb der Leber gelegenen Abflussstörungen des Gallensafts (extrahepatische Cholestase) steigt die GLDH-Konzentration mäßig bis stark an.

▶ Mittelgradige Erhöhungen des GLDH-Spiegels finden sich auch bei zahlreichen Metastasen in der Leber und bei einer seltenen Form der Leberzirrhose, die durch chronische Abflussstörungen der Gallenflüssigkeit bedingt ist (biliäre Zirrhose).

▶ Auch bei einer Leberstauung im Rahmen einer Herzschwäche kann die GLDH-Konzentration im Blutserum leicht bis mäßig ansteigen.

Normal- bzw. Referenzwerte

GLDH	
Frauen	bis 4,8 U/l
Männer	bis 6,4 U/l

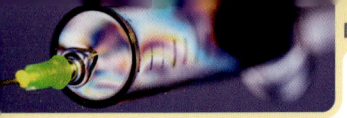

▶ Bei akuter oder chronischer Leberentzündung finden sich dagegen – wenn überhaupt – nur leichte GLDH-Anstiege im Blutserum.

CHE (Cholinesterase)

Das Enzym Cholinesterase (die exakte Bezeichnung lautet Acetylcholinesterase) ist ein Eiweiß, das in der Leber gebildet wird. Die Cholinesterase hat die Aufgabe, den Überträgerstoff Acetylcholin zu spalten, der vor allem im unwillkürlichen Nervensystem die Information von einem Nerven zum anderen weiterleitet und die Information von motorischen Nerven an die Muskulatur weitergibt.

Normal- bzw. Referenzwerte	
CHE	
Kinder, Erwachsene,	
Frauen ab 40 Jahre	5,3–12,9 kU/l
Nichtschwangere	
Frauen bis 40	4,3–11,3 kU/l
Schwangere	3,7–9,1 kU/l

Bei chronischer Schädigung (insbesondere bei der Leberzirrhose) nimmt die Fähigkeit der Leber ab, Eiweiße – wie z. B. Cholinesterase – zu bilden. Der Spiegel der Cholinesterase im Blut ist daher ein sehr wichtiger Wert, der Rückschlüsse auf die Schwere einer Leberschädigung zulässt: Je niedriger der CHE-Spiegel gemessen wird, desto stärker ist die Leber geschädigt.

Erniedrigter Cholinesterasewert
▶ Bei jungen Frauen, die die Antibabypille einnehmen, kann die Cholinesterase im Blutserum leichtgradig erniedrigt sein, ohne dass dies ein Hinweis auf eine Leberschädigung ist.
▶ Vor allem bei der Leberzirrhose ist die Cholinesterase im Blutserum – abhängig von der Schwere der Zirrhose – mehr oder weniger stark, aber dauerhaft erniedrigt. Die regelmäßige Bestimmung des CHE-Spiegels dient daher der Verlaufskontrolle der Leberfunktion bei dieser Erkrankung.
▶ Auch bei schwerem Verlauf einer akuten Virushepatitis (durch Viren verursachte Leberentzündung) bzw. bei chronisch-aggressiver Hepatitis mit ausgedehnter Zerstörung von Leberzellen kann der Spiegel abfallen.
▶ Bei Vergiftungen mit organischen Phosphorsäureestern kann der CHE-Spiegel im Blutserum stark absinken; so ist die Cholinesterase bei einer Vergiftung mit dem Insektizid E 605 kaum mehr nachweisbar. Bei Menschen, die beruflich mit solchen Stoffen in Kontakt kommen, wird die regelmäßige Kontrolle des CHE-Spiegels im Blut als arbeitsmedizinische Überwachungsuntersuchung herangezogen.
▶ Bei einigen Menschen (aber nicht bei allen), bei denen aufgrund eines erblichen Stoffwechseldefekts das Narkosemittel Succinyldicholin verzögert abgebaut wird, findet sich eine Erniedrigung der Cholinesterase im Blutserum. Sie laufen Gefahr, dass während einer Narkose ihre Körpertemperatur gefährlich ansteigt und dass Lähmungen und Atemstillstand auftreten können. Die Bestimmung verschiedener Untergruppen der Cholinesterase kann dabei helfen, diesen Stoffwechseldefekt zu finden.

Wichtig Kurzfristige Erniedrigungen der Cholinesterase, wie sie z. B. im Rahmen einer unkomplizierten akuten Virushepatitis, einer Vergiftung durch Pilze oder Medikamente, einer Stauung bei schwerer Herzschwäche oder bei Unterernährung auftreten, haben nur eine untergeordnete Bedeutung. Hier gibt der Anstieg der Transaminasen und der GLDH besseren Aufschluss über die akute Leberschädigung.

Erhöhter Cholinesterasewert

▶ Weitaus seltener als erniedrigte Werte kommen Erhöhungen der Cholinesterase im Blutserum vor.

▶ Wenn die Leber aufgrund bestimmter Erkrankungen gezwungen ist, vermehrt Eiweiße zu produzieren, nimmt oft auch die Herstellung der Cholinesterase zu, was sich in einem erhöhten CHE-Spiegel im Blutserum bemerkbar macht. Dies kommt vor allem bei einer bestimmten Nierenerkrankung, dem nephrotischen Syndrom und bei Erkrankungen des Magen-Darm-Trakts vor, die mit einem Eiweißverlust einhergehen.

Ammoniak

Beim Abbau von Eiweißen entsteht Ammoniak, der in der Leber zusammen mit Kohlendioxid zu Harnstoff umgewandelt wird. Harnstoff wird zu 90 % über die Nieren und zu 10 % über Darm und Haut ausgeschieden.

Normal- bzw. Referenzwerte

Ammoniak		
	Frauen	**Männer**
	≤ 82 µg/dl	≤ 94 µg/dl
oder	$\leq 48{,}2$ µmol/l	$< 55{,}3$ µmol/dl

Ist die Leber so stark geschädigt, dass sie dieser Entgiftungsfunktion nicht mehr ausreichend nachkommen kann, steigt der Ammoniakspiegel im Blut an. Ammoniak wirkt auf die Zellen von Lebewesen sehr giftig, wobei die genaue Ursache dieser Giftwirkung bisher noch nicht bekannt ist. Hohe Ammoniakkonzentrationen im Blut, wie sie vor allem bei schwerer Leberzirrhose auftreten, können zu Unruhe, Zittern, Verwirrtheit, Bewusstseinstrübung bis hin zur Bewusstlosigkeit führen.

Erhöhter Ammoniakwert

▶ Stark erhöhte Ammoniakwerte im Blutplasma finden sich im Endstadium einer Leberzirrhose.

> **Wichtig** Keine krankhafte Bedeutung haben leicht erhöhte Ammoniakwerte bei Neugeborenen: Sie haben in den ersten beiden Lebensmonaten etwa doppelt so hohe Ammoniakspiegel im Blut wie Erwachsene.

▶ Bei hochgradigen Umgehungskreisläufen zwischen Pfortader und Hohlvene (Porto-cavale Shunts), die ebenfalls meist durch eine Leberzirrhose bedingt sind, gelangt aus dem Darm durch bakteriellen Abbau von Eiweißen entstandenes Ammoniak nicht zur Entgiftung in die Leber, sondern direkt in den Blutkreislauf. Auch in diesen Fällen findet man stark erhöhte Ammoniakspiegel im Blut.

▶ Bei schweren Vergiftungen, z. B. durch Knollenblätterpilze, kann der Ammoniakspiegel im Blut ebenfalls stark ansteigen.

▶ Auch eine Virushepatitis (durch Viren verursachte Leberentzündung) kann bei schwerem Verlauf zu Erhöhungen des Ammoniakspiegels führen.

▶ Gelegentlich kann bei schweren Nierenfunktionsstörungen der Ammoniakwert erhöht sein. Wenn nicht mehr genügend Harnstoff über die Nieren ausgeschieden wird, gelangen größere Mengen davon in den Darm, woraus die Darmbakterien wieder Ammoniak abspalten. Dieser wird ins Blut aufgenommen und kann die Entgiftungsfähigkeit der Leber vor allem dann übersteigen, wenn sie zusätzlich geschädigt ist.

▶ Zu Ammoniakerhöhungen im Blut kommt es auch im Rahmen des glücklicherweise sehr seltenen Reye-Syndroms, das vor allem bei Kindern auftritt, die während eines viralen Infekts bestimmte Medikamente einnehmen (vor allem

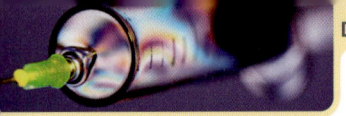
Acetylsalicylsäure). Die dabei auftretende akute Schädigung von Leber und Gehirn (Enzephalopathie) führt zu Fieber, Erbrechen, Bewusstseinsstörungen sowie eventuell zu Krampfanfällen, Atemstörungen und Bewusstlosigkeit und endet in etwa 50 % der Fälle tödlich.

▶ Schließlich gibt es noch angeborene Enzymdefekte, die zu einer Entgiftungsstörung von Ammoniak und damit zu einem Anstieg des Ammoniakspiegels im Blut führen.

Kupfer

Kupfer ist ein essenzielles Spurenelement, auf dessen Zufuhr wir durch die Nahrung angewie-

sen sind. Seine wichtigste Bedeutung hat es bei der Bildung der roten Blutkörperchen. Außerdem ist Kupfer Bestandteil vieler Enzyme und an verschiedenen antioxidativen Reaktionen beteiligt, die dem Schutz vor freien Radikalen dienen. Im Blut ist es zu 95 % an das Eiweiß Coeruloplasmin gebunden und kommt nur zu 5 % frei vor. Der Kupfergehalt im Blut kann erniedrigt oder erhöht sein.

Erniedrigter Kupferspiegel

▶ Häufig ist eine Erniedrigung des Kupfergehalts im Blut bei Neugeborenen und jungen Säuglingen, da sie mit der Nahrung noch sehr wenig Kupfer aufnehmen.

▶ Ein niedriger Kupfergehalt (zusammen mit einem erniedrigten Coeruloplasminspiegel) bei älteren Kindern und Erwachsenen ist charakteristisch für die Wilson-Krankheit (Kupferspeicherkrankheit, hepatolentikuläre Degeneration), bei der der Körper aufgrund eines genetischen Defekts zu wenig Kupfer über die Gallenflüssigkeit ausscheidet. Dadurch wird

vermehrt Kupfer in der Leber gespeichert, aber auch im Gehirn und in den Augen (Regenbogen- und Hornhaut) lagert sich das überschüssige Kupfer ab. Die Leber reagiert auf die Kupferspeicherung mit der Bildung einer Fettleber bis hin zu einer massiven Leberentzündung, woraus sich letztlich eine Leberzirrhose entwickelt. Daneben stellen sich neurologische Symptome, die einer Parkinson-Krankheit ähneln, und psychiatrische Störungen ein.

▶ Auch bei Eiweißmangel, z. B. bedingt durch

Normal- bzw. Referenzwerte

Kupfer

	Frauen	Männer
	74–122 µg/dl	79–131 µg/dl
oder	11,6–19,2 µmol/l	12,4–20,6 µmol/l

Eiweißverluste über die Nieren (nephrotisches Syndrom) oder den Darm (bei verschiedenen Erkrankungen des Verdauungssystems), kommt es zu einem Abfall des Kupfergehalts im Blut.
▶ Die längerfristige Einnahme von Zink kann ebenfalls zu einem Kupfermangel führen.

Erhöhter Kupferspiegel
▶ Erhöhte Kupferspiegel im Blut haben oft keinen Krankheitswert, insbesondere bei Frauen im letzten Schwangerschaftsdrittel oder unter der Einnahme von Östrogenpräparaten.
▶ Erhöhte Kupferspiegel werden auch bei der rheumatoiden Arthritis gefunden, wobei jedoch typische Symptome und andere Veränderungen der Laborwerte im Vordergrund stehen.
▶ Bei Leberschäden mit Störungen des Gallenflusses kann der Kupfergehalt im Blut ebenfalls erhöht sein.
▶ Auch chronische Infektionen sowie entzündliche Darmerkrankungen gehen gelegentlich mit einer Erhöhung des Kupferspiegels einher.
▶ Bei einigen Krebserkrankungen kommt es ebenfalls zu einer Erhöhung des Kupferspiegels im Blut.

Coeruloplasmin

Coeruloplasmin (auch Caeruloplasmin genannt) ist das Eiweiß, an dem Kupfer im Blut zu 95 % gebunden ist und das Kupfer zu den verschiedenen Organen transportiert, wo es verstoffwechselt oder ausgeschieden wird.

Darüber hinaus scheint das Bluteiweiß Coeruloplasmin noch weitere Aufgaben zu haben, so beispielsweise die Oxidation von zwei- zu dreiwertigem Eisen, das erst in dieser Form im Blut an ein Eiweiß gebunden und transportiert werden kann. Außerdem soll es bei entzündlichen Erkrankungen die Rolle eines Antioxidans übernehmen, das Zellhüllen vor der Zerstörung durch Oxidation schützt.

Die Veränderungen des Spiegels von Coeruloplasmin im Blut verlaufen zu den Veränderungen des Kupferspiegels oft parallel.

Normal- bzw. Referenzwerte

Coeruloplasmin
0,2–0,6 g/l oder 0,94–3,75 µmol/l

Erniedrigung des Coeruloplasminspiegels
▶ Der Coeruloplasminspiegel ist bei Kindern und Erwachsenen, die an der Wilson-Krankheit (Kupferspeicherkrankheit, siehe Seite 80) leiden, meist stark erniedrigt.
▶ Auch eine andere genetisch bedingte Kupferspeicherkrankheit, das seltene Menkes-Syndrom, geht mit einer Erniedrigung des Coeruloplasminspiegels einher, führt bei Jungen zu schweren Entwicklungsstörungen und endet oft schon in den ersten Lebensjahren tödlich.
▶ Bei Krankheiten, die zu Eiweißverlusten führen, geht meist auch das Bluteiweiß Coeruloplasmin verloren, sodass dessen Spiegel im Blut erniedrigt ist. Das ist beispielsweise bei nephrotischem Syndrom (Eiweißverlust über die Nieren) und verschiedenen Erkrankungen des Verdauungstrakts (Eiweißverlust über den Darm) der Fall.

Erhöhung des Coeruloplasminspiegels
▶ Zu einer Erhöhung des Coeruloplasminspiegels kommt es gelegentlich bei akuten Entzündungen.
▶ Erhöhte Coeruloplasminspiegel finden sich auch bei Störungen des Gallenflusses (Cholestasen) sowie bei Krebserkrankungen.
▶ Ähnlich wie ein erhöhter Kupfergehalt des Blutes während einer Schwangerschaft und bei einer Behandlung mit Östrogenen hat auch der gleichzeitige Anstieg des Coeruloplasminspiegels in diesen Fällen keine krankhafte Bedeutung.

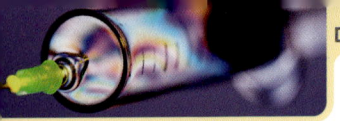
Bilirubin

Bilirubin ist in erster Linie das Abbauprodukt des roten Blutfarbstoffs (Hämoglobins): 80 bis 90 % des Bilirubins stammen aus alten Erythrozyten (roten Blutkörperchen), der Rest entsteht vor allem aus dem Abbau von Cytochromen (eisenhaltige Eiweißverbindungen, die sich innerhalb der Zellen in den Mitochondrien befinden und der Zellatmung dienen).

Nach einer Lebenszeit von etwa 120 Tagen werden die roten Blutkörperchen aus dem Blut entfernt und vor allem in der Milz abgebaut. Dabei wird der rote Blutfarbstoff in seine Bestandteile Häm und Globin gespalten. Aus dem Molekül Häm wird das Eisen abgespalten, und es entsteht zunächst Biliverdin und in einem weiteren Abbauschritt Bilirubin. Dieses Molekül wird im Blut an das Eiweiß Albumin gebunden und zur Leber transportiert.

In der Leber wird Bilirubin mit Hilfe eines Enzyms (UDP-Glukoronyltransferase) mit Glukuronsäure verknüpft (konjugiert), wobei Bilirubin-Glukuronid entsteht. Dieses glukuronidierte Bilirubin wird von den Leberzellen in die Gallenflüssigkeit abgegeben und gelangt über die Gallengänge in den Darm. Hier wird es von den Darmbakterien in weitere Bestandteile

Normal- bzw. Referenzwerte

Bilirubin gesamt	≤ 1,1 mg/dl
oder	≤ 19 µmol/l
Bilirubin direkt	≤ 0,3 mg/dl
oder	≤ 5 µmol/l

gespalten, wobei Stercobilinogen und Stercobilin für die Farbe des Stuhls verantwortlich sind. Aus dem Darm wird ein Abbauprodukt des glukuronidierten Bilirubins, das Urobilinogen, zum Teil ins Blut aufgenommen und zurück in die Leber gebracht oder in die Nieren transpor-

tiert und hier in den Urin ausgeschieden. Bilirubin in seiner ursprünglichen (nichtglukuronidierten) Form dagegen ist nicht harngängig.

Das im Blutserum oder -plasma bestimmte Gesamtbilirubin umfasst zwei chemisch verschiedene Formen, das unglukoronidierte und das glukuronidierte (oder konjugierte). Sie heißen nach der Art des chemischen Nachweises auch indirektes und direktes Bilirubin.

Bilirubinformen

Gesamtes Bilirubin

Nicht glukuronidiertes und glukuronidiertes Bilirubin

Direktes Bilirubin

Glukuronidiertes (konjugiertes) Bilirubin = harngängig

Indirektes Bilirubin

Nicht glukuronidiertes (unkonjugiertes) Bilirubin = nicht harngängig

Gesamtbilirubin – direktes Bilirubin = indirektes Bilirubin

Eine krankhafte Bedeutung haben lediglich Erhöhungen des Bilirubinspiegels im Blut (Hyperbilirubinämie). Dabei kann die Bilirubinerhöhung bedingt sein durch einen vermehrten Anfall von Bilirubin (beispielsweise bei Erkrankungen der roten Blutkörperchen), durch Störungen des Bilirubinstoffwechsels in der Leber oder durch Abflussbehinderungen des Bilirubins in den Gallenwegen oder auch der Gallenblase.

Ein Anstieg des Bilirubins im Blut führt ab Werten von 2 mg/dl (34 µmol/l) zu einer Gelbfärbung zunächst der Bindehaut und später auch der Haut und Schleimhäute (Gelbsucht = Ikterus).

Bilirubinerhöhung durch vermehrten Anfall
▶ Eine Bilirubinerhöhung im Blut durch vermehrten Anfall von Bilirubin aus roten Blutkörperchen (prähepatische Hyperbilirubinämie) kann eine Vielzahl von Ursachen haben. Der Bilirubinspiegel im Blut steigt jedoch erst an, wenn die Fähigkeit der Leber, das Bilirubin an Glukoronsäure zu koppeln, überschritten wird.

Hämolyse

Die wichtigsten Ursachen eines frühzeitigen Zerfalls von roten Blutkörperchen:

▶ Verschiedene angeborene Defekte der Zellwände von roten Blutkörperchen, wie sie z. B. bei der Kugelzellanämie bestehen.

▶ Erblich angelegte Enzymdefekte in den Erythrozyten. Am bekanntesten ist hier der Glukose-6-Phosphatdehydrogenase-Mangel, der häufig bei Menschen aus dem Mittelmeerraum sowie bei Afrikanern und Asiaten vorkommt. Diese Krankheit ist auch unter dem Namen Favismus bekannt, da neben anderen Faktoren der Genuss von Saubohnen (Favabohnen) eine massive Zerstörung der roten Blutkörperchen auslösen kann.

▶ Bei der Sichelzellanämie, die im tropischen Afrika und bei der schwarzen Bevölkerung in den USA weit verbreitet ist, ist der rote Blutfarbstoff etwas anders aufgebaut. Dabei kommt es oft schon im Säuglingsalter zu massiven Hämolysen, die mit Infarkten in Milz, Nieren, Gehirn und Knochen einhergehen und starke Bauchschmerzen verursachen können.

▶ Die Thalassämie (Mittelmeeranämie) beruht auf einer quantitativen Störung der Hämoglobinbildung; hier werden die sonst fast nur bei Neugeborenen gebildeten Hämoglobinuntereinheiten auch bei Erwachsenen vermehrt produziert, was einen frühzeitigen Abbau der roten Blutkörperchen bedingt. Die häufigere alpha-Thalassämie kommt bei Menschen aus dem Mittelmeerraum relativ oft vor. Je nach Schwere der Erkrankung leiden die Betroffenen an einer leichten chronischen Blutarmut (Anämie) bis hin zu schweren Anämien, die bereits im Kindesalter auftreten und zu Wachstumsstörungen und Organschäden durch in großen Mengen aus dem roten Blutfarbstoff freigesetztes Eisen führen.

▶ Auch bei der paroxysmalen (anfallsweisen) nächtlichen Hämoglobinurie (Ausscheidung von rotem Blutfarbstoff mit dem Urin), auch Marchiafava-Anämie genannt, die nicht erblich bedingt ist, kommt es z. B. nach Infekten, bei Stress oder der Einnahme von bestimmten Medikamenten zu einer akuten Auflösung von roten Blutkörperchen, die vor allem nachts auftritt und (selten) den Morgen-urin bräunlich verfärbt. Gleichzeitig können Bauchschmerzen, Rücken- und Kopfschmerzen auftreten.

▶ Eine vermehrte Zerstörung von roten Blutkörperchen kann auch durch körpereigene Abwehrstoffe hervorgerufen werden, die sich nicht – wie üblich – gegen Krankheitserreger, sondern gegen körpereigenes Gewebe, in diesem Fall also rote Blutkörperchen, richten (autoimmunhämolytische Anämien). Solche Fehlsteuerungen des Immunsystems, die zu einer Hämolyse führen, kommen bei chronisch lymphatischen Leukämien, Lymphzellenkrebs, dem Hodgkin-Lymphom und Autoimmunkrankheiten vor, bei denen sich das Immunsystem gegen Bindegewebsstrukturen richtet. Auch durch Infektionen oder die Einnahme bestimmter Medikamente kann eine solche Form der Hämolyse ausgelöst werden.

▶ Eine besondere Form ist der so genannte Transfusionszwischenfall. Werden einem Patienten fälschlicherweise Blutkonserven transfundiert, deren Blutgruppe nicht mit der des Patienten übereinstimmt, werden die roten Blutkörperchen der Konserve von den Antikörpern des Patienten aufgelöst.

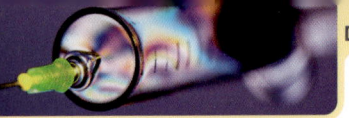

In diesem Fall ist das indirekte, nicht glukuronidierte Bilirubin im Blut stärker erhöht als das direkte, glukuronidierte Bilirubin.

▶ Viel Bilirubin aus roten Blutkörperchen fällt dann an, wenn die Blutkörperchen in großer Menge zerstört werden, was als Hämolyse bezeichnet wird (siehe Kasten Seite 83).

Wichtig Bei jedem zweiten Neugeborenen kommt es ab dem zweiten oder dritten Lebenstag zu einer Erhöhung des Bilirubinspiegels bis auf Werte von maximal 15 mg/dl, die sich bis zum 10. Lebenstag wieder zurückbildet. Steigt die Bilirubinkonzentration jedoch über einen Wert von 20 mg/dl an oder bleibt sie über längere Zeit als üblich bestehen, kann dies zu einer Schädigung von Nervenzellen im Gehirn führen. Ein solch starker Bilirubinanstieg ist oft durch einen vermehrten Zerfall von roten Blutkörperchen bedingt, wie er vor allem bei Unverträglichkeit des Rhesusfaktors von Mutter und Kind auftritt (Morbus haemolyticus neonatorum). Aber auch eine schwere Infektion kann zu einem verstärkten Zerfall der roten Blutkörperchen beim Kind führen und einen gefährlichen Bilirubinanstieg verursachen. Bei Frühgeborenen sowie bei Sauerstoffmangel, Übersäuerung, einem Mangel am Bluteiweiß Albumin sowie unter Behandlung mit bestimmten Medikamenten kann bereits eine geringgradigere Bilirubinerhöhung zu Hirnschäden führen. Damit ein zu hoher oder zu lange andauernder Bilirubinanstieg beim Neugeborenen sofort erkannt und behandelt werden kann, sollte der Bilirubinspiegel nach der Geburt regelmäßig bestimmt werden.

▶ Eine weitere Ursache für einen Anstieg vor allem des indirekten Bilirubins im Blut sind ausgedehnte Blutergüsse oder große Blutansammlungen im Bauchraum, die vom Körper abgebaut werden, wobei eine große Menge roter Blutfarbstoff anfällt, der die Glukuronidierungsleistung der Leber schließlich übersteigt.

▶ Die Neugeborenengelbsucht geht ebenfalls mit einer Erhöhung vor allem des indirekten, unkonjugierten Bilirubins einher, da nach der Geburt viele rote Blutkörperchen abgebaut werden. Gleichzeitig kann das dadurch in größeren Mengen anfallende Bilirubin in der Leber noch nicht ausreichend an Glukuronsäure gebunden und damit ausgeschieden werden, da die Aktivität des dazu benötigten Enzyms Glukoronyltransferase in der Leber noch nicht voll ausgeprägt ist.

Bilirubinerhöhung durch gestörte Verstoffwechslung in der Leber

▶ Bei der so genannten intrahepatisch bedingten Hyperbilirubinämie ist entweder die Aufnahme des Bilirubins in die Leberzelle, die Kopplung von Bilirubin an Glukuronsäure oder die Abgabe des glukuronidierten Bilirubins aus der Leberzelle in die Gallenwege gestört. Daneben kann auch der Abfluss der Gallenflüssigkeit in den in der Leber gelegenen Gallengängen blockiert sein. Abhängig von der Art der Erkrankung können vor allem das indirekte oder das direkte Bilirubin erhöht sein.

▶ Vor allem das indirekte, unkonjugierte Bilirubin ist bei der Meulengracht-Krankheit (Icterus intermittens juvenilis) erhöht, die bei ca. 5 % der Bevölkerung und vor allem bei Männern ab etwa dem 20. Lebensjahr vorkommt. Die Ursache ist ein vererbter Mangel des Enzyms Glukuronyltransferase, das aus abgebauten roten Blutkörperchen anfallendes Bilirubin an Glukuronsäure bindet und damit ausscheidungsfähig macht. Eine Behandlung ist nicht notwendig, und die Krankheit hat bis auf uncharakteristische Beschwerden, wie z. B. Kopfschmerzen und Müdigkeit, einen günstigen Verlauf.

▶ Daneben gibt es noch eine Vielzahl von seltenen erblich bedingten Erhöhungen des Bilirubins, von denen die meisten ebenfalls ohne Komplikationen verlaufen und keiner Behandlung bedürfen. Dazu gehören das gutartige Crigler-Najjar-Syndrom (Typ II), das Dubin-Johnson-Syndrom, das Rotor-Syndrom und die idiopathische rezidivierende Cholestase Summerskill-Tygstrupp. Beim Crigler-Najjar-Syndrom vom Typ I fehlt die Glukuronyltransferase völlig, sodass nur eine Lebertransplantation das Überleben der Betroffenen möglich macht.

▶ Eine Virushepatitis (durch Hepatitisviren bedingte Leberentzündung) kann – vor allem zu Beginn der Erkrankung – mit einem starken Anstieg des Bilirubins im Blut einhergehen; es gibt aber Krankheitsverläufe ohne – wesentlichen – Bilirubinanstieg. Hier ist vor allem das direkte, konjugierte Bilirubin erhöht.

▶ Auch seltene bakteriell bedingte Leberentzündungen können die Ursache für ein erhöhtes Bilirubin sein; allerdings stehen hierbei die speziellen Symptome der Erkrankungen im Vordergrund. Dazu gehören beispielsweise die durch mit Brucellen verunreinigte Milch ausgelösten Krankheiten Maltafieber (Infektionsquelle: ungekochte Schaf- und Ziegenmilch) und Morbus Bang (Infektionsquelle: ungekochte Kuhmilch) und die durch Leptospiren verursachte und von Tieren auf den Menschen übertragene Weil-Krankheit, die außerdem zu einer Entzündung von Leber und Gehirn bzw. Hirnhäuten führt.

▶ Bei Malaria kommt es neben hohem Fieber häufig zu einem Anstieg des Bilirubins im Blut, der durch Leber- und Gallenbeteiligung, vor allem aber durch vermehrten Zerfall von roten Blutkörperchen bedingt ist.

▶ Auch bei chronischer Leberentzündung und Leberzirrhose kann Bilirubin im Blut erhöht sein. Dabei finden sich meist mehr oder minder starke Erhöhungen von gamma-GT und Transaminasen, bei der Leberzirrhose auch eine Erniedrigung der Cholinesterase sowie weitere Laborwertveränderungen.

▶ Ursache einer Bilirubinerhöhung kann zudem eine Leberschädigung durch Giftstoffe sein, wie z.B. Knollenblätterpilze oder Tetrachlorkohlenstoff. Hier sind meist jedoch auch die gamma-GT (siehe Seite 76) und die Transaminasen (siehe Seite 74) stark erhöht.

▶ Auch eine alkoholische Leberschädigung kann mit einer Bilirubinerhöhung einhergehen.

▶ Wenn die in der Leber verlaufenden Gallenwege nicht normal angelegt sind oder sich aufgrund von Entzündungen verengen, der Gallen-

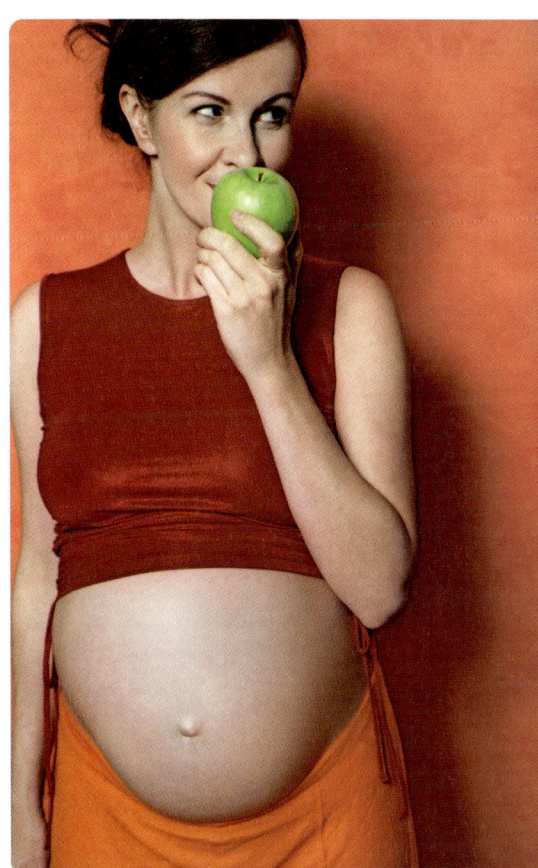

In der Schwangerschaft muss ein erhöhter Bilirubinspiegel unbedingt vom Arzt abgeklärt und behandelt werden.

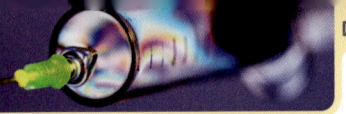

fluss also in der Leber behindert ist (intrahepatische Cholestase), steigt das Bilirubin im Blut stark an. Gleichzeitig findet man hier auch Erhöhungen anderer Werte, die auf eine Blockierung der Gallenwege schließen lassen, wie gamma-GT (siehe Seite 76), AP und LAP (siehe Seite 87f.). Dazu gehören beispielsweise die primär biliäre Zirrhose und die primär skerosierende Chonangitis.

Schwangerschaft und Bilirubin

▶ Vor allem im letzten Schwangerschaftsdrittel entwickelt sich – bei erblicher Disposition – nicht selten eine leichtgradige Erhöhung des Bilirubinspiegels, die auf eine Störung des Gallenflusses innerhalb der Leber zurückzuführen ist. Während diese Erkrankung für die Mutter ungefährlich ist, erhöht sie die Frühgeburts- und Sterblichkeitsrate beim Kind und muss daher behandelt werden.

▶ Auch bei dem seltenen unstillbaren Erbrechen während der Schwangerschaft (Hyperemesis gravidarum) kann der Bilirubinspiegel ansteigen. Trotz der Belastung für die betroffenen Frauen ist eine Behandlung meist nicht nötig.

▶ Als begleitender Befund ist der Bilirubinspiegel im Blut gelegentlich bei Schwangerschaftshochdruck und Schwangerschaftsvergiftung (Präeklampsie und Eklampsie) erhöht. Eine solche Schwangerschaftsgestose muss dringend behandelt werden und ist in schweren Fällen Anlass für eine frühzeitige Entbindung durch Kaiserschnitt.

▶ Eine sehr seltene, dafür aber umso bedrohlichere Ursache für die Bilirubinerhöhung in der Schwangerschaft ist die Entwicklung einer Fettleber nach der 30. Schwangerschaftswoche, die zum akuten Leberversagen führen kann und eine sofortige Kaiserschnittentbindung erfordert.

▶ Zahlreiche Medikamente, wie z. B. Phenothiazine (zur Behandlung von Psychosen), Thyreostatika (zur Behandlung der Schilddrüsenüberfunktion), Propranolol (ein Beta-Rezeptorenblocker zur Behandlung von Bluthochdruck usw.) und Sexualhormone (z. B. die Antibabypille sowie Hormonpräparate gegen Wechseljahrebeschwerden), können über eine Behinderung des Gallenflusses in der Leber zu einer Bilirubinerhöhung führen.

▶ Auch bei Mukoviszidose (zystische Fibrose), einer angeborenen Stoffwechselerkrankung mit Störung der Schleimproduktion in Bronchien, Bauchspeicheldrüse, Dünndarm und Schweißdrüsen, kommt es häufig zu Störungen des Gallenflusses aufgrund einer verdickten Gallenflüssigkeit, die mit einer Bilirubinerhöhung einhergeht.

▶ Während der Schwangerschaft kommt es ebenfalls in einigen Fällen zu einer Erhöhung des Bilirubinspiegels im Blut (siehe Kasten).

Bilirubinerhöhung durch Störungen des Gallenflusses außerhalb der Leber

▶ Bei der extrahepatisch bedingten Hyperbilirubinämie besteht eine Abflussstörung des Gallensafts in dem außerhalb der Leber befindlichen großen Gallengang oder in der Gallenblase. Dabei ist vor allem das direkte, glukuronidierte Bilirubin erhöht. Gleichzeitig sind meist auch andere Laborwerte erhöht, die auf einen gestörten Gallenabfluss (Cholestase) hinweisen, wie z. B. die gamma-GT (siehe Seite 76f.), die alkalische Phosphatase und die Leuzin-Aminopeptidase (siehe Seite 87f.).

▶ Eine der wichtigsten Ursachen sind Gallensteine. Sie können, wenn sie sich im Ausführungsgang der Gallenblase verkeilen, den Abfluss des Gallensafts aus der Gallenblase behindern. Aber auch an jeder anderen Stelle zwischen Leber und der Einmündung des großen Gallengangs in den Zwölffingerdarm können sich Gallensteine bilden bzw. aus der Gallenblase stammende Steine den Weg verlegen und den Gallenfluss behindern. Typisch für eine Gallensteineinklemmung sind sehr heftige kolikartige Schmerzen im rechten Oberbauch bis hin zum Mittelbauch, die oft in den Rücken ausstrahlen.

Da der große Gallengang am Ende seines Wegs durch die Bauchspeicheldrüse verläuft und sich in den meisten Fällen in der Bauchspeicheldrüse mit deren großem Speichelgang vereinigt, führt eine Verlegung dieses Teils des Gallengangs oft auch zu einem Aufstau des Bauchspeicheldrüsensekrets, was eine gefährliche akute Bauchspeicheldrüsenentzündung verursacht. Hier sind neben der Erhöhung von Bilirubin sowie von gamma-GT, AP und LAP meist auch die Bauchspeicheldrüsenenzyme Amylase und Lipase erhöht (siehe dazu auch Seite 92f.).

▶ Eine Verengung der Mündung des Gallengangs (und damit meist auch des Bauchspeicheldrüsengangs) in den Zwölffingerdarm kann durch eine Vernarbung im Zwölffingerdarm entstehen und über die Behinderung des Gallenflusses zu einer Bilirubinerhöhung führen.

▶ Bei einer Entzündung des Gallengangs (Cholangitis) kann dessen innere Lichtung so eng werden, dass nur noch wenig Gallenflüssigkeit transportiert werden kann, woraufhin der Bilirubinspiegel ansteigt.

▶ Auch Tumoren in der Gallenblase oder im -gang können den Fluss des Gallensafts behindern und einen Bilirubinanstieg verursachen.

▶ Einige Parasiten, wie z. B. Spulwürmer, Leberegel und Pärchenegel (Erreger der Bilharziose), dringen nicht selten in die Gallengänge ein, verlegen so den Abfluss des Gallensafts und provozieren einen Bilirubinanstieg im Blut.

▶ Der Gallengang kann auch von außen so stark zusammengedrückt werden, dass nur noch wenig oder gar kein Gallensaft mehr hindurchfließen kann, woraufhin der Bilirubinspiegel im Blut mehr oder weniger stark ansteigt. Ursachen

für eine von außen bedingte Gallengangverlegung in der Leber sind Lebertumoren und -metastasen, Leberabszesse und -erkrankung durch Bandwürmer. Auch in seinem Verlauf durch die Bauchspeicheldrüse kann der Gallengang von außen zusammengedrückt werden, so z. B. bei einer Bauchspeicheldrüsenentzündung, Zysten (flüssigkeitsgefüllte Hohlräume) oder Tumoren in der Bauchspeicheldrüse.

Alkalische Phosphatase

Phosphatasen sind Enzyme, die von bestimmten phosphathaltigen Molekülen eine Phosphorgruppe abspalten. Die alkalische Phosphatase kommt in mehreren Enzymvarianten im ganzen Körper vor, wie z. B. in Plazenta, Dünndarm, Nieren, Knochen, Leber und Gallengängen. Dementsprechend kann der Spiegel der alkalischen Phosphatase im Blut bei zahlreichen Krankheiten verändert sein.

Normal- bzw. Referenzwerte	
Alkalische Phosphatase	
1–12 Jahre	≤ 300 U/l
13–17 Jahre	
Mädchen	≤ 190 U/l
Jungen	≤ 390 U/l
Erwachsene	
Frauen	35–104 U/l
Männer	40–129 U/l

Mittlerweile wird die Bestimmung der alkalischen Phosphatase – zusammen mit den Elektrolyten Kalzium und Phosphor – vor allem bei Knochenerkrankungen herangezogen, während sie bei der Diagnostik von Leber- und Gallenerkrankungen etwas an Bedeutung verloren hat. Dagegen lässt die Bestimmung von gamma-GT und Leuzinaminopeptidase spezifischere

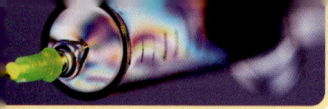

Aussagen über eine mögliche Erkrankung von Leber oder Galle zu.

Eine Erhöhung der alkalischen Phosphatase im Blut (Hyperphosphatasämie) ist weitaus häufiger als ein erniedrigter Blutspiegel dieses Enzyms (Hypophosphatasämie).

Erhöhung der alkalischen Phosphatase bei Erkrankungen der Leber, Galle und Gallenwege

▶ Starke Erhöhungen der alkalischen Phosphatase findet man bei Blockierungen des Gallenflusses (Cholestase), der z. B. durch eine Entzündung des Gallengangs (Cholangitis) oder einen im Gallengang eingeklemmten Gallenstein bedingt ist. Auch bei allen Formen einer Gallenabflussstörung in den in der Leber gelegenen Gallengängen ist die alkalische Phosphatase stark erhöht. Hier finden sich meist auch deutliche Erhöhungen der gamma-GT, des Bilirubins und der Leuzinaminopeptidase.

▶ Auch bei der Metastasenleber, wobei ein bösartiger Tumor an anderer Stelle die Absiedlung von zahlreichen Tochtergeschwülsten verursacht hat, kommt es zu deutlichen Erhöhungen.

▶ Bei der akuten und der chronischen Virushepatitis ist die alkalische Phosphatase meist nur leicht erhöht; hier findet man dagegen starke (bei der akuten Hepatitis) oder nur mäßige (bei der chronischen Form) Erhöhungen der Transaminasen (siehe Seite 74).

▶ Auch bei medikamentös bedingten Leberschäden kann die alkalische Phosphatase erhöht sein. Eine AP-Erhöhung unter der Behandlung mit Antikonvulsiva (Medikamenten, die vor epileptischen Anfällen schützen), ist durch eine vermehrte Enzymaktivität in den Leberzellen bedingt.

Erhöhung der alkalischen Phosphatase durch Knochenwachstum und -krankheiten

▶ Nicht mit einem Krankheitszeichen verwechselt werden dürfen hohe Werte der alkalischen Phosphatase in Kindheit und Jugend, wobei die AP-Werte während der typischen Wachstumsschübe im Säuglingsalter und in der Pubertät bis auf 700 U/l ansteigen können.

▶ Sehr hohe Werte der alkalischen Phosphatase findet man bei der Paget-Krankheit (Ostitis deformans Paget), wobei es aus bisher ungeklärtem Grund zu vermehrtem Knochenabbau und später zu einem ungeordneten Knochenanbau kommt, was mit Schmerzen, Verformungen und einer erhöhten Neigung zu Knochenbrüchen einhergeht. Neben den typischen Knochenveränderungen findet man oft als einzig veränderten Laborwert eine erhöhte alkalische Phosphatase. Besonders die Bestimmung der spezifischen Knochen-AP eignet sich hierbei gut zur Kontrolle des Krankheitsverlaufs.

▶ Starke Erhöhungen trifft man auch beim Osteosarkom an, einem sehr bösartigen Knochentumor, der vor allem bei Jungen und männlichen Jugendlichen vorkommt und meist in den langen Röhrenknochen lokalisiert ist.

▶ Bei Knochenmetastasen, die beispielsweise vom Brust-, Prostata- oder Lungenkrebs ausgehen, ist die alkalische Phosphatase ebenfalls deutlich erhöht.

▶ Ein Vitamin-D-Mangel oder eine Störung des Vitamin-D-Stoffwechsels, die beim Kind zur Rachitis und beim Erwachsenen zur Osteomalazie führen, gehen ebenfalls mit einer AP-Erhöhung einher. Hier sind gleichzeitig die Kalzium- und Phosphatspiegel im Blut erniedrigt (siehe auch Seite 52f.).

▶ Beim (primären) Hyperparathyreoidismus, bei dem die Nebenschilddrüsen zu viel Parathormon produzieren, kommt es u. a. zu einem verstärkten Abbau von Knochengewebe, wodurch die alkalische Phosphatase im Blut stark ansteigen kann. Typischerweise ist beim primären Hyperparathyroidismus neben einer Erhöhung der alkalischen Phosphatase der Kalziumspiegel im Blut erhöht und der Phosphatspiegel erniedrigt. Beim sekundären Hyperparathyreoidismus reagieren die Nebenschilddrüsen auf einen erniedrigten Kalziumspiegel mit einer Mehrproduktion von Parathormon, wodurch sich die gleichen Symptome wie bei einem primären Hyperparathyroidismus entwickeln können.

▶ Bei einer bösartigen Erkrankung bestimmter Lymphzellen, dem Plasmozytom (multiples Myelom, Kahler-Krankheit), verdrängt ein ungebremst wachsender Klon von Lymphzellen die normale Blutbildung und zerstört das Knochengewebe. Dadurch kann der Spiegel der alkalischen Phosphatase im Blut ansteigen.

▶ Auch bei Osteoporose, einem Schwund an Knochengewebe, von dem in erster Linie Frauen in den Wechseljahren betroffen sind, kann der AP-Wert im Blut leicht erhöht sein. Hier wird vor allem die knochenspezifische AP bestimmt, die bei Osteoporose in den Wechseljahren häufig erhöht ist.

▶ Gelegentlich ist die alkalische Phosphatase auch bei Knochenbrüchen, nach Operationen an Knochen, bei einer Knochenmarkentzündung (Osteomyelitis), der Akromegalie (einem vermehrten Knochenwachstum im Erwachsenenalter, das durch Überproduktion von Wachstumshormon bedingt ist), nach Absterben von Knochengewebe (Knochennekrosen) und bei der Schilddrüsenüberfunktion erhöht.

Weitere Ursachen einer Erhöhung der alkalischen Phosphatase

▶ Wenn bei der Blutabnahme viele rote Blutkörperchen zerstört wurden (Hämolyse), kann dies zur Erhöhung der alkalischen Phosphatase führen, die keine krankhafte Bedeutung hat.

▶ Bei Kindern kommt es gelegentlich zu einer sehr starken Erhöhung der alkalischen Phosphatase, ohne dass man dafür einen Grund finden kann.

▶ Leicht erhöhte AP-Werte findet man gelegentlich auch bei älteren übergewichtigen Frauen.

▶ Im letzten Schwangerschaftsdrittel ist die alkalische Phosphatase physiologisch erhöht, wobei die Erhöhung durch die vermehrte Aktivität der Plazenta-AP bedingt ist.

Erniedrigung der alkalischen Phosphatase

▶ Eine scheinbare Erniedrigung wird nicht selten durch die Verwendung eines Blutröhrchens mit einem zur AP-Bestimmung nicht geeigneten Reagens (EDTA, Citrat) verursacht.

So beugen Sie Gallensteinen vor

▶ Gallensteine sind in den westlichen Industrieländern sehr weit verbreitet. In den meisten Fällen verursachen sie keine Beschwerden. Lösen sie sich jedoch aus der Gallenblase und bleiben auf dem Weg durch Gallengang und Bauchspeicheldrüse stecken, können sie sehr schmerzhafte und bisweilen nicht ungefährliche Blockierungen des Gallenflusses hervorrufen. Bei etwa 15 % der Frauen und halb so vielen Männern bilden sich während ihres Lebens Gallensteine. Zwar gibt es eine genetische Disposition für diese Krankheit, dennoch ist die Entstehung von Gallensteinen stark von Ernährungsgewohnheiten abhängig. Vor allem cholesterinreiches, fettes Essen führt zu einer Übersättigung der Gallenflüssigkeit mit Cholesterin, das nicht mehr genügend an Gallensäuren gebunden werden kann. Dadurch flocken erste Cholesterinkristalle aus, aus denen sich immer größere Gallensteine entwickeln können. Unabhängig davon stellt auch Übergewicht einen Risikofaktor für die Bildung von Gallensteinen dar.

▶ Deshalb kann man sich vor Gallensteinen am besten schützen, indem man sein normales Gewicht ein Leben lang beibehält, wobei Diäten unbedingt zu vermeiden sind, da Fasten wiederum die Gallensteinbildung fördert. Stattdessen ist es sinnvoll, sich ausgewogen und vielseitig, dabei aber fett- und cholesterinarm sowie ballaststoffreich zu ernähren.

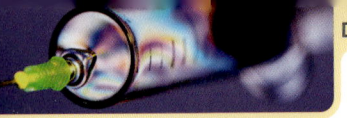
▶ Erniedrigte Werte findet man unter einer Behandlung mit Theophyllin, das bei Asthma bronchiale gegeben wird, und mit Penicillamin, das nur selten zur Behandlung von Vergiftungen mit Schwermetallen eingesetzt wird.

▶ Eine Schilddrüsenunterfunktion kann selten zu einer Erniedrigung des AP-Werts führen.

▶ Bei der sehr seltenen angeborenen Hypophosphatasie ist die alkalische Phosphatase ebenfalls erniedrigt.

Leuzin-Aminopeptidase (LAP)

Die Leuzin-Aminopeptidase, auch Leuzin-Arylamidase genannt, kommt vor allem in den Gallengängen in hoher Konzentration vor. Ihr Blutspiegel steigt daher in einer Linie bei Blockierungen des Gallenflusses an, wohingegen sie bei Knochenerkrankungen nicht erhöht ist.

Normal- bzw. Referenzwerte	
Leuzin-Aminopeptidase	
Männer	20–35 U/l
Frauen	16–32 U/l

Erhöhung der Leuzin-Aminopeptidase

▶ Bei allen in oder außerhalb der Leber gelegenen Blockierungen des Gallenflusses (Cholestase) steigt der Spiegel der Leuzin-Aminopeptidase im Blut an. Dazu gehören in die Gallengänge eingeklemmte Gallensteine, Entzündungen der

---

Wie Sie erhöhte Leberwerte wieder normalisieren

▶ Abgesehen von den verschiedenen speziellen Erkrankungen, die zu einer Erhöhung der Leberwerte führen, ist an einem leicht bis mäßig erhöhten Spiegel der Leberwerte meist der Alkohol schuld. Denn selbst wenn er in nicht allzu großen Mengen regelmäßig getrunken wird, kann er die Leber nachhaltig schädigen.

▶ Zwar steht der Leber ein spezielles Enzym zur Verfügung, mit dessen Hilfe sie dieses Genussgift abbauen kann. Die Kapazität dieser Alkoholdehydrogenase ist jedoch rasch überschritten. Dann muss die Leber einen anderen Weg einschlagen, um den überschüssigen Alkohol abzubauen: Sie schaltet nun vermehrt das mikrosomale ethanoloxidierende System (MEOS) ein, das zum Alkoholabbau jedoch Sauerstoff benötigt. Diesen Sauerstoff »entwendet« MEOS aber aus dem Fettstoffwechsel, sodass nun weniger Fettsäuren oxidiert und weiter abgebaut werden können. Diese Fettsäuren lagern sich in Form von Fetttropfen in den Leberzellen an. Ist mehr als die Hälfte aller Leberzellen davon betroffen, spricht man von einer Fettleber. Aber der durch MEOS bedingte Sauerstoffmangel schädigt die Leber auch direkt. Eine leberschädigende Wirkung hat auch das beim Alkoholabbau entstehende Azetaldehyd.

▶ Alle Faktoren führen dazu, dass – je nach Grad der Schädigung – mehr oder weniger zahlreiche Leberzellen absterben, wodurch die darin enthaltenen Enzyme freigesetzt werden und ins Blut gelangen. Vor allem der Spiegel der gamma-GT steigt im Blut bereits bei einer leichten Leberschädigung an; dem folgen bald die Transaminasen GPT und GOT.

▶ Bei Männern führen täglich bereits mehr als 3/4 Liter Bier bzw. 3/8 Liter Wein und bei Frauen schon mehr als 1/2 Liter Bier bzw. 2/8 Liter Wein zu einer Überforderung der Entgiftungkapazität der Leber und zu deren Schädigung. Deshalb ist der beste Rat, um erhöhte Leberwerte wieder in den Normbereich zu senken, sofern sie nicht durch eine spezifische Krankheit bedingt sind, der möglichst seltene und maßvolle Genuss von

Gallengänge sowie Tumore, Zysten und Abszesse, die die Gallenwege von außen verlegen.

▶ Auch bei der akuten Virushepatitis (durch Viren ausgelöste Leberentzündung) kann die Leuzin-Aminopeptidase erhöht sein.

▶ Im letzten Schwangerschaftsdrittel ist die Leuzin-Aminopeptidase häufig erhöht, ohne dass dies eine krankhafte Bedeutung hätte.

▶ Leichte LAP-Anstiege werden auch unter der Behandlung mit Östrogenen beobachtet.

Bauchspeicheldrüse

Die Bestimmung der Spiegel der Enzyme Lipase, Amylase und Elastase im Blutserum gehört nicht zu den Routinelaboruntersuchungen, sondern wird lediglich bei ärztlichem Verdacht auf eine Erkrankung der Bauchspeicheldrüse bzw. eine Beteiligung der Bauchspeicheldrüse an anderen Krankheiten durchgeführt.

Dabei sind Lipase, Pankreas-Amylyse und Pankreas-Elastase 1 im Blutserum spezifisch für Erkrankungen der Bauchspeicheldrüse, während die alpha-Amylase auch bei vielen anderen Krankheiten erhöht sein kann.

Normal- bzw. Referenzwerte

Lipase	13–60 U/l
alpha-Amylase	13–53 U/l
Pankreas-Amylase	28–100 U/l
Elastase 1	≤ 2 ng/ml

Wie Sie erhöhte Leberwerte wieder normalisieren (Fortsetzung)

Alkohol unterhalb der oben genannten Höchstmengen. Dabei ist eine einmalige Überschreitung dieser Empfehlungen, z. B. anlässlich eines Festes, sicher weniger gefährlich für die Leber als die stetige Zufuhr nur leicht erhöhter Alkoholmengen.

▶ Zwar sind Medikamente weitaus seltener für eine Erhöhung der Leberwerte verantwortlich und dienen vielen Menschen, die nicht zugeben wollen, dass sie gerne das eine oder andere Gläschen Wein o. Ä. trinken, als Alibi. Dennoch sollten Sie auch bei Medikamenten Mäßigkeit üben und nicht bei jeder Befindlichkeitsstörung ein Arzneimittel einnehmen. Das gilt für chemisch definierte Medikamente ebenso wie für so genannte Naturheilmittel, von denen immer wieder einige vom Markt genommen werden, weil sie gefährliche Leberschäden verursacht haben.

▶ Ebenso wichtig ist es, dass Sie, wenn Sie viele Medikamente zur Behandlung verschiedener Krankheiten einnehmen müssen, die Liste Ihrer Medikation (inklusive aller selbst gekauften Mittel) mindestens einmal im Jahr mit Ihrem Hausarzt zusammen überprüfen. Vielleicht ist es ja möglich, das eine oder andere Medikament völlig abzusetzen oder durch ein anderes, vielleicht weniger leberschädigendes zu ersetzen. Auf keinen Fall sollten Sie jedoch eigenmächtig Medikamente einfach weglassen, um Ihre Leber zu entlasten. Dies könnte Sie in eine bedrohliche Situation bringen.

▶ Eine Fettleber, die oft mit einer leichten Erhöhung der gamma-GT und eventuell auch der Transaminasen einhergeht, kann neben dem Alkohol durch andere Faktoren verursacht werden, die jedoch ebenfalls oft durch Änderung des Lebensstils gut zu behandeln sind. Dazu gehören in erster Linie Übergewicht, Zuckerkrankheit und Fettstoffwechselstörungen. Durch Gewichtsnormalisierung, optimale Einstellung einer Zuckerkrankheit und diätetische wie medikamentöse Behandlung von Fettstoffwechselstörungen wird die Leber entlastet, und erhöhte Leberwerte können sich wieder normalisieren.

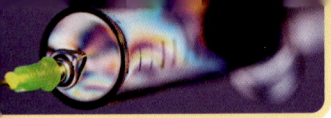

Lipase

Lipasen sind Enzyme, die mit der Nahrung aufgenommene Neutralfette (Triglyzeride) in Fettsäuren, Glycerol und andere Bruchstücke auf-

Normal- bzw. Referenzwerte	
Lipase	
Neugeborene	sehr niedrige Werte
Erwachsene	13–60 U/l

spalten. In Form dieser Teilstücke können die Neutralfette in die Dünndarmschleimhaut aufgenommen werden. Dort werden sie wieder zu ganzen Triglyzeriden zusammengesetzt und an das Blut weitergegeben, wo sie mit anderen Fetten an Eiweiße gebunden transportiert werden.

Lipasen finden sich in Bauchspeicheldrüse, Leber, Speicheldrüsen, Dünndarmschleimhaut, der inneren Schicht der Blutgefäße und Fettgewebe.

Erhöhung der Lipase

▶ Eine Erhöhung der Lipase im Blut ist in erster Linie durch akute Entzündung der Bauchspeicheldrüse (Pankreatitis; siehe Kasten) bedingt. Bei chronischer bzw. wiederkehrender Bauchspeicheldrüsenentzündung geht immer mehr Gewebe verloren, das diese Lipase herstellt, weshalb eine Erhöhung der Lipase bei chronischer Pankreatitis ausbleiben kann. Auch bei akuter Bauchspeicheldrüsenentzündung ist die Höhe des Lipaseanstiegs im Blutserum kein Gradmesser für die Schwere der Erkrankung.

▶ In sehr seltenen Fällen kann eine leichte Erhöhung der Lipase im Serum auch bei einer stark eingeschränkten Nierenfunktion vorkommen.

Bauchspeicheldrüsenentzündung

▶ Eine akute Bauchspeicheldrüsenentzündung wird am häufigsten durch Gallensteine im durch die Drüse hindurchziehenden Gallengang und am zweithäufigsten durch Alkoholmissbrauch verursacht. Durch die Entzündung werden die von der Bauchspeicheldrüse produzierten Verdauungsenzyme freigesetzt, die das Organ selbst »andauen« können. Dies verursacht sehr starke Oberbauchschmerzen, die häufig mit Übelkeit, Erbrechen und zahlreichen weiteren Symptomen einhergehen. Die Diagnose wird anhand der typischen Beschwerden und der Erhöhung von Lipase und Amylase sowie in unklaren Fällen auch der Elastase im Blutserum gestellt. Gleichzeitig finden sich auch Zeichen einer akuten Entzündung wie Erhöhung der weißen Blutzellen und des CRP und eine Beschleunigung der Blutsenkungsgeschwindigkeit (siehe Seite 45f.). Eine Erniedrigung des Serumkalziumspiegels zeigt einen schweren Verlauf an. Daneben können bei einer akuten Pankreatitis auch gamma-GT, AP und LAP (siehe Seite 76, 87 und 90) sowie Zucker (siehe Seite 87f.), Kreatinin und Harnstoff (siehe Seite 69 und 72) erhöht sein. Der Kaliumspiegel kann hingegen erniedrigt sein.

▶ Bei der chronischen bzw. chronisch wiederkehrenden Bauchspeicheldrüsenentzündung kommt es immer wieder zu schmerzhaften Entzündungsschüben, wobei die Bauchspeicheldrüse immer stärker zerstört wird, was zu einer Minderproduktion von Verdauungsenzymen führt. Dies wiederum ist die Ursache für eine zunehmende Unverträglichkeit von Fett, fettige voluminöse Stühle bis hin zu Durchfällen und schließlich Gewichtsabnahme und Mangelerscheinungen aufgrund der Verdauungsstörung. Im fortgeschrittenen Stadium kann die chronisch entzündete Bauchspeicheldrüse nicht mehr genügend Insulin produzieren, woraufhin sich eine Zuckerkrankheit entwickelt.

▶ Auch bei schweren Erkrankungen anderer Bauchorgane, z. B. Gallenblasenentzündung, Darmverschluss, Durchbruch eines Magengeschwürs, Typhus u. a., kann die Lipase im Blut erhöht sein.

alpha-Amylase

Die alpha-Amylase ist ein Verdauungsenzym, das Kohlenhydrate aus der Nahrung in kleinere Bruchstücke bis hin zum Zweifachzucker Mal-

Normal- bzw. Referenzwert	
alpha-Amylase	13–53 U/l

tose aufspaltet. Sie kommt vor allem im Sekret der Bauchspeicheldrüse, aber auch im Speichel vor. Daneben findet sich die alpha-Amylase in der Tränenflüssigkeit, in Schweiß, Muttermilch, Eierstöcken, Eileitern, Hoden und in der Lunge.

Anders als eine Erhöhung der Lipase ist ein Anstieg der alpha-Amylase im Blutserum (und auch im Urin, wo die Amylase ebenfalls bestimmt werden kann) kein sicheres Indiz für eine Bauchspeicheldrüsenentzündung, sondern kann auch durch andere Krankheiten bedingt sein. Deshalb bestimmt man zumeist beide Enzyme und in Zweifelsfällen außerdem die Pankreas-Elastase 1. Auch eine laborchemische Differenzierung zwischen der Pankreas- und der Speichelamylase ist möglich und kann in unklaren Fällen zur Klärung beitragen.

Erhöhung der alpha-Amylase
▶ Bei akuter Bauchspeicheldrüsenentzündung ebenso wie beim akuten Schub einer chronischen Pankreatitis ist die alpha-Amylase zumeist erhöht, wobei die Höhe des Anstiegs – ähnlich wie bei der Lipase – keinen Rückschluss auf den Schweregrad der Erkrankung zulässt.

▶ Auch bei Zysten, Abszessen und Tumoren sowie bei Verletzungen der Bauchspeicheldrüse kann die alpha-Amylase erhöht sein.
▶ Bei Erkrankungen im Bauchraum, wie beispielsweise ein Darmverschluss, Darmarterieninfarkt oder ein Magen- bzw. Darmdurchbruch, sowie nach Bauchoperationen kann es aufgrund einer begleitenden Bauchspeicheldrüsenentzündung ebenfalls zu Erhöhungen der alpha-Amylase kommen.
▶ Ein Anstieg im Blutserum kann auch durch eine Entzündung der Speicheldrüse (Parotitis), bei Mumps und bei Verlegung des Ausführungsgangs einer Speicheldrüse durch einen Speichelstein (Sialolithiasis) bedingt sein.
▶ Die Amylase kann auch bei Eileiterschwangerschaft erhöht sein, wenn es zum Riss des Eileiters gekommen ist.
▶ Eine weiterer Ursache für eine Amylaseerhöhung im Blutserum ist eine Hodenentzündung (Orchitis).
▶ Bei stark eingeschränkter Nierenfunktion kann die Amylase im Serum ansteigen. Dabei ist die alpha-Amylase im Urin erniedrigt.
▶ Tumoren der Bronchien und der Eierstöcke können selten zu einer Erhöhung der alpha-Amylase im Blut führen.
▶ Während der Behandlung mit verschiedenen Medikamenten (z. B. Östrogene und harntreibende Mittel), bei Vergiftungen (Alkohol, Opiate, Theophyllin, Paracetamol u. a.), Verbrennungen und bei Überzuckerung kann es selten zu einem Anstieg der alpha-Amylase im Blutserum kommen.
▶ Ohne krankhafte Bedeutung ist ein dauerhaft erhöhter alpha-Amylasespiegel im Blutserum, der durch Verknüpfung von Amylasemolekülen mit Eiweißstoffen oder Stärkemolekülen entsteht (Makroamylasämie), die nicht über die Nieren ausgeschieden werden können. Gleichzeitig ist die Amylase im Urin normal oder erniedrigt, Lipase und Elastase 1 zeigen normale Blutspiegel.

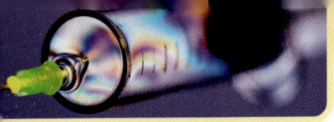
Elastase 1

Die auch als Pankreatopeptidase bezeichnete Elastase spaltet vor allem Elastin, einen Eiweißbestandteil des elastischen Bindegewebes. Sie wird in der Bauchspeicheldrüse gebildet und durch ein weiteres Enzym des Bauchspeichels, das Trypsin, aktiviert.

Normal- bzw. Referenzwert	
Elastase 1	≤ 2 ng/ml

Ebenso wie bei der Lipase ist eine Erhöhung der Elastase 1 im Blutserum spezifisch für eine Erkrankung der Bauchspeicheldrüse. Die Elastase 1 ist in erster Linie bei einer akuten Bauchspeicheldrüsenentzündung bzw. bei einem akuten Schub der chronischen Pankreatitis deutlich erhöht.

Bei Verdacht auf eine Bauchspeicheldrüsenentzündung wird die Elastase 1 bestimmt, wenn aus den Symptomen, den Blutspiegeln von Lipase und Elastase und anderen ärztlichen Befunden die Diagnose noch nicht eindeutig gestellt werden kann.

Selbsthilfe bei chronischer Bauchspeicheldrüsenentzündung

▶ Das Wichtigste bei einer chronischen Bauchspeicheldrüsenentzündung ist, akute Schübe zu vermeiden, die immer zu einer weiteren Verschlechterung der Bauchspeicheldrüsenfunktion führen. Je stärker die Bauchspeicheldrüse geschädigt ist, desto weniger Verdauungsenzyme stellt sie her, und desto schlechter kann die Nahrung im Darm aufgespalten und vom Körper aufgenommen werden.

▶ Um einen akuten Schub zu vermeiden, ist Alkohol selbst in geringsten Mengen absolut verboten.

▶ Da von einer in ihrer Funktion bereits beeinträchtigten Bauchspeicheldrüse vor allem das Fett aufspaltende Enzym Lipase nicht mehr in genügender Menge produziert wird, sollten Menschen mit chronischer Pankreatitis sich unbedingt fettarm ernähren und eine leichte kohlenhydratreiche Kost bevorzugen, die am besten in fünf bis sechs kleinen Mahlzeiten am Tag verzehrt wird. Denn kleine Essensmengen können von dem in geringerer Menge produzierten Verdauungssaft deutlich besser bewältigt werden als große.

▶ Treten trotz fettarmer Kost Fettstühle auf, sollte man als Nahrungsfett vor allem mittelkettige Fettsäuren (MCT-Fette) verwenden, die ohne vorherige Aufspaltung durch das Enzym Lipase vom Körper aufgenommen werden. Allerdings dürfen diese Fette keinesfalls ausschließlich verwendet werden, da sonst ein Mangel an essenziellen Fettsäuren entsteht, die für den Organismus unbedingt notwendig sind. Eventuell müssen diese Fettsäuren in Form von speziellen Präparaten zugeführt werden. Bei schweren Verdauungsstörungen müssen auch fettlösliche Vitamine regelmäßig gespritzt bzw. infundiert werden.

▶ Die vom Arzt häufig verordneten Enzympräparate müssen in ihrer Dosierung genau an die Mahlzeiten angepasst werden.

▶ Sobald starke Oberbauchschmerzen auftreten, die durch einen akuten Schub der chronischen Bauchspeicheldrüse bedingt sein können, darf man nichts mehr zu sich nehmen und muss sich sofort in ärztliche Behandlung begeben.

▶ Auf keinen Fall sollte man versuchen, die Schmerzen auf eigene Faust durch die üblichen Schmerzmittel zu bekämpfen. Sie sind meist zu schwach, haben außerdem zahlreiche Nebenwirkungen und können schlimmstenfalls sogar abhängig machen.

Eiweißstoffwechsel und Harnsäure

Die Bestimmung der Harnsäure gehört zu den Routinelaboruntersuchungen, zumal eine Erhöhung des Harnsäurespiegels sehr häufig

Gesamteiweiß

Das Gesamteiweiß umfasst alle im Blut befindlichen Eiweißstoffe. Insgesamt enthält das von Blutzellen abgetrennte Blutplasma etwa 7 % (oder 60 bis 80 g/l) Eiweiß, 60 % davon sind

Normal- bzw. Referenzwerte			
	Für Frauen	Für Männer	Für beide
Gesamteiweiß			66–83 g/l
Albumin			35–52 g/l
EIWEISSELEKTROPHORESE			
Albumin			54–65 % vom Gesamteiweiß oder 35–52 g/l
alpha1-Globuline			2–5 % oder 1,3–3,9 g/l
alpha2-Globuline			7–13 % oder 5,4–11,3 g/l
beta-Globuline			8–15 % oder 5,9–12,4 g/l
gamma-Globuline (Immunglobuline)			11–22 % oder 5,8–15,2 g/l
IgA			0,7–4,0 g/l
IgD			bis 100 U/ml
IgE			12–240 µg/l oder 5–100 kU/l
IgG			7–16 g/l
IgM			0,4–2,3 g/l
Harnsäure	≤6,0 mg/dl oder ≤357 µmol/l	≤6,4mg/dl ≤381µmol/l	

vorkommt und in den meisten Fällen anfangs keine Beschwerden bereitet. Ein sehr starker Anstieg der Harnsäure kann jedoch einen Gichtanfall auslösen.

Die Spiegel des gesamten Eiweißgehalts im Blut wird dagegen nur bei spezifischen Fragestellungen bestimmt. Insbesondere die Messung der verschiedenen im Blut befindlichen Eiweißstoffe mit Hilfe der so genannten Elektrophorese ist einer Abklärung spezieller Krankheiten vorbehalten.

Albumine, 40 % Globuline. Insgesamt können mit den heutigen Analysemethoden etwa 100 verschiedene Eiweißstoffe im Blutplasma differenziert werden. Die Plasmaeiweiße haben zahlreiche Funktionen: Sie sind beteiligt an der Aufrechterhaltung des Blutvolumens, dienen

Normal- bzw. Referenzwert	
Gesamteiweiß	66–83 g/l

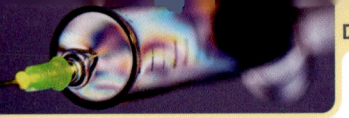

dem Transport zahlreicher Stoffe, haben Pufferfunktionen, sind an der körpereigenen Abwehr und an der Blutgerinnung beteiligt.

Das Gesamteiweiß im Blutplasma kann in verschiedenen Situationen und bei unterschiedlichen Krankheiten erhöht oder erniedrigt sein. Dies ist in der Regel auf verminderte Eiweißbildung oder -aufnahme, vermehrten Eiweißverlust bzw. -verbrauch oder eine Überwässerung zurückzuführen.

Erniedrigte Gesamteiweißkonzentration durch verminderte Aufnahme bzw. Bildung
▶ Ein erniedrigter Gesamteiweißspiegel kann durch chronische Unterernährung bedingt sein, wie sie in unseren Breiten nur selten vorkommt, z. B. bei Magersucht (Anorexia nervosa).
▶ Bei schweren Verdauungsstörungen, die mit einer verminderten Eiweißverdauung (Maldigestion) bzw. einer reduzierten Eiweißaufnahme durch den Darm (Malabsorption) einhergehen, kann der Gesamteiweißspiegel im Blut erniedrigt sein.
▶ Können aus den mit der Nahrung aufgenommenen Eiweißbestandteilen nicht genügend körperspezifische Eiweiße – und damit auch Bluteiweiße – aufgebaut werden, sinkt der Gesamteiweißspiegel im Blutplasma ab. Eine verminderte Eiweißbildung beruht vor allem auf einer fortgeschrittenen Leberzirrhose und seltener auf einer schweren Virushepatitis.

Erniedrigte Gesamteiweißkonzentration durch Verlust
▶ Bei verschiedenen Nierenerkrankungen gehen größere Eiweißmengen über die Nieren verloren. Ein solches nephrotisches Syndrom ist meist Folge einer Entzündung der Nierenkör-

Schwere Verdauungsstörungen

Eine gestörte Verdauung der mit der Nahrung aufgenommenen Eiweiße (und anderer Nährstoffe) kann z. B. nach operativer Entfernung großer Teile bzw. des gesamten Magens auftreten. Ein weiterer Grund für eine Maldigestion ist die verminderte Aufspaltung der Eiweiße (und anderer Nahrungsbestandteile) im Dünndarm bei nicht ausreichend gebildeten Verdauungsenzymen, wie sie z. B. bei chronischer Bauchspeicheldrüsenentzündung, Mukoviszidose, Bauchspeicheldrüsenkrebs sowie nach operativer Entfernung großer Teile der Bauchspeicheldrüse vorkommt.

Ursachen für eine verminderte Aufnahme (Malabsorption) von Eiweiß (und anderen Nährstoffen) aus dem Dünndarm sind Dünndarmerkrankungen, wie beispielsweise Zöliakie (Unverträglichkeit des Getreideeiweißes Gluten), chronische Darminfektionen, Bandwurmbefall, Crohn-Krankheit, Laktoseintoleranz, Amyloidose (Ablagerung von Eiweißen im Darm im Rahmen chronischer Entzündungen) und die operative Entfernung von Dünndarmabschnitten. Auch bei Durchblutungsstörungen im Bereich des Darms, beispielsweise bei verengten Blutgefäßen oder bei Rückstau des Blutes im Rahmen einer schweren Herzschwäche, kann es zu Störungen der Aufnahme von Nahrungsbestandteilen kommen.

Daneben können hormonbildende Tumoren (Gastrinome, Vipome) sehr starke Durchfälle hervorrufen und damit die Aufnahme von Nährstoffen deutlich erschweren. Auch durch vergrößerte Lymphknoten bei Lymphzellenkrebs kann die Nährstoffaufnahme aus dem Darm behindert sein.

Beide Formen von Verdauungsstörungen gehen mit großen Stuhlmengen bzw. Durchfällen einher, führen zu Gewichtsverlust und zu verschiedenen Mangelerscheinungen.

perchen (Glomerulonephritis), kann aber auch durch Zuckerkrankheit oder seltenere Erkrankungen bedingt sein.

▶ Auch bei entzündlichen Darmerkrankungen, vor allem Colitis ulcerosa, gehen Eiweiße über den Darm verloren, was ebenfalls zu einer Erniedrigung der Gesamteiweißkonzentration im Blut führen kann.

▶ Ein niedriger Gesamteiweißspiegel kann durch Eiweißverlust über die Haut verursacht sein, z. B. bei Verbrennungen und ausgedehnten Hauterkrankungen.

Erniedrigte Gesamteiweißkonzentration durch Überwässerung

▶ Ist die Erniedrigung des Gesamteiweißspiegels im Blutplasma Folge einer Verdünnung durch Überwässerung, liegt letztlich kein echter Eiweißmangel vor.

▶ Das gilt auch für eventuell erniedrigte Eiweißspiegel während der Schwangerschaft, die durch eine hormonell bedingte vermehrte Wasseransammlung im Körper verursacht sind.

Erhöhte Gesamteiweißkonzentration

▶ Erhöhungen des Gesamteiweißgehalts im Blut sind Folge eines verminderten Flüssigkeitsgehalts im Körper und haben in der Regel keine krankhafte Bedeutung. Ursachen einer solchen »Austrocknung« können schwere Durchfälle, starkes Erbrechen oder ein Diabetes insipidus (hormonell bedingter Flüssigkeitsverlust über die Nieren) sein.

Eiweißelektrophorese

Die Auftrennung der verschiedenen Bluteiweiße erfolgt mit Hilfe der so genannten Elektrophorese, d. h. man nutzt die unterschiedliche elektrische Ladung der Eiweiße und trennt sie nach ihrer Wanderungsgeschwindigkeit in einem elektrischen Feld.

Hierdurch lassen sich folgende Bluteiweiße unterscheiden: die Albumine, die den größten Anteil der Bluteiweiße stellen, gefolgt von den alpha1-, alpha2-, beta- und gamma-Globulinen. Dabei enthalten die einzelnen Fraktionen der Globuline verschiedene Eiweiße mit unterschiedlichen Funktionen. Von großer diagnostischer Bedeutung sind vor allem Änderungen der Albumine und der gamma-Globuline.

Albumin

Albumin besteht aus verschiedenen in der Leber gebildeten Eiweißstoffen, die den größten Teil der Plasmaproteine stellen. Hier ist ihre wichtigste Aufgabe der Transport zahlreicher Stoffe, insbesondere solcher, die nicht wasserlöslich sind, z. B. nicht glukuronidiertes Bilirubin (siehe Seite 82f.), freie Fettsäuren, Hormone und Medikamente. Aber auch wasserlösliche Substanzen wie Kalzium und Harnsäure werden im Blut an Albumin gebunden transportiert. Daneben sorgen Albumine für die richtige Verteilung der Flüssigkeit im Körper.

Normal- bzw. Referenzwerte	
Albumin	54–65 % vom Gesamteiweiß oder 35–52 g/l

Albumine kommen nicht nur im Blut, sondern auch in anderen Körperflüssigkeiten vor, u. a. in der Muttermilch.

Die Veränderungen des Albumingehalts im Blut bei verschiedenen Erkrankungen haben ähnliche Ursachen wie die Veränderungen des Gesamteiweißspiegels, zumal Albumine mehr als 50 % der gesamten Bluteiweiße ausmachen. Dabei spielen vor allem Erniedrigungen des Albumins eine Rolle, während Erhöhungen meist durch einen vermehrten Flüssigkeitsverlust des Körpers entstehen und keinen Krankheitswert haben.

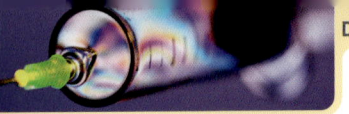

Erniedrigter Albuminspiegel

▶ Er kann bedingt sein durch Mangelernährung (bei uns vor allem im Rahmen einer Magersucht), einer Eiweißbildungsstörung aufgrund eines schweren Leberschadens (vor allem fortgeschrittene Leberzirrhose), einer verminderten Aufnahme von Eiweiß aus dem Darm aufgrund verschiedener Erkrankungen. Darüber hinaus können Eiweißverluste über die Nieren (beim nephrotischen Syndrom) über den Darm (vor allem bei entzündlichen Darmerkrankungen), über die Haut (vor allem bei großen Verbrennungen) und durch häufiges Entfernen von Ergüssen in Körperhöhlen (zwischen dem Rippenfell oder in der Bauchhöhle) stattfinden.

▶ Keinen echten Mangel an Albumin stellt die Erniedrigung des Albuminspiegels infolge einer Überwässerung des Körpers dar, wie sie z. B. in der Schwangerschaft oder durch übermäßige Infusionen vorkommt. Auch nach einem starken Blutverlust ist der Albuminspiegel kurzfristig erniedrigt.

gamma-Globulin (Immunglobulin)

Die in der normalen Eiweißelektrophorese als gamma-Globuline identifizierten Eiweiße stellen die Immunglobuline dar, die im Blut, aber

Normal- bzw. Referenzwerte

gamma-Globulin (Immunglobulin)
11–22 % vom Gesamteiweiß
oder 5,8–15,2 g/l

auch in Gewebeflüssigkeiten und Körpersekreten eine wichtige Abwehrfunktion übernehmen. Kommt der Körper in Kontakt mit einer ihm fremden Substanz (Antigen), wie z. B. einer Bakterie, bilden bestimmte Lymphzellen im Blut (Plasmazellen) speziell gegen diese Substanz gerichtete Antikörper (Immunglobuline).

Die in der gamma-Globulin-Fraktion der Elektrophorese befindlichen Immunglobuline können mit Hilfe der Immunelektrophorese

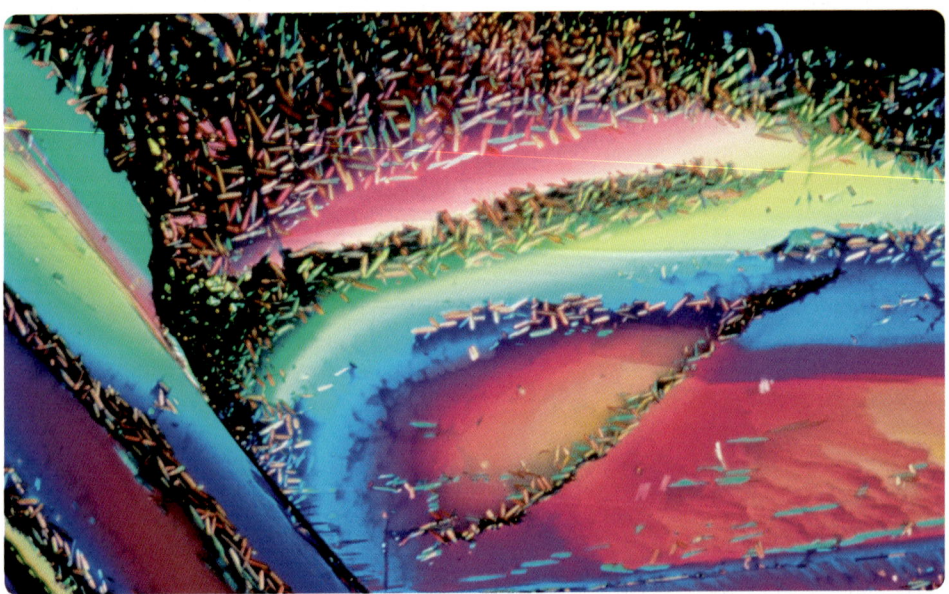

Unter dem Mikroskop wird die Kristallstruktur der Harnsäure (siehe Seite 102ff.) sichtbar.

weiter in die einzelnen Immunglobuline IgA, IgM und IgG aufgetrennt werden. Die Immunglobuline IgE und IgD sind im Blut nur in minimaler Konzentration enthalten, da sie sich vor allem auf der Hülle von bestimmten Zellen befinden.

Erniedrigte Immunglobulinwerte
▶ Ohne Krankheitswert ist ein physiologisch leicht erniedrigter Immunglobulinspiegel bei Säuglingen.
▶ Verschiedene seltene angeborene Formen eines Immunglobulinmangels (Hypoimmunglobilinämie) führen im Kindesalter in den meisten Fällen zu einer erhöhten Infektanfälligkeit. Der hierbei häufigste Defekt, der selektive IgA-Mangel, kann jedoch auch ohne Symptome verlaufen.
▶ Ein starker Eiweißverlust über die Nieren beim nephrotischen Syndrom kann auch zu einer Erniedrigung der Immunglobuline führen, die ebenfalls mit einer vermehrten Infektneigung einhergeht.
▶ Auch über den Darm können bei verschiedenen Erkrankungen (beispielsweise Crohn-Krankheit, Colitis ulcerosa, Lymphzellkrebs) nicht nur Albumine, sondern auch Immunglobuline verloren gehen.
▶ Bei verschiedenen Erkrankungen der Lymphzellen, beispielsweise bei einigen Leukämien, werden ebenfalls vermindert Immunglobuline gebildet.
▶ Schwere Infektionen gehen häufig mit einer Erniedrigung der Immunglobuline im Blut einher.
▶ Die Behandlung von Krebserkrankungen mit Zytostatika, die das Zellwachstum behindern, kann zu einer Abnahme der Immunglobulinkonzentration im Blut führen.
▶ Bei einer schweren Schilddrüsenüberfunktion ist der vermehrte Abbau von Eiweißen für die Erniedrigung des Immunglobulinspiegels verantwortlich.

▶ Seltene Ursachen für eine Erniedrigung der Immunglobuline sind Autoimmunerkrankungen und die myotone Dystrophie (Curschmann-Steinert-Syndrom), eine erbliche Muskelerkrankung mit zunehmender Muskelschwäche sowie hormonellen und psychischen Störungen.

Erhöhte Immunglobulinwerte
▶ Erhöhungen der Immunglobuline im Blut (Hyperimmunglobulinämie) sind vor allem durch akute und chronische Infektionen bedingt.
▶ Daneben führen einige Autoimmunerkrankungen und chronische Entzündungen zur Erhöhung der Immunglobuline.
▶ Auch bei allergischen Erkrankungen und Parasitenbefall kann der Immunglobulinspiegel im Blut ansteigen.
▶ Starke Erhöhungen kommen bei der Leberzirrhose sowie bei chronischem Verlauf einer Virushepatitis vor. Zu Beginn einer akuten Hepatitis können die Immunglobuline leicht ansteigen.
▶ Bei älteren Menschen kommt es nicht selten zu einer Erhöhung der Immunglobuline, die allein durch die unkontrollierte Mehrbildung eines bestimmten Immunglobulins durch einen Klon einer Lymphzelle bedingt ist. Diese »benigne Gammopathie«, also gutartige Erhöhung der Gammaglobuline, hat meist keinen Krankheitswert.
▶ Von bösartig veränderten Lymphzellen geht hingegen die maligne Gammopathie (bösartige Erhöhung von Gammaglobulinen = Immunglobulinen) aus, wie sie beispielsweise beim Plasmozytom (einem Lymphzellkrebs, wobei die bösartig veränderten Lymphzellen sich an vielen Stellen im Knochen und Knochenmark ansiedeln und diese Gewebe zerstören), bei der relativ ähnlichen Waldenström-Krankheit, anderen Formen von Lymphzellkrebs und bei Leukämie auftritt.

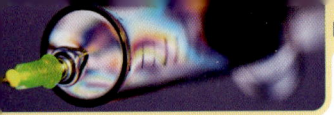

Immunglobulin A (IgA)

Immunglobulin A ist ein sehr wichtiger Faktor der Immunabwehr von Schleimhäuten. IgA findet sich daher vor allem in Speichel, Tränenflüssigkeit, im Schleim von Nase und Bronchien, im Schleim des Verdauungstrakts und in Sekreten des Genitalbereichs. Außerdem ist es in der Muttermilch enthalten und schützt Neugeborene, die selbst noch nicht genügend IgA bilden können, vor Infektionen. Auch im Blut ist IgA vorhanden.

Normal- bzw. Referenzwert	
Immunglobulin A (IgA)	0,7–4,0 g/l

▶ *Isolierte erblich bedingte Erniedrigungen des IgA-Spiegels* im Blut kommen relativ häufig vor und rufen meist keine Krankheitserscheinungen hervor. Allerdings kommen eine erhöhte Anfälligkeit für Atemwegsinfekte sowie Magen-Darm-Beschwerden (IgA-Mangel-Sprue), allergische Reaktionen und Autoimmunerkrankungen (vor allem Lupus erythematodes, rheumatoide Arthritis, perniziöse Anämie) hierbei etwas häufiger vor.
▶ *Ein erhöhter IgA-Spiegel* im Blut kann durch eine Leberzirrhose bedingt oder Folge eines unkontrollierten Wachstums eines Klons von Lymphzellen, die Immunglobulin A produzieren (IgA-Plasmozytom), sein.

Auch Infektionen von Haut, Darm, Atemwegen und Nieren sowie Autoimmunerkrankungen können zu einer IgA-Erhöhung führen.

Immunglobulin D (IgD)

Immunglobulin D befindet sich auf den Zellhüllen von B-Lymphzellen und ist die Bindungsstelle für körperfremde Substanzen (Antigene). Bindet sich ein solches Antigen an IgD auf den Lymphzellen, beginnen diese, Antikörper zu bilden und ins Blut abzugeben.

Normal- bzw. Referenzwert	
Immunglobulin D (IgD)	bis 100 U/ml

▶ *Erhöhungen von Immunglobulin D* im Blut kommen, wenn auch selten, beim Lymphzellkrebs vor.

Immunglobulin E (IgE)

Immunglobulin E befindet sich auf der Zelloberfläche von bestimmten weißen Blutkörperchen (basophilen Granulozyten) und so genannten Mastzellen.

Bindet sich eine körperfremde Substanz an dieses Immunglobulin, kommt es zur Freisetzung von Histamin und ähnlichen Stoffen aus den Mastzellen und dadurch zu einer allergischen Sofortreaktion. An der Haut bewirkt diese Reaktion eine Nesselsucht oder eine Schwellung beispielsweise der Lippen, an den Bronchien kann es zu einem Asthmaanfall kommen, und im Magen-Darm-Trakt ruft diese allergische Reaktion heftige Durchfälle und Bauchschmerzen hervor.

Normal- bzw. Referenzwerte	
Immunglobulin E (IgE)	12–240 µg/l oder 5–100 kU/l

Erhöhte IgE-Werte
▶ Sie findet man vor allem bei allergischen Erkrankungen, wie Heuschnupfen, Asthma bronchiale, Hautallergien sowie Neurodermitis und beim allergischen Schock.
▶ Auch bei Infektionen mit Parasiten, insbesondere Wurmerkrankungen, ist der IgE-Wert häufig erhöht.
▶ Selten gehen bösartige Tumoren in den Atemwegen oder im Magen-Darm-Trakt mit einer erhöhten Ige-Bildung einher.

Immunglobulin G (IgG)

Immunglobuline G stellen den größten Anteil der Immunglobuline im Blut, sie kommen aber in ähnlicher Menge auch im Gewebe vor. IgG besteht aus vier Untergruppen, deren Bildung u. a. von der Eintrittspforte des Antigens abhängt.

Normal- bzw. Referenzwert	
Immunglobulin G (IgG)	7–16 g/l

IgG neutralisiert Viren und von Bakterien abgegebene Giftstoffe und aktiviert das Komplementsystem, ein Bestandteil des Abwehrsystems. Außerdem bindet es sich direkt an Bakterien und leitet deren Zerstörung durch Fresszellen ein. IgG kann als einziges Immunglobulin die Plazenta überschreiten und bietet dem Säugling während der ersten Lebensmonate Schutz vor Infektionen.

Erniedrigte IgG-Werte
▶ Bei der Common Variable Immunodeficiency besteht immer ein Mangel an IgG, wobei in einigen Fällen auch IgA und IgM erniedrigt sind. Dieser Defekt kommt häufig bei Autoimmunerkrankungen (insbesondere Lupus erythematodes, rheumatoider Arthritis und Sarkoidose) vor. Dabei besteht ein erhöhtes Risiko für Krebserkrankungen.
▶ Nicht ganz selten kommen Erniedrigungen einer oder mehrerer Unterklassen der vier IgGs vor, woraus eine Anfälligkeit für Atemwegsinfekte resultiert.

Erhöhte IgG-Werte
▶ Vor allem chronische bakterielle Infektionen führen zu einen deutlichen IgG-Anstieg.
▶ Auch die chronische Virushepatitis geht mit einem stark erhöhten IgG einher, während IgM und IgA nur leicht erhöht sind.

▶ Erhöhte IgG-Spiegel kommen bei Autoimmunerkrankungen vor.
▶ Eine starke, monoklonale IgG-Erhöhung ist typisch für das IgG-Plasmozytom, einen Lymphzellkrebs.

Immunglobulin M (IgM)

Immunglobulin M, das vor allem im Blut vorkommt, gilt als Abwehrfaktor bei Kontakt mit körperfremden Substanzen.

Zu den Immunglobulinen der Klasse M gehören die Blutgruppenantikörper (siehe Seite 43f.) und Rheumafaktoren (siehe Seite 115f.).

Normal- bzw. Referenzwert	
Immunglobulin M (IgM)	0,4–2,3 g/l

▶ *Erniedrigtes Immunglobulin M* bei sonst normalen Immunglobulinwerten findet man gelegentlich bei gesunden Menschen, aber auch bei Kranken mit häufig wiederkehrenden Infektionen, bei Neurodermitis, systemischem Lupus erythematodes (Autoimmunerkrankung mit Allgemeinbeschwerden wie Fieber, typischen Hautveränderungen und krankhaften Veränderungen an Herz, Lunge, Nieren und Nervensystem) und bei der so genannten autoimmunhämolytischen Anämie (frühzeitige Zerstörung von roten Blutkörperchen aufgrund einer Fehlsteuerung des Immunsystems).

Ein solcher selektiver IgM-Mangel begünstigt bakterielle Infektionen und Durchfallerkrankungen.

Erhöhte IgM-Werte
▶ Bei Neugeborenen deutet eine IgM-Erhöhung auf eine Infektion im Mutterleib hin.
▶ Bei Kindern sowie erwachsenen Männern und Frauen ist eine Erhöhung vor allem des Immunglobulins M Hinweis auf eine akute Infektion.

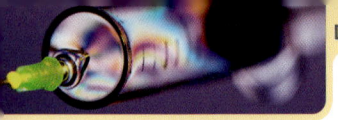

▶ Bei einer akuten Leberentzündung durch das Hepatitisvirus A steigt der IgM-Spiegel stark an.
▶ Auch bei Malaria und anderen Infektionen mit vor allem im Blut befindlichen Parasiten ist der IgM-Spiegel deutlich erhöht.
▶ Eine weitere Ursache ist die biliäre, also durch Erkrankungen der Galle oder der Gallenwege ausgelöste Leberzirrhose.
▶ Bei der Waldenström-Krankheit, einem Lymphzellkrebs, ist das Immunglobulin M aufgrund einer unkontrollierten Bildung durch einen Klon von B-Lymphzellen stark erhöht.
▶ Bei einer seltenen Erbkrankheit, dem Hyper-IgM-Syndrom, kann der IgM-Spiegel erhöht oder auch normal hoch sein, während IgA und IgG erniedrigt sind.

Harnsäure

Die Bestimmung der Harnsäure gehört zu den Routinelaboruntersuchungen, zumal eine Erhöhung der Harnsäure bei jedem fünften Mann in den Wohlstandsländern zu finden ist. Sie verursacht oftmals keine Beschwerden, stellt aber ein Risiko für Gichtanfälle und Nierensteine dar.

Puringehalt von Lebensmitteln

Purinarme Lebensmittel

Milch, Buttermilch, Joghurt	0 mg
1 Ei	3 mg
1 Scheibe Emmentaler	3 mg
1 mittelgroße Tomate	8 mg
1 Brötchen	20 mg
1 mittelgroßer Apfel	20 mg
1 Grapefruit	30 mg
1 Portion geschälter Reis	40 mg

Lebensmittel mit mittlerem Puringehalt

200 g Weißkohl	40 mg
200 g Spargel	50 mg
200 g Porrée	80 mg
200 g Spinat	100 mg
200 g Schollenfilet	130 mg
100 g rohes Fleisch (Huhn, Rind, Kalb, Schwein)	140–170 mg

Purinreiche Lebensmittel

100 g geräucherte Makrele	170 mg
100 g gegrilltes Hähnchen	240 mg
100 g Innereien	210–360 mg
100 g Ölsardinen	350 mg
100 g Sprotten	500 mg
100 g Kalbsbries	900 mg

Normal- bzw. Referenzwerte

Harnsäure	
Männer	≤ 6,4 mg/dl oder ≤ 381 µmol/l
Frauen	≤ 6,0 mg/dl oder ≤ 357 µmol/l

Harnsäure ist beim Menschen das Endprodukt beim Abbau von Kernsäuren, den Purinen, die Bestandteile der Zellkerne sind. Die Purine können aus eigenen Zellen stammen, werden aber auch durch die Nahrung zugeführt. Mehr als zwei Drittel der Harnsäure werden durch die Nieren ausgeschieden, weniger als ein Drittel über den Darm.

Der Spiegel der Harnsäure im Blut hängt demnach ab von der Menge der Purine aus der Nahrung, vom Abbau körpereigener Purine und von der Ausscheidung der Harnsäure in Nieren und Darm.

Die Löslichkeitsgrenze von Harnsäure im Blut ist bereits bei 420 µmol/l erreicht, und bei Werten über 50 µmol kommt es zu Ausfällungen und damit Ablagerungen von Harnsäurekristallen im Gewebe. Fallen die Kristalle bei Übersättigung der Harnsäurekonzentration in der Gelenkflüssigkeit im Gelenk aus, werden sie von Fresszellen aufgenommen, die jedoch durch

Freisetzung von entzündungsfördernden Stoffen eine stark schmerzhafte Gelenkentzündung (Gichtanfall) verursachen.

An den Nieren bilden sich aus ausgefällten Harnsäurekristallen Nierensteine, die Nierenkoliken auslösen können und häufige Harnwegsinfekte begünstigen. Die Ablagerung von Harnsäurekristallen im Nierengewebe beeinträchtigt die Nierenfunktion und kann zu Bluthochdruck führen.

▶ *Erniedrigte Harnsäurespiegel* sind selten und haben meist keine Bedeutung. Sie können durch einen Enzymmangel bedingt sein, wodurch eine Vorläufersubstanz von Harnsäure nicht weiter abgebaut und direkt ausgeschieden wird. Auch unter der Behandlung mit Medikamenten zur Senkung des Harnsäurespiegels kann der Harnsäurewert deutlich abfallen. Schließlich geht eine purinfreie Ernährung mit erniedrigten Harnsäurewerten einher.

Erhöhung der Harnsäure

▶ Nach heutigen Erkenntnissen ist eine Erhöhung der Harnsäure (Hyperurikämie) in den meisten Fällen durch eine genetisch bedingte Störung der Harnsäureausscheidung in den Nieren verursacht, die aber nur bei gleichzeitiger purinreicher Ernährung und Übergewicht zu Tage tritt.

▶ Ausgesprochen selten ist hingegen eine genetisch bedingte Überproduktion von Harnsäure aufgrund eines Enzymdefekts. Dabei unterscheidet man das Lesch-Nyhan-Syndrom mit extrem verminderter Aktivität dieses Enzyms, das mit Hyperurikämie, Nierenschwäche, neurologischen Symptomen und der Neigung zur

Tipps zur Senkung eines erhöhten Harnsäurespiegels

▶ Wenn Sie einen erhöhten Harnsäurespiegel oder schon einmal oder öfter einen Gichtanfall erlitten haben, können Sie ihn sicher mit Hilfe von Medikamenten in den Normbereich senken. In vielen Fällen helfen jedoch bereits einfache Maßnahmen, den Harnsäurespiegel zu normalisieren – und das ganz ohne Nebenwirkungen.

▶ Eine der wichtigsten Maßnahmen zur Normalisierung eines erhöhten Harnsäurespiegels besteht darin, dass Sie viel trinken. Sofern Sie nicht aufgrund eines Herz- oder Nierenleidens Ihre Flüssigkeitsmenge beschränken müssen, sollten Sie mindestens eineinhalb Liter pro Tag trinken – wenn möglich, sogar noch mehr. Darüber hinaus können Sie den Harnsäurespiegel günstig beeinflussen, indem Sie purinarmen Lebensmitteln den Vorzug geben und Speisen mit hohem Puringehalt nur sehr sparsam zu sich nehmen.

▶ Wenn Sie unter Übergewicht leiden, senken Sie Ihr Körpergewicht langsam, aber dauerhaft durch konsequente Veränderung Ihrer Essgewohnheiten, da Übergewicht einen wesentlichen Risikofaktor für die Erhöhung des Harnsäurespiegels darstellt. Verzichten Sie dabei aber auf strenge Diäten und ganz besonders auf das Fasten, da hierbei viele Körperzellen zerstört werden, wodurch große Mengen Harnsäure anfallen.

▶ Geben Sie bei der Zubereitung Ihrer Speisen dem Kochen den Vorzug, da dann einige Purine ins Kochwasser übergehen.

▶ Trinken Sie, wenn überhaupt, nur sehr kleine Mengen Alkohol, da Alkohol die Ausscheidung von Harnsäure in den Nieren hemmt. Meiden Sie insbesondere Ess- und Trinkexzesse, da hier sowohl viel Purin anfällt und gleichzeitig auch die Ausscheidung seines Abbauprodukts Harnsäure beeinträchtigt ist.

▶ Seien Sie auch vorsichtig mit entwässernden Medikamenten, da sie die Harnsäureausscheidung vermindern.

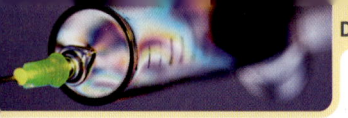

Selbstverstümmelung einhergeht, und das Kelley-Seegmiller-Syndrom mit mäßiger Verminderung der Enzymaktivität, das zu Hyperurikämie und Nierensteinen, aber nicht zur Selbstverstümmelung führt.

▶ Sehr schwere körperliche Arbeit sowie starke Sonnenbestrahlung können den Harnsäurespiegel anheben.

▶ Ein erhöhter Harnsäurespiegel kann auch durch einen vermehrten Abbau von Körperzellen verursacht sein, z. B. im Rahmen von Leukämien, hämolytischen Anämien, bei krankhafter Vermehrung der roten Blutkörperchen und während der Behandlung von bösartigen Tumoren mit Zytostatika bzw. Bestrahlung.

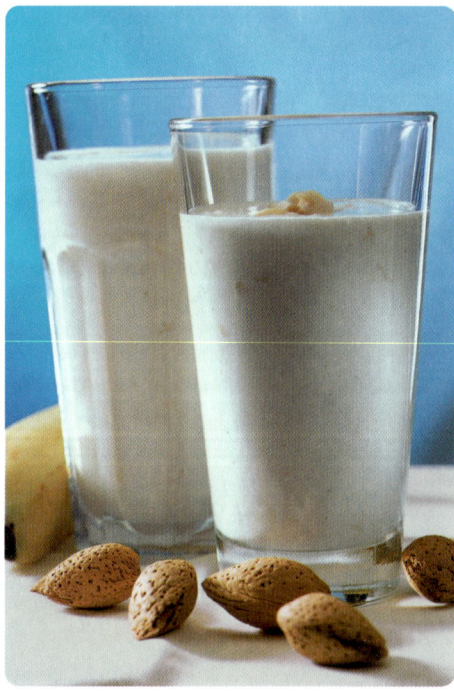

Milch und Milchprodukte gehören zu den purinarmen Lebensmitteln, die man bei einem erhöhten Harnsäurespiegel bevorzugt zu sich nehmen sollte.

▶ Eine nicht seltene Ursache von Hyperurikämie und Gichtanfällen sind Hungerzustände und Fasten, wobei es zu einem verstärkten Abbau von körpereigenen Zellen kommt.

▶ Erhöhte Harnsäurespiegel aufgrund einer verringerten Ausscheidung können auch Folge verschiedener Nierenerkrankungen sein, wie z. B. dem chronischen Nierenversagen und der mit Nierenschädigung einhergehenden Schwangerschaftsvergiftung (Gestose).

▶ Die Behandlung mit harntreibenden Medikamenten (Thiazid-Diuretika) erhöht ebenfalls den Harnsäurespiegel im Blut. Auch Acetylsalicylsäure, blutdrucksenkende Mittel und Medikamente zur Behandlung der Tuberkulose können einen Harnsäureanstieg verursachen.

▶ Eine Übersäuerung des Körpers durch vermehrten Anfall von Laktat (bei schwerem Sauerstoffmangel im Gewebe infolge schwerer Herzschwäche, Lungenembolie, Schockzuständen, nach Operationen und bei anderen schweren Krankheitsbildern) oder Ketonkörpern (bei Diabetes mellitus im Rahmen einer schweren Überzuckerung) behindert die Ausscheidung von Harnsäure in den Nieren. Das Gleiche gilt für starken Alkoholgenuss, der ebenfalls über einen hohen Laktatanfall die Harnsäureausscheidung beeinträchtigt und nicht selten Auslöser eines Gichtanfalls bei (Neigung zu) erhöhter Harnsäure ist.

▶ Eine Schilddrüsenüberfunktion sowie Hyperparathyreoidismus (siehe Seite 88f.) können ebenfalls mit einer Hyperurikämie einhergehen. Auch bei Akromegalie, einer erhöhten Bildung von Wachstumshormon im Erwachsenenalter, kann der Harnsäurespiegel im Blut erhöht sein.

▶ Vergiftungen mit Kadmium, Blei oder auch Beryllium führen ebenfalls zu einem Harnsäureanstieg.

▶ Eine seltene Ursache ist eine erblich bedingte Stoffwechselkrankheit, bei denen Glykogen in verschiedenen Organen abgelagert wird.

Herzenzyme

Herzenzyme werden vor allem bestimmt, wenn der Verdacht auf einen akuten Herzinfarkt besteht. Die wichtigsten Messgrößen sind hier-

Aufgabe dieses Enzyms ist es, eine chemische Reaktion zu beschleunigen, wodurch Muskel und Gehirn das energiereiche Molekül Creatinphosphat zur Verfügung gestellt bekommen, aus dem sie Energie gewinnen.

Normal- bzw. Referenzwerte			
	Für Frauen	**Für Männer**	**Für beide**
CK (Creatinkinase)	bis 140 U/l	bis 174 U/l	
CK-MB			< 24 U/l oder < 6 % der Gesamt-CK
GOT (AST)	10–35 U/l	10–50 U/l	
LDH	135–214 U/l	135–225 U/l	
Kinder			bis 300 U/l
HBDH		72–182 U/l	
Myoglobin			70–110 µg/l
Troponin T			< 0,1 µg/ml
Troponin I			< 0,5 µg/ml

bei die Creatinkinase (CK) und deren vor allem im Herzmuskel vorkommende Untereinheit CK-MB. Myoglobin und Troponine sind keine Enzyme, sondern Eiweiße.

Eine Erhöhung der Enzyme bzw. Eiweiße darf nur zusammen mit typischen Beschwerden und EKG-Veränderungen als Hinweis auf einen Herzinfarkt gewertet werden. Daneben können die meisten dieser Stoffe auch bei anderen Krankheiten erhöht sein.

CK und CK-MB

Die Bestimmung der Creatinkinase (CK) wird zur Diagnose von Schädigungen des Herzmuskels, besonders bei Verdacht auf Herzinfarkt, oder der Skelettmuskulatur durchgeführt.

Creatinkinase ist ein Enzym, das vor allem im Muskelgewebe vorkommt – in der Skelettmuskulatur wie im Herzmuskel. Auch findet sich dieses Enzym im zentralen Nervensystem.

Jedes Molekül Creatinkinase besteht aus zwei Untereinheiten, die nach ihrem hauptsächlichen Vorkommen M (muscle = Muskel) und B (brain = Gehirn) benannt werden. Danach wird Creatinkinase in die drei wichtigsten Untereinheiten (Isoenzyme) eingeteilt, wobei das Isoenzym CK-MM in erster Linie in der Skelettmuskulatur anzutreffen ist, das Isoenzym BB im Zentralnervensystem und das Isoenzym MB im Herzmuskel.

Weiterhin gibt es die CK-MiMi aus den Mitochondrien, wo die Energiegewinnung aus den Nahrungsbestandteilen stattfindet.

Normal- bzw. Referenzwerte	
CK	
Frauen	bis 140 U/l
Männer	bis 174 U/l
CK-MB	< 24 U/l oder < 6 % der Gesamt-CK

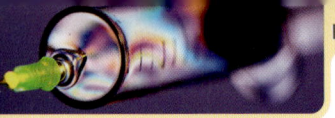
Erhöhung der Creatinkinase

▸ Bei Verdacht auf einen Herzinfarkt bestimmt man neben der Gesamt-CK das für den Herzmuskel weitgehend spezifische Isoenzym CK-MB, sofern der Wert der Gesamt-CK erhöht ist. Eine Erhöhung von Gesamt-CK und CK-MB kann auch durch eine Herzmuskelentzündung (Myokarditis) bedingt sein. Beträgt der Anteil der CK-MB an der erhöhten Gesamt-CK 6 bis 20 %, spricht dies für einen Herzinfarkt (oder eine Myokarditis); liegt der Anteil der CK-MB unter 6 %, deutet dies auf eine Freisetzung der CK aus dem Muskel hin.

▸ Bei einem Anteil der CK-MB an einer erhöhten Gesamt-CK von mehr als 20 % muss man an eine Erkrankung des zentralen Nervensystems denken; allerdings kommt diese Konstellation auch bei Vorliegen einer so genannten Makro-CK vor. Diese großen Moleküle können sich einerseits aus Immunglobulinen (IgG, siehe Seite 101) und Creatinkinase bilden, was vor allem bei älteren Frauen nicht selten ist.

Eine andere Variante der Makro-CK entsteht, wenn sich mehrere Creatinkinase-Moleküle aus Mitochondrien (MiMi-CK) zusammenlagern, was auf Erkrankungen der Leber oder auf bösartige Tumoren hindeuten kann.

▸ Neben der Diagnostik eines Herzinfarkts wird das Enzym Creatinkinase auch bestimmt, wenn man den Verdacht auf eine Erkrankung der Skelettmuskulatur bestätigen will. Dabei wird neben der Gesamt-CK die für die Skelettmuskulatur spezifische Untereinheit CK-MM bestimmt. Am höchsten sind hier die Werte bei der Muskeldystrophie vom Typ Duchenne, die bereits im Kindesalter beginnt. Auch bei vielen anderen entzündlichen und degenerativen Muskelerkrankungen ist die CK-MM erhöht.

▸ Eine Erhöhung der Creatinkinase ist aber keinesfalls immer ein Hinweis auf einen Herzinfarkt oder eine Erkrankung der Skelettmuskulatur. Da das Enzym sich in allen Muskeln des Körpers befindet, kann der Spiegel im Blut schon ansteigen, wenn man sich körperlich stark belastet hat, z. B. beim Sport oder durch schwere körperliche Arbeit.

Weitere Ursachen einer Erhöhung der Creatinkinase können sein:

▸ Spritze in den Muskel
▸ Operationen oder größere Verletzungen
▸ Entbindung
▸ Muskelfaserriss
▸ Epileptischer Anfall
▸ Arterieller Gefäßverschluss
▸ Wiederbelebungsmaßnahmen
▸ Vergiftungen, Alkoholmissbrauch
▸ Schwere Bauchspeicheldrüsenentzündung, schwerer Leberschaden
▸ Bösartige Tumoren
▸ Schilddrüsenunterfunktion und andere hormonelle Störungen
▸ Befall mit Trichinen
▸ Neurologische Erkrankungen
▸ Einnahme von Medikamenten zur Behandlung von Depressionen

GOT (AST)

Das Enzym GOT (Glutamat-Oxalacetat-Transferase) = AST (Aspartat-Aminotransferase) kommt in allen Geweben vor, größere Mengen davon findet man im Skelett- und Herzmuskel sowie in der Leber. Wie einige andere Enzyme (insbesondere GPT, siehe Seite 74f.) ist die Glutamat-Oxalacetat-Transferase am Aufbau der Eiweißbausteine in der Zelle beteiligt.

▸ *Erhöhung des GOT-Spiegels* Nach einem Herzinfarkt steigt der GOT-Spiegel im Blut

Normal- bzw. Referenzwerte	
GOT (AST)	
Frauen	10–35 U/l
Männer	10–50 U/l

nach vier bis acht Stunden an. Da dieses Enzym jedoch auch bei chronischen Lebererkrankungen sowie bei Schäden der Skelettmuskulatur häufig erhöht ist, bildet man aus dem Enzym Creatininkinase und der GOT einen Quotienten, d. h., man teil den Wert der CK durch den Wert der GOT. Ergibt sich eine Zahl unter 10, spricht dies für einen Herzinfarkt; liegt die Zahl über 10, ist eine Skelettmuskelschädigung wahrscheinlicher. Ist neben der GOT auch die GPT und eventuell die gamma-GT erhöht, deutet dies auf eine Leberschädigung hin, die jedoch auch neben einem akuten Herzinfarkt schon lange bestehen kann. Eine genaue Beschreibung der weiteren Ursachen einer GOT-Erhöhung finden Sie auf Seite 74f.

LDH und HBDH

Das Enzym LDH (Laktatdehydrogenase) ist in allen Geweben vorhanden und spielt beim Stoffwechsel der Kohlenhydrate eine wichtige Rolle. Sein Spiegel im Blut kann durch zahlreiche Erkrankungen ansteigen.

Normal- bzw. Referenzwerte	
LDH Frauen	135–214 U/l
Männer	135–225 U/l
Kinder	bis 300 U/l
HBDH	72–182 U/l

LDH-Erhöhung
▸ Da die LDH nach einem Herzinfarkt erst spät ihr Maximum erreicht und bis zu zwei Wochen lang im Blut nachweisbar ist, während die anderen Herzenzyme sich bereits wieder normalisiert haben, kann sie zur späten Diagnose eines bereits vor mehreren Tagen abgelaufenen Herzinfarkts herangezogen werden. Litt der Betroffene an typischen Beschwerden und finden sich

auch im EKG charakteristische Veränderungen, die für einen bereits vor einiger Zeit abgelaufenen Herzinfarkt charakteristisch sind, kann ein erhöhter LDH-Spiegel im Blut die Verdachtsdiagnose weiter bestätigen.

Ist dieses Enzym erhöht, wird immer auch eine Untereinheit der LDH bestimmt, das Isoenzym HBDH (Hydroxybutyrat-Dehydrogenase), das vor allem im Herzmuskel und in den roten Blutkörperchen vorkommt. Ergibt der Quotient aus LDH und HBDH einen Wert unter 1,3, spricht dies für einen Herzinfarkt oder eine Zerstörung von roten Blutkörperchen (Hämolyse).
▸ Neben einer hämolytischen Anämie kann einer LDH-Erhöhung auch eine megaloblastäre Anämie mit wenigen, aber vergrößerten roten Blutkörperchen zugrunde liegen.
▸ Weitere Ursachen einer LDH-Erhöhung sind u. a. Lebererkrankungen, Muskelerkrankungen, chronische Nierenkrankheiten und Krebserkrankungen.

Myoglobin

Myoglobin ist ein Eiweiß, das ähnlich wie das Hämoglobin (siehe Seite 18f.) in den roten Blutkörperchen Eisen enthält und Sauerstoff binden kann. Es befindet sich in den Zellen der Skelettmuskulatur und im Herzmuskel, wo es der Sauerstoffversorgung dient.

Der Myoglobinspiegel wird in erster Linie zur Frühdiagnose eines Herzinfarkts sowie zur raschen Erkennung eines erneuten Infarkts bestimmt.

Daneben findet die Myoglobinbestimmung in der Beurteilung des Erfolgs einer Lyse-

Normal- bzw. Referenzwert	
Myoglobin	70–110 µg/l

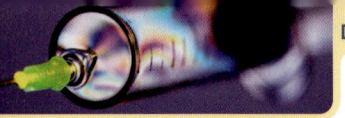

Behandlung des Herzinfarkts weitere Anwendung. Bei dieser Behandlung versucht man, das Blutgerinnsel aufzulösen, das ein Herzkranzgefäß verstopft und damit den Herzinfarkt verursacht.

Weiterhin dient die Untersuchung des Myoglobinspiegels der Verlaufskontrolle von Muskelerkrankungen.

Myoglobinerhöhung
▶ Bei einem Herzinfarkt wird auch dieses Eiweiß freigesetzt, und zwar deutlich früher als die Herzenzyme CK, GOT und LDH. Deshalb kann es zur Frühdiagnose eines Herzinfarkts herangezogen werden. Allerdings ist dieses Enzym nicht spezifisch für eine Erkrankung des Herzmuskels, die Diagnose eines Herzinfarkts darf sich keinesfalls allein auf eine Myoglobinerhöhung stützen.
▶ Weitere Ursachen für eine Erhöhung liegen vor allem in Muskelschädigungen und -verletzungen, aber auch bei starker körperlicher Anstrengung sowie bei Fieber kann der Myoglobinspiegel ansteigen.
▶ Auch Störungen des Mineralstoffhaushalts, Überzuckerung bei Diabetes mellitus, Schilddrüsenunterfunktion, Alkoholvergiftung und andere Vergiftungen können eine Myoglobinerhöhung hervorrufen.

▶ Daneben kann die Behandlung mit verschiedenen Medikamenten Auslöser eines Anstiegs sein, z. B. Medikamente zur Senkung von Blutfetten, Appetitzügler, Präparate zur Therapie von Psychosen usw.

Troponin T und I

Troponin T und I sind Bestandteile der Muskelfasern im Herzmuskel. Bei einer Zerstörung von Herzmuskelzellen im Rahmen eines Herzinfarkts steigt der Spiegel beider Eiweiße innerhalb von vier Stunden im Blut an.

Normal- bzw. Referenzwerte	
Troponin T	$<0,1$ µg/ml
Troponin I	$<0,5$ µg/ml

Erhöhung von Troponin T und I
▶ Während Troponin T außer beim Herzinfarkt auch bei chronischem Nierenversagen oder chronischen Muskelerkrankungen erhöht sein kann, ist Troponin I ein streng spezifischer Marker für den Herzinfarkt.
▶ Auch bei schwerer Angina pectoris, die ebenfalls mit einer Durchblutungsstörung des Herz-

Herzenzyme und -eiweiße im Blut			
Enzym/Eiweiß	**Anstieg (in Stunden)**	**Maximum (in Stunden)**	**Normalisierung (in Tagen)**
Myoglobin	2 – 3	3 – 5	1 – 14
CK-MB	4 – 8	12 – 18	2 – 3
Gesamt-CK	4 – 8	16 – 36	3 – 6
Troponin T/I	3 – 6	20	7 – 14
GOT	4 – 8	16 – 48	3 – 6
LDH	6 – 12	24 – 60	7 – 15
HBDH	6 – 12	30 – 72	10 – 20

muskels einhergeht, ohne dass es allerdings zum Absterben eines umschriebenen Herzbereichs kommt, steigt das Eiweiß Troponin I im Blut deutlich an.

▶ Da es bis zu zwei Wochen im Blut nachweisbar ist, eignet es sich – ebenso wie die weniger spezifischen Enzyme LDH und HBDH – zu einer späten, aber sehr spezifischen Diagnose eines bereits vor Tagen abgelaufenen Herzinfarkts.

Bedeutung der Herzenzyme und -eiweiße

Bei einem Herzinfarkt stirbt ein Teil des Herzmuskels ab, da er von der Blutzufuhr abgeschnitten ist. Meist bildet sich zunächst in einem arteriosklerotisch veränderten Herzkranzgefäß ein Blutgerinnsel und verstopft dieses Gefäß völlig, sodass kein Blut mehr zum Herzen vordringen kann. Der von diesem Gefäß normalerweise versorgte Bereich des Herzmuskels erhält weder Sauerstoff noch Nährstoffe, wodurch die Zellen absterben und die darin befindlichen Stoffe ins Blut gelangen.

Einer dieser Stoffe ist das Enzym Creatinkinase, aber auch die anderen Enzyme GOT und LDH sowie die Eiweiße Myoglobin, Troponin T und Troponin I sind nach einem Herzinfarkt in erhöhter Menge im Blut zu finden. Dabei steigen die Spiegel dieser Enzyme langsam an und fallen, je nachdem, wie schnell sie wieder abgebaut werden, innerhalb der folgenden Tage bis Wochen wieder auf ihre Normalwerte ab.

Da man (zusammen mit der Symptomatik und dem EKG-Befund) aus dem Anstieg und Abfall der Konzentrationen dieser Stoffe einen Infarkt diagnostizieren und seine Schwere abschätzen kann, werden diese Blutwerte mehrmals bestimmt.

Neben diesen Werten steigen bei einem Herzinfarkt meist auch die weißen Blutkörperchen,

Kampf dem Herzinfarkt!

▶ Kaum ein Patient wird mit einem Laborbogen nach Hause geschickt, auf dem er einen erhöhten CK-Wert findet. Wenn dies der Fall ist, handelt es sich meist um einen harmlosen Befund, der beispielsweise durch eine intramuskuläre Injektion, durch starke körperliche Arbeit oder massive sportliche Belastung hervorgerufen wurde.

▶ Wer jedoch mit dem Krankenwagen auf die Intensivstation gebracht wird, und die Ärzte dort aufgrund der typischen Beschwerden, eindeutiger EKG-Veränderungen und des Anstiegs der Herzenzyme (und -eiweiße) einen Herzinfarkt diagnostizieren, sollte in Zukunft alles daran setzen, um nicht wieder in diese lebensbedrohliche Lage zu geraten.

▶ Die wichtigsten Maßnahmen, um die koronare Herzkrankheit, die in den meisten Fällen Ausgangspunkt des Herzinfarkts ist, am Fortschreiten zu hindern, bestehen in der Bekämpfung und optimalen Behandlung der Risikofaktoren für diese Krankheit.

▶ Dazu gehören vor allem die Normalisierung eines erhöhten Körpergewichts, regelmäßige Bewegung, Entlastung von zu großem Stress, (Wieder-)Entdeckung von Lebensfreude, eine schmackhafte und vielseitige Ernährung, Verzicht auf das Rauchen sowie die optimale Behandlung von hohem Blutdruck, erhöhten Blutfetten und einer Zuckerkrankheit.

die Blutsenkungsgeschwindigkeit und der Blutzucker an.

Erhöhte Herzenzyme (und -eiweiße) allein erlauben nicht die Diagnose eines Herzinfarkts! Nur wenn gleichzeitig typische Beschwerden bestehen und/oder EKG-Veränderungen auf einen Herzinfarkt hinweisen, darf man die Laborwerte zur Diagnostik eines Herzinfarkts heranziehen.

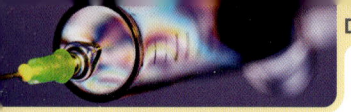

Schilddrüse

Die Schilddrüse ist ein kleines, lebenswichtiges Organ, das in nahezu alle Stoffwechselvorgänge eingreift und bei Kindern für Wachstum und

Normal- bzw. Referenzwerte	
TSH	0,4–4,0 mU/l
Freies Trijodthyronin (FT3)	2,2–5,5 pg/ml
Freies Thyroxin (FT4)	0,6–1,8 ng/dl
Schilddrüsenantikörper	positiver Nachweis
Thyreoglobulin	bis 50 µg/ml
Calcitonin	
Frauen	<2–10 pg/ml
Männer	<2–48 pg/ml

Entwicklung – insbesondere des Nervensystems – verantwortlich ist. Diese Aufgaben erfüllt die Schilddrüse mit Hilfe der beiden Schilddrüsenhormone Trijodthyronin und Thyroxin, die nach Einbau von Jod in entsprechende Eiweiße entstehen. Sie werden in der Schilddrüse gespeichert und bei Bedarf ins Blut abgegeben. Über das Blut erreichen die Hormone dann alle Organe und Gewebe, wobei nur die freien Hormone wirksam sind, während die an Bluteiweiße gebundenen Hormone keine Wirkung haben.

Laborwerte zur Überprüfung der Schilddrüsenfunktion werden meist nur bei Verdacht auf eine Schilddrüsenunter- oder -überfunktion bestimmt. Aber auch bei unklaren bzw. neu aufgetretenen Symptomen, die sich anderen Krankheiten nicht zuordnen lassen, wird häufig – zusammen mit anderen Laborparametern – die Schilddrüsenfunktion getestet. Vor Untersuchungen oder Eingriffen, bei denen jodhaltiges Kontrastmittel eingesetzt wird, überprüft man ebenfalls zuvor die Schilddrüsenfunktion.

Als Suchtest eignet sich hierfür in der Regel die Bestimmung des TSH-Werts, der eine Veränderung der Schilddrüsenfunktion meist ausreichend genau wiedergibt. Erst wenn der TSH-Wert außerhalb des Referenzbereichs liegt, werden weitere Schilddrüsenwerte bestimmt.

TSH

Die Bestimmung des TSH-Werts ist die wichtigste Untersuchung, um eine Schilddrüsenfunktionsstörung festzustellen. Erst wenn dieser Wert von der Norm abweicht, werden weitere Laborwerte untersucht.

Bei Neugeborenen wird der TSH-Wert routinemäßig bestimmt, um eine angeborene Schilddrüsenunterfunktion nicht zu übersehen, die zu schweren Entwicklungsstörungen – insbesondere des Nervensystems – führen könnte. Auch wird der TSH-Wert zur Kontrolle einer Behandlung mit Schilddrüsenhormonen gemessen.

Normal- bzw. Referenzwert	
TSH	0,4–4,0 mU/l

Der früher gebräuchliche TRH-Test wird heute nicht mehr durchgeführt.

Die Bildung und Abgabe der Schilddrüsenhormone aus der Schilddrüse ins Blut wird durch einen übergeordneten Regelkreis gesteuert. So setzt die Hirnanhangsdrüse das Hormon TSH (Thyreoidea-stimulierendes Hormon) frei, sobald der Spiegel der Schilddrüsenhormone im Blut absinkt. Angeregt durch TSH, gibt die Schilddrüse mehr Hormone ins Blut ab, sodass deren Spiegel wieder auf Normalwerte ansteigt. Umgekehrt drosselt die Hirnanhangsdrüse die Abgabe von TSH, wenn die Schilddrüsenhormonspiegel im Blut hoch sind.

Außerdem wird die TSH-Freisetzung durch das Hormon TRH (Thyreotropin-Releasing-Hormone) aus dem Hypothalamus gesteuert.

Erhöhter TSH-Wert

▶ Er weist auf eine Schilddrüsenunterfunktion (Hypothyreose) hin. Bei einer manifesten (echten) Schilddrüsenunterfunktion findet man gleichzeitig erniedrigte Schilddrüsenhormonspiegel im Blut.

In manchen Fällen kann die Schilddrüsenunterfunktion noch so geringgradig ausgeprägt sein, dass die Schilddrüsenhormone im Blut (noch) normal sind; dann spricht man von einer latenten Schilddrüsenunterfunktion.

▶ In sehr seltenen Fällen ist eine TSH-Erhöhung Ausdruck einer so genannten zentralen Schilddrüsenüberfunktion. Diese Form kann z. B. durch TSH-produzierende Tumoren der Hirnanhangsdrüse oder durch mangelnde Empfindlichkeit der Hirnanhangsdrüse gegenüber Schilddrüsenhormonen bedingt sein.

Erniedrigter TSH-Wert

▶ Er ist meist Hinweis auf eine Schilddrüsenüberfunktion. Denn eine verringerte Ausschüttung des Hormons TSH aus der Hirnanhangsdrüse ist oft eine Reaktion auf erhöhte Schilddrüsenhormonwerte im Blut. Bei echter oder manifester Schilddrüsenüberfunktion sind gleichzeitig die Schilddrüsenhormonspiegel im Blut erhöht. Die Schilddrüsenhormone können aber auch noch im Normbereich liegen; dann spricht man von einer latenten Schilddrüsenüberfunktion.

▶ Nicht immer deutet eine TSH-Erniedrigung auf eine Überfunktion der Schilddrüse hin. Vielmehr kann der TSH-Spiegel auch im ersten Schwangerschaftsdrittel, bei schweren körperlichen und seelischen Krankheiten und unter der Behandlung mit bestimmten Medikamenten, wie z. B. Kortisonpräparaten oder Dopamin, erniedrigt sein.

▶ Ein erniedrigter TSH-Spiegel kann in sehr seltenen Fällen Ausdruck einer Funktionseinschränkung der Hirnanhangsdrüse oder des Hypothalamus sein.

T4 (Thyroxin)

Wenn der TSH-Wert erhöht oder erniedrigt ist bzw. wenn trotz normalem TSH-Wert der Verdacht auf eine Funktionsstörung der Schilddrüse besteht, wird oft zunächst der Thyroxin-

Normal- bzw. Referenzwert	
T4 (Thyroxin)	0,6–1,8 ng/dl

spiegel bestimmt. Zusammen mit TSH dient dies auch der Kontrolle einer Behandlung mit Schilddrüsenhormonen. Heute wird fast ausschließlich das freie Thyroxin im Blut gemessen.

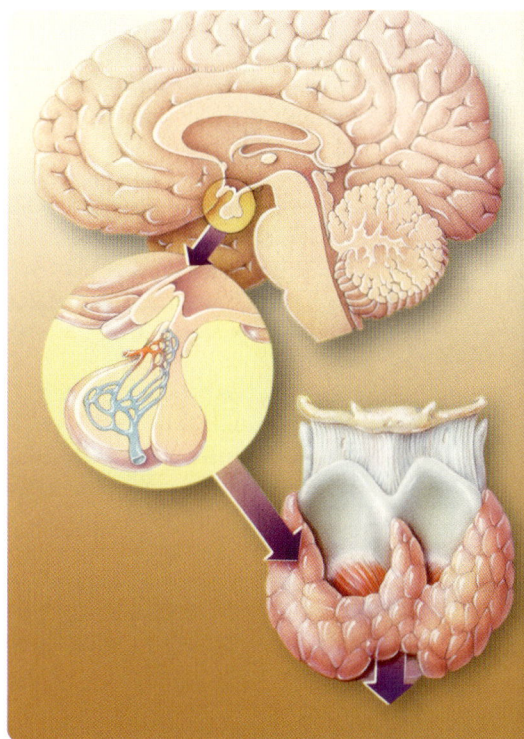

Die Hirnanhangsdrüse (Mitte) regelt die Hormonfreisetzung aus der Schilddrüse (unten).

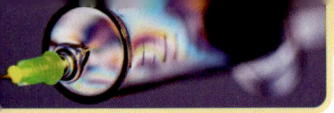

Das jodhaltige Hormon Thyroxin wird wie Trijodthyronin in der Schilddrüse gebildet, dort zunächst an Thyreoglobulin gebunden gespeichert und bei Bedarf an das Blut abgegeben.

Erhöhtes Thyroxin

▶ Die häufigste Ursache ist eine Schilddrüsenüberfunktion, der wiederum ein autonomes Schilddrüsenadenom, also ein unkontrolliert Schilddrüsenhormon produzierender Bezirk in der Schilddrüse, oder die Basedow-Krankheit zugrunde liegt. Bei Letzterer sind es Autoantikörper, die ähnlich wie TSH die Schilddrüse zur Produktion von Hormonen anregen.

▶ Auch bei sehr schweren Erkrankungen, in der Schwangerschaft und unter der Behandlung mit der gerinnungshemmenden Substanz Heparin kann der Thyroxinspiegel im Blut erhöht sein.

▶ Seltener kommt eine Thyroxinerhöhung im Frühstadium einer subakuten oder chronischen Schilddrüsenentzündung vor.

▶ Weitere Ursachen sind die Einnahme jodhaltiger Medikamente, Überdosierung von Schilddrüsenhormonen oder eine Untersuchung mit jodhaltigen Kontrastmitteln.

▶ In sehr seltenen Fällen ist eine Thyroxinerhöhung Ausdruck eines TSH-produzierenden Tumors der Hirnanhangsdrüse.

Erniedrigtes Thyroxin

▶ Die Ursache eines erniedrigten Thyroxinspiegels ist in der Regel eine Schilddrüsenunterfunktion, die wiederum verschiedene Ursachen haben kann. Am häufigsten ist sie Folge einer chronischen Schilddrüsenentzündung (Hashimoto-Thyreoiditis), bei der die Schilddrüse durch Autoantikörper langsam zerstört wird.

▶ Nach operativer Entfernung der Schilddrüse oder Bestrahlungstherapie (Radiojodtherapie) kann der Thyroxinspiegel absinken.

▶ Auch eine versehentliche oder willkürliche Überdosierung von Medikamenten, die die Freisetzung von Schilddrüsenhormonen hemmen (Thyreostatika), führt zu einer Erniedrigung des Thyroxinspiegels.

▶ Seltene Ursachen eines niedrigen Thyroxinwerts sind extremer Jodmangel, angeborene Schilddrüsenunterfunktion sowie Funktionsstörungen der Hirnanhangsdrüse.

T3

Das Schilddrüsenhormon Trijodthyronin (T3) enthält drei Jodatome und wird ebenso wie Thyroxin nach seiner Bildung zunächst in der Schilddrüse an Thyreoglobulin gebunden gespeichert und bei Bedarf freigesetzt. Trijodthyronin ist das eigentlich aktive Schilddrüsenhormon, es ist um ein Vielfaches wirksamer als Thyroxin. Bei vermehrten Verbrauch von T3 wird Thyroxin in T3 umgewandelt.

Normal- bzw. Referenzwert	
T3	2,2–5,5 pg/ml

Die Bestimmung von Trijodthyronin (T3) wird vor allem durchgeführt, wenn TSH erhöht oder erniedrigt ist, während sich der Thyroxinspiegel im Normbereich befindet.

Erhöhtes Trijodthyronin

▶ Ein erhöhter Trijodthyroninspiegel wird vor allem bei Schilddrüsenüberfunktion gefunden, wobei meist auch Thyroxin erhöht ist.

▶ Daneben gibt es eine Form der Überfunktion, bei der nur Trijodthyronin erhöht ist.

▶ Eine nicht zu unterschätzende Ursache ist eine Überdosierung von Schilddrüsenhormonen. Sie kann aus Versehen passiert sein, aber immer häufiger werden Schilddrüsenhormone bewusst zu hoch dosiert, z. B. um Gewicht zu verlieren, was allerdings ein gefährliches Unterfangen ist!

So vermeiden Sie eine Schilddrüsenerkrankung

▶ Schilddrüsenerkrankungen, insbesondere die auch als Kropf oder Struma bezeichnete Vergrößerung der Schilddrüse, gelten als Volkskrankheit, von der mindestens jeder dritte, wenn nicht sogar jeder zweite Deutsche betroffen ist. Die Ursache des Kropfes liegt im niedrigen Jodgehalt unserer Nahrung, nachdem das Schmelzwasser der Eiszeit einen Großteil des Jods aus den Böden gewaschen und in die Meere gespült hat. Dies wiederum ist der Grund, warum Meerestiere so viel Jod enthalten.

▶ Allerdings muss man die Volkskrankheit Kropf nicht einfach als gegeben hinnehmen. Schließlich kann man ganz einfach etwas dagegen tun, nämlich als Nahrungsergänzung jeden Tag 200 µg Jod in Form einer kleinen Tablette zu sich nehmen. Das ist um ein Vielfaches einfacher, sicherer und preisgünstiger, als mehrmals pro Woche Fisch zu essen. Denn das bei uns erhältliche Jodsalz kann die Aufgabe, unseren Körper ausreichend mit Jod zu versorgen, kaum erfüllen, da es nur sehr wenig Jod enthält.

▶ Junge Menschen können ihre tägliche Jodtablette in der Regel ohne größere Voruntersuchungen einnehmen. Bei Älteren sollte der Arzt klären, ob der chronische Jodmangel bereits zu einer Folgekrankheit geführt hat, nämlich einem autonomen Adenom. Ein solcher autonomer Bezirk in der Schilddrüse entzieht sich der Kontrolle durch übergeordnete Zentren und produziert – insbesondere nach größerer Jodzufuhr von außen – große Mengen Schilddrüsenhormone, was bisweilen lebensbedrohlich werden kann. Wer jedoch frühzeitig mit der Einnahme von 200 µg Jod täglich beginnt, kann auch dieser Komplikation eines Kropfes entgehen, ebenso wie der Bildung von zahlreichen Knoten in der Schilddrüse, die – da sie letztlich nicht einfach von einem Schilddrüsenkrebs zu unterscheiden sind – viele Ärzte dazu veranlassen, die Schilddrüse operativ zu entfernen. All dies lässt sich mit einer kleinen Tablette Jod täglich vermeiden, was Länder beweisen, deren Trinkwasser in ausreichendem Maß jodiert wird.

Erniedrigtes Trijodthyronin

▶ Eine Erniedrigung des T3-Spiegels im Blut ist meist ein Hinweis auf eine hochgradige Schilddrüsenunterfunktion, während bei leichter Unterfunktion noch genügend T4 in T3 umgewandelt wird.

▶ Während einer Behandlung mit schilddrüsenhemmenden Medikamenten kann der Trijodthyroninspiegel erniedrigt sein.

▶ Bei schweren Krankheiten, z. B. Magersucht, chronischem Nierenversagen, Leberzirrhose, fortgeschrittenen Krebserkrankungen, Blutvergiftung, stark eingeschränkter Herz- oder Lungenfunktion, wird Thyroxin in vermindertem Maß in Trijodthyrinin umgewandelt (Low-T3-Syndrom), das dann im Blut erniedrigt ist.

▶ Bei älteren Menschen sowie während der Behandlung mit bestimmten Medikamenten, wie z. B. Kortisonpräparaten, ist Trijodthyronin durch verminderte Umwandlung von T4 in T3 ebenfalls oft leicht erniedrigt.

Schilddrüsenantikörper

Schilddrüsenantikörper werden bestimmt, um die Ursache einer Schilddrüsenunter- oder überfunktion weiter abzuklären.

Normal- bzw. Referenzwerte

Die Normal- bzw. Referenzwerte sind stark abhängig von der Bestimmungsmethode!

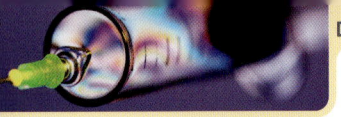

Einige Schilddrüsenerkrankungen sind Folge einer Fehlfunktion des Immunsystems, das dann Antikörper gegen Strukturen der Schilddrüse produziert. Bei der chronischen Schilddrüsenentzündung (Hashimoto-Thyreoiditis) sind dies Antikörper gegen die thyreoidale Peroxidase (TPO-AK), die zu einer langsamen Zerstörung der Schilddrüse führen, in deren Folge es zu einer immer stärker zunehmenden Schilddrüsenunterfunktion kommt.

Bei der Basedow-Krankheit bewirken Autoantikörper gegen Bindungsstellen für TSH (TSH-Rezeptorautoantikörper, TSH-R-AK, TRAK) eine Stimulation der Schilddrüsenhormonproduktion und eine Schilddrüsenüberfunktion.

Bei beiden Krankheiten findet man oft auch Autoantikörper gegen Thyreoglobulin (TgAK), deren Nachweis ebenso wie der von Antikörpern gegen die Schilddrüsenhormone Thyroxin und Trijodthyronin von untergeordneter Bedeutung ist.

Erhöhte TPO-AK

▶ Typisch ist eine Erhöhung der TPO-Antikörper bei chronischer autoimmuner Schilddrüsenentzündung (Hashimoto-Thyreoiditis), die dort in 90 % aller Fälle gefunden wird.
▶ Auch bei anderen Erkrankungen, z. B. Addison-Krankheit, Typ-1-Diabetes-mellitus, chronische Hepatitis B und C, kommen gelegentlich leichte bis mäßige TPO-AK-Erhöhungen vor.
▶ Allerdings muss eine Erhöhung nicht unbedingt Ausdruck einer Erkrankung sein. Sie wird bisweilen auch bei gesunden, vor allem bei älteren Menschen gefunden.

Erhöhte TRAK

▶ Typisch ist eine Erhöhung der TSH-Rezeptor-Autoantikörper bei der Basedow-Krankheit (auch immunogene Schilddrüsenüberfunktion genannt); hier findet man bei 80 % aller Patienten erhöhte TRAK.

▶ In seltenen Fällen kommt eine TRAK-Erhöhung auch bei chronischer Schilddrüsenentzündung (Hashimoto-Thyreoiditis) vor.
▶ *Ein niedriger Wert von Schilddrüsenautoantikörpern* hat keine krankhafte Bedeutung.

Thyreoglobulin

Thyreoglobulin ist an der Bildung der Schilddrüsenhormone Thyroxin und Trijodthyronin beteiligt und dient als Speicher der fertigen Hormone. Es wird lediglich zur Verlaufskon-

Normal- bzw. Referenzwerte	
Thyreoglobulin	bis 50 µg/ml
Nach Entfernung der gesamten Schilddrüse	unter 1 µg/ml

trolle nach Operation bzw. Strahlenbehandlung eines Schilddrüsenkarzinoms bestimmt und zählt deshalb zu den Tumormarkern (siehe Seite 118ff.).

Erhöhtes Thyreoglobulin

▶ Bei vorhandener Schilddrüse kommt ein Anstieg bei verschiedenen Erkrankungen der Schilddrüse unterschiedlich häufig vor, z. B. bei einer vor allem knotigen Schilddrüsenvergrößerung, der Basedow-Krankheit, dem autonomen Schilddrüsenadenom sowie der subakuten Schilddrüsenentzündung. In diesen Fällen hat der Thyreoglobulinspiegel keine wesentliche Aussagekraft.
▶ Bestimmt wird der Thyreoglobulinspiegel in regelmäßigen Abständen vor allem zur Therapiekontrolle nach vollständiger Entfernung der Schilddrüse bei Schilddrüsenkrebs. Ein einmalig erhöhter Wert muss immer mehrmals kontrolliert werden. Zeigt sich wiederholt eine Thyreoglobulinerhöhung, kann dies auf ein erneu-

tes Wachstum des Schilddrüsenkarzinoms oder auf die Bildung von Tochtergeschwülsten hinweisen.

Erniedrigtes Thyreoglobulin
▸ Nach vollständiger Entfernung der Schilddrüse durch Operation oder Bestrahlung sinkt der Thyreoglobulinspiegel im Blut stark ab.
▸ Bei einer absichtlichen (meist zum Zweck einer Gewichtsreduzierung) oder versehentlichen Überdosierung von Schilddrüsenhormonen ist der Thyreoglobulinspiegel ebenfalls erniedrigt.
▸ Im Säuglingsalter deutet ein niedriger Thyreoglobulinspiegel auf eine fehlende Schilddrüsenanlage hin.

Calcitonin

Das Hormon Calcitonin wird in bestimmten Zellen der Schilddrüse (C-Zellen) gebildet und sorgt dafür, dass der Kalziumspiegel im Blut weitgehend konstant bleibt.

Normal- bzw. Referenzwerte

Calcitonin	
Frauen	< 2–10 pg/ml
Männer	< 2–48 pg/ml

Der Calcitoninspiegel im Blut wird vor allem zur Verlaufskontrolle eines medullären Schilddrüsenkarzinoms nach totaler Entfernung der Schilddrüse bestimmt.

Erhöhtes Calcitonin
▸ Bei Menschen mit einem medullären Schilddrüsenkarzinom, das etwa 10 % aller Krebserkrankungen der Schilddrüse ausmacht, wird meist ein stark erhöhter Calcitoninspiegel gefunden. Nach Entfernung der Schilddrüse fällt dieser Wert in den Normbereich ab und lässt sich auch mit Hilfe eines anderen Stoffs nicht stimulieren. Bleibt nach der Schilddrüsenentfernung der Calcitoninspiegel erhöht oder steigt er wieder an, kann dies für ein erneutes Tumorwachstum oder die Bildung von Tochtergeschwülsten sprechen.
▸ Nicht in jedem Fall deutet ein erhöhter Calcitoninspiegel auf ein medulläres Schilddrüsenkarzinom hin. Auch Patienten mit eingeschränkter Nierenfunktion haben oft erhöhte Calcitoninkonzentrationen im Blut.
▸ In sehr seltenen Fällen ist eine Calcitoninerhöhung Ausdruck anderer Krebserkrankungen, beispielsweise eines kleinzelligen Bronchialkarzinoms.
▸ *Niedrige Calcitoninspiegel* haben keine krankhafte Bedeutung.

Rheumaserologie

Die Bezeichnung »Rheuma« umfasst alle Erkrankungen des Bewegungsapparats, die mit fließenden (entspricht dem griechischen Wort), reißenden und ziehenden Schmerzen einhergehen.

Der folgende Abschnitt befasst sich allerdings nur mit den entzündlich-rheumatischen Erkrankungen, die zwar bevorzugt das Bewegungssystem, letztlich aber den ganzen Körper betreffen. Zu diesen entzündlich-rheumatischen Erkrankungen gehören:
▸ Rheumatoide Arthritis (oder chronische Polyarthritis), also das klassische entzündliche Gelenkrheuma, das aber auch andere Körperbereiche befallen kann
▸ Systemischer Lupus erythematodes (Autoimmunerkrankung der Haut und innerer Organe)
▸ Progressive systemische Sklerose (früher Sklerodermie genannte Erkrankung des Bindegewebes, die zu Verhärtung der Haut und innerer Organe führt)

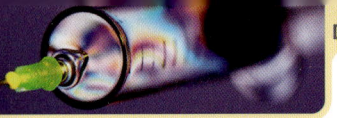

▶ Sjögren-Syndrom (chronische Entzündung der Tränen- und Speicheldrüsen, die zu trockenen Augen und trockenem Mund führt)
▶ Idiopathische Myositiden (chronisch-entzündliche Erkrankungen der Muskulatur)

Obwohl man die genaue Ursache dieser Erkrankungen nicht kennt, weiß man, dass sowohl genetische Faktoren als auch ein fehlgeleitetes Immunsystem zu deren Ausbildung beitragen. Dabei richtet sich das Abwehrsystem nicht gegen Krankheitserreger, sondern gegen körpereigene Strukturen, was zu einer chronischen Entzündung an diesen Körperstrukturen und letztlich zu deren Zerstörung führt. Je nachdem, welche Gewebe betroffen sind, entwickeln sich die speziellen Symptome der jeweiligen Krankheit.

Typischerweise gibt es bei den verschiedenen Krankheiten unterschiedliche Varianten, und vielfach überlappen sich die Symptome, sodass die Erscheinungsbilder sich nicht immer genau einem Krankheitsbild zuordnen lassen.

Bei der exakten Diagnostik der Erkrankungen spielt die Bestimmung von Autoantikörpern eine ausgesprochen wichtige Rolle, wobei bestimmte Autoantikörper sich bei einer speziellen Krankheit häufiger nachweisen lassen; allerdings gibt es kaum einen Autoantikörper, der für eine einzige Krankheit vollkommen spezifisch ist.

Da es sich um entzündliche Erkrankungen handelt, sind meist auch verschiedene Entzündungsparameter erhöht, z. B. die Blutsenkung und das C-reaktive Protein (siehe auch Seite 45f.).

Rheumatoide Arthritis (chronische Polyarthritis)

Die rheumatoide Arthritis ist mit großem Abstand die häufigste entzündlich-rheumatische Erkrankung überhaupt: Etwa 1 % der erwachsenen Bevölkerung in Deutschland ist daran erkrankt.

Bei der rheumatoiden Arthritis besteht eine Entzündung der Gelenkinnenhaut, die zu einer

Autoantikörper bei entzündlich-rheumatischen Erkrankungen

Art der Antikörper	Vorkommen bei folgenden Krankheiten
Rheumafaktoren	Rheumatoide Arthritis, verschiedene andere rheumatische Krankheiten, Infektionen, Leberkrankheiten, auch bei Gesunden
Antinukleäre Antikörper	Systemischer Lupus erythematodes, gemischte rheumatische Bindegewebserkrankung, systemische Sklerose, weitere rheumatische Erkrankungen
ds-DNA-Antikörper	Systemischer Lupus erythematodes
Sm-Antikörper	Systemischer Lupus erythematodes
Ro-Antikörper	Systemischer Lupus erythematodes, Haut-Lupus, Sjögren-Syndrom, rheumatoide Arthritis, Polymyositis
Phospholipid-Antikörper	Systemischer Lupus erythematodes
Jo-1-Antikörper	Poly-/Dermatomyositis
Mi-2-Antikörper	Dermatomyositis
Scl-70-Antikörper	Systemische Sklerose
SS-B-Antikörper	Sjögren-Syndrom, systemischer Lupus erythematodes, rheumatoide Arthritis

Besser leben mit rheumatoider Arthritis

▶ Wenn der Arzt eine rheumatoide Arthritis als die Ursache für bestehende Gelenkschmerzen und andere Beschwerden festgestellt hat, muss der Patient langsam lernen, sich auf eine chronisch-entzündliche Krankheit einzustellen, die ihm vermutlich immer wieder mehr oder weniger starke Schmerzen bereitet und die Beweglichkeit und Funktion vieler seiner Gelenke bedroht. Hier wird fast jeder Mensch verschiedene Phasen durchlaufen, die von erster Erschütterung über das Leugnen und Nicht-Wahrhaben-Wollen bis letztlich zur Akzeptanz der Krankheit führen. Dabei sollte jeder Betroffene früher oder später die chronische Krankheit, für die es bislang leider noch keine echte Heilung gibt, annehmen, aber nicht passiv hinnehmen, sondern aktiv mit ihr leben.

▶ Von großer Wichtigkeit ist, dass gerade die betroffenen Gelenke – und natürlich der gesamte Körper – so beweglich wie möglich bleiben, um späteren Funktionseinbußen vorzubeugen, gegen die es keine große Hilfe mehr gibt. Dazu muss der Patient zunächst von seinen Schmerzen befreit werden; deshalb sollte man nicht aus Furcht vor möglichen Nebenwirkungen auf eine wirksame Schmerztherapie verzichten. Schließlich lassen sich mit regelmäßiger, schmerzfreier Bewegung viele Folgeschäden verhindern.

▶ Auch eine frühzeitige Behandlung des zugrunde liegenden Entzündungsprozesses mit so genannten Basistherapeutika ist ausgesprochen wichtig, um die Gelenke in ihrer Beweglichkeit und Funktionsfähigkeit so lange wie irgend möglich zu erhalten.

Zerstörung des darunter gelegenen Gelenkknorpels führt. Betroffen sind vor allem die Grundgelenke und die mittleren Gelenke der Finger, aber auch der Füße, die Hand- und Ellbogengelenke, die Sprung- und Kniegelenke sowie die Halswirbelsäule.

Von der rheumatoiden Arthritis verschont bleiben hingegen die Fingerendgelenke sowie die Lenden- und Brustwirbelsäule. Typische Beschwerden sind eine mindestens eine Stunde andauernde Morgensteifigkeit, Schwellungen und Schmerzen der entzündeten Gelenke, häufig Schleimbeutel- und Sehnenansatzentzündungen sowie Rheumaknoten an den Streckseiten der Gelenke. Selten sind auch innere Organe in Mitleidenschaft gezogen.

Die Diagnose kann in den meisten Fällen bereits aufgrund der typischen Beschwerden und Röntgenbefunde gestellt werden; allerdings ist der Nachweis von so genannten Rheumafaktoren im Blut sowie weiterer veränderten Laborwerten oft hilfreich.

Rheumafaktoren

Bei der rheumatoiden Arthritis (RA) werden Autoantikörper gebildet, die sich gegen andere Antikörper (Immunglobuline vom Typ G) richten und zusammen mit zahlreichen weiteren Zellen und Substanzen den Entzündungsprozess in den betroffenen Gelenken entfachen und aufrecht erhalten.

▶ Diese Rheumafaktoren sind zu Beginn einer rheumatoiden Arthritis nur bei 40 % der Patienten nachweisbar. Im weiteren Verlauf der Krankheit finden sich jedoch bei 80 % der Betroffenen positive Rheumafaktoren; hier spricht man von einer seropositiven rheumatoi-

Normal- bzw. Referenzwerte

Rheumafaktoren

Latex	20 U/l
Waaler-Rose	< 10 IU/l

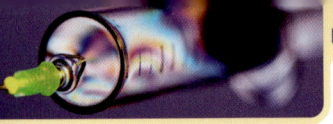

den Arthritis. Allerdings bleibt bei 20 % der Erkrankten der Nachweis von Rheumafaktoren negativ (seronegative RA). Nicht nachweisbare Rheumafaktoren sprechen daher nicht grundsätzlich gegen das Vorliegen einer RA.

▶ Umgekehrt kommen erhöhte Rheumafaktoren nicht nur bei einer rheumatoiden Arthritis vor. Bei etwa 5 % aller gesunden Menschen – bei Personen über 60 Jahre sogar in bis zu 25 % – kann man ebenfalls einen erhöhten Rheumafaktor nachweisen.

▶ Erhöhte Rheumafaktoren kommen außerdem bei vielen anderen chronisch entzündlich-rheumatischen Erkrankungen vor, beispielsweise beim systemischen Lupus erythematodes, beim Sjögren-Syndrom und bei gemischten rheumatischen Bindegewebserkrankungen.

▶ Daneben findet man erhöhte Rheumafaktoren auch bei verschiedenen Infektionskrankheiten und bei Lebererkrankungen, insbesondere bei Hepatitis C.

▶ Bei der rheumatoiden Arthritis findet man neben den »klassischen« Rheumafaktoren außerdem in 30 % aller Fälle so genannte antinukleäre Antikörper, also Autoantikörper, die sich gegen verschiedene Strukturen in Zellkernen richten.

▶ Neben diesen (und vielen weiteren Autoantikörpern) findet man bei entzündlich-rheumatischen Systemerkrankungen als Ausdruck der Entzündungsreaktion häufig erhöhte Zahlen weißer Blutkörperchen, eine Erhöhung der Blutsenkungsgeschwindigkeit und des C-reaktiven Proteins (siehe Seite 45f.) sowie eine Erhöhung der alpha-2- und gamma-Globuline in der Elektrophorese (siehe Seite 98f.).

▶ Besonders bei der rheumatoiden Arthritis und dem systemischen Lupus erythematodes kommt es häufig zu einer Blutarmut (Anämie) mit einer Verminderung der roten Blutkörperchen und des roten Blutfarbstoffs, die auf einen gestörten Einbau von Eisen in den roten Blutfarbstoff zurückgeführt wird.

▶ Weiterhin werden bei entzündlich-rheumatischen Erkrankungen häufig zirkulierende Immunkomplexe im Blut gefunden. Hier handelt es sich um Komplexe aus Antikörpern und Antigenen, die sich bei jedem Abwehrprozess im Körper bilden. Normalerweise werden diese Komplexe durch spezielle Fresszellen aufgenommen und eliminiert; deshalb treten Immunkomplexe bei vielen Infektionskrankheiten nur kurzfristig im Blut auf. Übersteigt die Bildung der Immunkomplexe die Fähigkeit der Fresszellen, wie z. B. bei einigen chronischen Infektionen oder bestimmten Autoimmunerkrankungen, zirkulieren sie im Blut, können sich in verschiedenen Geweben ablagern und dort weitere Schäden anrichten.

Tumormarker

Tumormarker sind Substanzen, die von bösartigen Tumoren gebildet werden und ins Blut gelangen. Sie gehören nicht zu den routinemäßig bestimmten Laborwerten, sondern werden leider sogar zu häufig bestimmt und führen dadurch zu massiven Verunsicherungen der Patienten.

> **Wichtig** Ein erhöhter Tumormarker besagt keineswegs, dass der Betroffene unter einer Krebserkrankung leidet. Umgekehrt bedeutet ein normaler Wert für einen Tumormarker nicht die uneingeschränkte Sicherheit, dass eine Krebskrankheit absolut ausgeschlossen ist. Schließlich können die Werte durch viele äußere Faktoren beeinflusst werden, wodurch ein falsch positiver oder falsch negativer Wert gemessen wird. Aus diesem Grund eignet sich die Bestimmung von Tumormarkern nicht zur Durchuntersuchung (Screening) bei Menschen ohne spezielle Symptome oder Risiken.

Tumormarker dienen auch zur Früherkennung von bösartigen Tumoren bei Risikopersonen für bestimmte Tumorarten, beispielsweise bei Menschen, in deren Familie ein bestimmtes Schilddrüsenkarzinom aufgetreten ist.

Meist werden Tumormarker jedoch bei bekannten Tumorerkrankungen zu einer Kontrolle des Verlaufs bzw. des Therapieerfolgs und zur frühestmöglichen Erkennung eines möglichen erneuten Tumorwachstums bestimmt. Zur ungezielten Tumorsuche bei sonst gesunden und nicht gefährdeten Patienten ist die Bestimmung von Tumormarkern dagegen unbrauchbar.

Ausnahme ist das prostataspezifische Antigen, wobei empfohlen wird, diesen Tumormarker generell bei allen über 50-jährigen Männern mit vergrößerter Prostata zu bestimmen.

Merke Bei allen Tumormarkern ist es wichtig, dass jeder Patient seinen eigenen Normalwert hat, der weit unter, aber auch etwas oberhalb des vom untersuchenden Labor oder in Lehrbüchern angegebenen Normal- oder Referenzwerts liegen kann.
Allerdings ist dieser individuelle Ausgangswert häufig nicht von Anfang an bekannt, weil der Tumormarker meist erst dann bestimmt wird, wenn ein bösartiger Tumor diagnostiziert wurde und der Wert des Tumormarkers zu diesem Zeitpunkt bereits erhöht war. In diesem Fall kann man sich am niedrigsten Wert nach der Behandlung des Tumors orientieren und diesen als Ausgangswert heranziehen, um den Erfolg der Behandlung weiterhin zu kontrollieren.

PSA

Das prostataspezifische Antigen (PSA) ist ein kettenförmiges Molekül, das in der Prostata gebildet und in die Samenflüssigkeit abgegeben wird. Die Funktion von PSA besteht vermutlich darin, die Samenflüssigkeit vor der Bildung von Samengerinnseln zu schützen. In geringen Mengen gelangt PSA auch bei gesunden Männern ins Blut.

Normal- bzw. Referenzwerte	
PSA	
Allgemeiner Referenzwert	< 4 µg/l
Altersbezogene Referenzwerte	
bis 49 Jahre	< 2,0 ng/ml
50–59 Jahre	< 3,0 ng/ml
60–69 Jahre	< 4,0 ng/ml
ab 70 Jahre	< 4,5 ng/ml

Die Bestimmung des PSA-Werts gehört (noch) nicht zu denjenigen Routinelaboruntersuchungen, die bei allen Männern ab einem gewissen Alter in regelmäßigen Abständen durchgeführt wird.

Wichtig ist, dass zur Bestimmung des PSA-Werts immer die gleiche Untersuchungsmethode angewandt wird!

▶ *Eine Erhöhung des PSA-Werts* kommt vor bei Prostatakrebs, leichte Erhöhungen (um 4 bis 10 µg/l) finden sich jedoch auch bei der gutartigen Prostatavergrößerung. Weiterhin steigt der PSA-Wert geringgradig nach Tastuntersuchung der Prostata, stärker nach einer Gewebeentnahme aus der Prostata an.

Unter der Behandlung einer Harnabflussstörung bei gutartiger Prostatavergrößerung mit einem 5-Alpha-Reduktase-Hemmer sinkt der PSA-Wert auf etwa die Hälfte ab, weshalb man unter dieser Therapie die Referenzwerte für PSA zur Diagnose eines Prostatakarzinoms halbieren muss.

▶ *Niedrige PSA-Werte* haben keinen Krankheitswert.

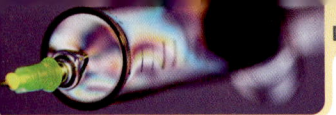

CEA

Wie andere Tumormarker auch ist die Bestimmung des carcinoembryonalen Antigens (CEA) keine Routinelaboruntersuchung. Der CEA-Spiegel im Blutserum sollte nur zur Verlaufskontrolle eines operativ entfernten Dickdarm- bzw. Mastdarmkrebses gemessen werden.

Normal- bzw. Referenzwert
CEA
Abhängig von der Untersuchungs-methode   < 1,5–5,0 µg/l

CEA wird vor allem von der Schleimhaut in Dick- und Mastdarm gebildet, kommt aber auch in anderen Schleimhäuten vor, z. B. in Magen und Schweißdrüsen.

Erhöhte CEA-Werte

▶ Sie trifft man vor allem bei bösartigen Tumoren des Dick- und Mastdarms an. Dabei hängt die Höhe der gemessenen CEA-Spiegel von der Ausdehnung des Tumors ab und steigt mit zunehmendem Tumorwachstum an.

▶ Auch bei gutartigen Erkrankungen kann der CEA-Wert erhöht sein, steigt hier aber nur selten auf mehr als das Vierfache des Normalwerts an. Gutartige Krankheiten, die zu einem Anstieg führen, sind vor allem entzündliche Lebererkrankungen, wie Alkoholhepatitis, Bauchspeicheldrüsenentzündungen, entzündliche Darmerkrankungen wie Colitis ulcerosa und Divertikulitis sowie Lungenentzündungen.

▶ Bösartige Tumoren außerhalb des Darms, wie Brust-, Magen-, Bauchspeicheldrüsen-, Lungen-, Eierstock- und Gebärmutterkrebs, können auch mit einer CEA-Erhöhung einhergehen. Dies ist jedoch meist erst der Fall, wenn die Krebserkrankung zu Tochtergeschwülsten (Metastasen) in der Leber geführt hat.

▶ Häufig ist der CEA-Wert auch bei einer speziellen Krebsart der Schilddrüse, dem medullären Schilddrüsenkarzinom, erhöht. Der exaktere Tumormarker zur Verlaufskontrolle ist jedoch das von bestimmten Zellen der Schilddrüse gebildete Hormon Calcitonin.

▶ *Niedrige CEA-Werte* sind ohne Bedeutung.

AFP

alpha-Fetoprotein ist ein Eiweißstoff mit geringem Kohlenhydratanteil, der vornehmlich im Dottersack sowie im Magen-Darm-Trakt und in der Leber des ungeborenen Kindes gebildet wird. Da ein Teil des AFP in den mütterlichen Blutkreislauf gelangt, findet man auch bei schwangeren Frauen erhöhte AFP-Werte. Nach der Geburt des Kindes ist der AFP-Wert noch erhöht und erreicht ab dem zehnten Lebensmonat die normalen Erwachsenenwerte.

Die Bestimmung des alpha-Fetoproteins (AFP) gehört nicht zu den Routinelaboruntersuchungen, sondern wird nur durchgeführt bei

Normal- bzw. Referenzwerte
AFP
Bei Männern, nichtschwangeren Frauen und Kindern ab dem 1. Lebensjahr
bis 10 µg/l oder bis 7 U/ml

Verdacht und zur Therapiekontrolle bei Leberzell- oder Keimzellkrebs (von den Keimzellen ausgehender Krebs in Eierstöcken, Hoden oder in anderer Lokalisation).

Bei gut- und bösartigen Lebererkrankungen sowie Tumoren der Keimzellen setzt die AFP-Bildung auch bei Erwachsenen wieder ein. Bei Männern und nichtschwangeren Frauen haben nur AFP-Erhöhungen einen Krankheitswert; niedrige AFP-Werte sind ohne Bedeutung.

AFP und Schwangerschaft

Neben seiner Funktion als Tumormarker wird alpha-Fetoprotein auch in der vorgeburtlichen (der so genannten pränatalen) Diagnostik im mütterlichen Blutserum zwischen der 16. und 20. Schwangerschaftswoche sowie bei besonderen Risiken des Kindes im Fruchtwasser bestimmt.

▶ Erhöhte AFP-Werte im mütterlichen Blut können auf einen Neuralrohrdefekt, einen Bauchwanddefekt oder andere Missbildungen des Kindes hinweisen, die dann durch weitere Untersuchungen – u. a. eine Fruchtwasseruntersuchung – abgeklärt werden müssen.

▶ Die häufigsten Ursachen eines erhöhten AFP-Werts im mütterlichen Blutserum sind jedoch eine Fehlbestimmung des Schwangerschaftsalters sowie Mehrlingsschwangerschaften.

▶ Erniedrigte AFP-Werte im mütterlichen Blut sind meist ein Hinweis auf eine gestörte Schwangerschaft, wie z. B. ein vermindertes Wachstum des Kindes bei eingeschränkter Plazentafunktion.

Erhöhter AFP-Wert

▶ Relativ häufig findet man leichtgradige und meist konstante AFP-Erhöhungen bei gutartigen Lebererkrankungen wie akuter und chronischer Virushepatitis, Alkoholhepatitis und Leberzirrhose, die sich nach Abklingen der akuten Krankheiten wieder zurückbilden und bei den chronischen Formen auf niedrigem Niveau bestehen bleiben.

▶ Beim Leberzellkrebs ist der Spiegel des alpha-Fetoproteins im Blutserum ebenfalls häufig erhöht, wobei die Werte oft weit über die Norm ansteigen können. Ein AFP-Wert von mehr als 2 mg/l ist stark verdächtig auf ein primäres Leberzellkarzinom.

▶ Etwas seltener kann ein erhöhter AFP-Wert auch durch bösartige Tumoren in Magen, Dickdarm, Mastdarm, Bauchspeicheldrüse, Gallengängen oder ein Bronchialkarzinom bedingt sein. Dies ist jedoch meist erst der Fall, wenn gleichzeitig Tochtergeschwülste in der Leber auftreten.

▶ Auch bösartige Tumoren der Keimzellen in Hoden oder Eierstöcken bzw. in anderen Geweben lokalisierte Keimzelltumoren gehen oft mit einer AFP-Erhöhung einher.

Weitere Tumormarker

Neben diesen drei wichtigen Tumormarkern gibt es noch eine Vielzahl weiterer Substanzen, die von bösartigen Tumoren gebildet werden.

Tumormarker	Häufig erhöht bei
hCG	Keimzelltumoren, d. h. Tumoren der Eierstöcke und der Hoden
NSE	Kleinzelligem Bronchialkarzinom (Lungenkrebs)
CA 19-9	Bauchspeicheldrüsen- und Gallengangkrebs
CA 125	Eierstockkrebs
CA 15-3	Brustkrebs
CA 72-4	Magen-, Eierstockkrebs
CYFRA 21-2	Nichtkleinzelligem Bronchialkarzinom (Lungenkrebs)
SCC	Krebserkrankungen von Gebärmutterschleimhaut, Lunge, Speiseröhre und Enddarm

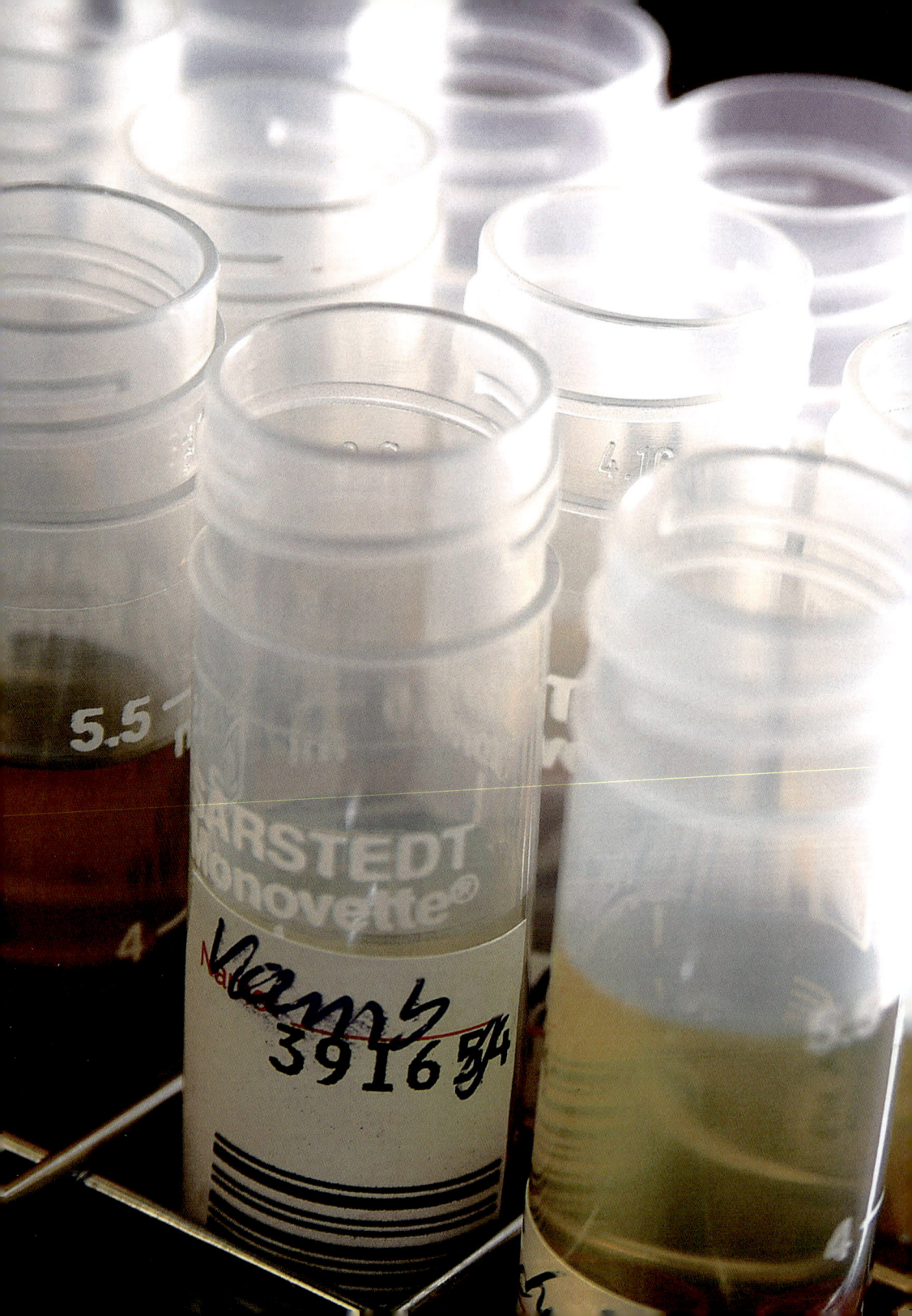

Die Urinuntersuchung

Die Untersuchung des Urins wird durchgeführt, um Krankheiten der Nieren und der Harnwege, aber auch andere Erkrankungen, wie beispielsweise von Leber und Galle, Diabetes mellitus sowie Störungen des Knochenstoffwechsels, zu erkennen, ihren Verlauf zu beurteilen und deren Behandlungserfolg zu kontrollieren.

Viele Krankheiten der Nieren – aber auch die Zuckerkrankheit – verursachen in ihren Frühstadien kaum Beschwerden, können aber schon in dieser Phase aufgrund von Veränderungen des Urins (und auch einiger Blutwerte) erkannt werden. Aus diesem Grund gehört eine Urinuntersuchung zu den Labortests, die im Rahmen der Vorsorgeuntersuchung »Check-up 35« für Erwachsene ab dem 35. Lebensjahr alle zwei Jahre angeboten werden. Auch bei vielen anderen Vorsorge- und Routineuntersuchungen wird eine Urinprobe analysiert, wobei vor allem Urinstreifentests einen ersten Hinweis auf eine Krankheit der Nieren, der Harnwege oder z. B. eine Zuckerkrankheit geben.

Bildung und Zusammensetzung des Urins

Der Urin oder Harn wird in den Nieren gebildet und über die Harnleiter in die Blase geleitet, von wo er über die Harnröhre ausgeschieden wird. Die Nieren filtern aus dem Blut eine Flüssigkeit, den so genannten Primärharn, ab. Zu diesem Zweck verzweigen sich die Nierenarterien, also die großen Schlagadern, die den Nieren das arterielle Blut zuführen, in kleine Knäuel mit feinsten Blutäderchen (Glomeruli) auf, aus denen der Primärharn abgepresst wird und in die Nierenkanälchen fließt. Diese Nierenkanäl-chen vereinigen sich zu größeren Sammelrohren, die ins Nierenbecken münden, von wo der Harn über den Harnleiter in die Blase abgeleitet wird. Die Nierenkanälchen sind von kleinen Blutgefäßen gesäumt, die wiederum ein Großteil der in den Primärharn abgefilterten Flüssigkeit und auch verschiedene darin enthaltene Stoffe aufnehmen. Andererseits können durch diese Blutgefäße ebenfalls verschiedene Stoffe in den Urin abgegeben werden.

Die Nieren regulieren den Wasser- und Mineralstoffhaushalt des Körpers, halten den Säure- und Basen-Haushalt des Blutes konstant und dienen der Ausscheidung von Endprodukten des Stoffwechsels, von Medikamenten und Giftstoffen. Darüber hinaus sind die Nieren an der Regulation des Kreislaufs beteiligt und fördern über das Hormon Erythropoietin die Blutbildung im Knochenmark.

Der Urin besteht in erster Linie aus Wasser, daneben finden sich darin Harnstoff, Harnsäure und Kreatinin als Abbauprodukte des Eiweißstoffwechsels sowie Mineralstoffe und geringe Mengen Eiweißstoffe und Zucker. Seine Farbe erhält der Urin in erster Linie durch Abbauprodukte des roten Blutfarbstoffs (siehe Seite 18f.).

Die Urinprobe

In vielen Fällen wird zur raschen Untersuchung der so genannte Spontanurin herangezogen. Ein Patient, der vor allem mit dem Verdacht auf eine akute Erkrankung der Nieren oder der ableitenden Harnwege zum Arzt oder in die Klinik kommt, fängt eine Portion Urin in einem Becher auf, und zwar als so genannten Mittelstrahlurin.

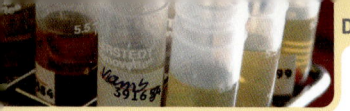
Bessere Rückschlüsse auf eine Erkrankung als diese Spontanurinprobe, die zu irgendeiner Tageszeit gewonnen wird, ermöglicht die gezielte und geplante Untersuchung des Morgenurins. Bei dieser Morgenurinprobe fängt der Patient, nachdem er vor dem Schlafengehen seine Blase geleert hatte, am Morgen den ersten Urin auf, auch hier den Mittelstrahlurin. Da die erste Urinportion durch Bakterien der Genitalschleimhaut verunreinigt sein kann, lässt der Patient zunächst ein wenig Harn in die Toilette und fängt die mittlere Urinportion in einem sterilen Becher auf. Dazu verwendet er einen Becher, den er vom Arzt mitbekommen oder in der Apotheke gekauft hat. Falls eine Morgenurinprobe nicht gewonnen werden kann, wird häufig auch der so genannte zweite Morgenurin (ebenfalls als Mittelstrahlurin) in der Praxis untersucht.

Bei Säuglingen und Kleinkindern kann man den frisch in eine Windel gelassenen Urin zur Untersuchung verwenden.

In manchen Fällen wird eine Urinprobe auch mit Hilfe eines Katheters bzw. durch Einstechen einer Hohlnadel in die gefüllte Blase gewonnen, z. B. bei Blasenentleerungsstörungen oder bei bewusstlosen Patienten.

Ein über 24 Stunden gesammelter Urin wird vorwiegend zur genauen Bestimmung der Eiweißausscheidung sowie von anderen speziellen Stoffen untersucht. Schließlich dient das Sammeln des 24-Stunden-Urins auch der genauen Bestimmung der Urinmenge.

Allgemeine Urinuntersuchung

Bevor eine Urinprobe mit verschiedenen Untersuchungsmethoden analysiert wird, beurteilt der Arzt oder die Laborantin den Urin zunächst mit bloßem Auge auf Farbe, Klarheit und Geruch und misst sein spezifisches Gewicht.

Danach eignet sich als erste Harnanalyse meist eine Teststreifenuntersuchung, mit deren Hilfe bereits die Verdachtsdiagnosen von verschiedenen Erkrankungen gestellt werden können.

Allerdings sind die Teststreifenuntersuchungen des Urins nicht sehr präzise und weisen krankhafte Veränderungen nicht immer sehr sensibel nach.

Wichtig Ergibt sich bei der Teststreifenuntersuchung ein krankhafter Befund oder besteht weiterhin der Verdacht auf eine Erkrankung der Nieren oder der ableitenden Harnwege, werden sensitivere Untersuchungen des Urins durchgeführt, insbesondere eine mikroskopische Beurteilung des Harnsediments und/oder eine mikrobiologische Untersuchung auf verschiedene Krankheitserreger also (siehe Seite 133).

Farbe

Der Urin hat normalerweise eine bernsteingelbe Farbe. Die Urinfärbung hängt jedoch sehr stark von der Flüssigkeitsmenge im Körper ab, also davon, ob man viel oder wenig getrunken oder durch Fieber oder starkes Schwitzen viel Flüssigkeit verloren hat.

Eine besondere Verfärbung des Urins fällt oft schon dem Patienten auf, wobei eine intensive gelborange Verfärbung häufig ist, die vor allem durch starke Konzentration des Urins bei Flüssigkeitsverlust, zu geringe Trinkmengen, aber auch durch vermehrte Ausscheidung von Bilirubin mit dem Urin bedingt sein kann. Diese erhöhte Ausscheidung von Bilirubin, einem Abbauprodukt des roten Blutfarbstoffs, kann wiederum durch vermehrte Zerstörung von roten Blutkörperchen bedingt sein. Ist die normale Bilirubinausscheidung über Leber und

Galle in den Darm durch eine Erkrankung der Leber oder eine Blockierung des Gallenflusses, z. B. einen Stein im Gallengang, gestört, kommt es zu einer dunklen gelborangen bis gelbbraunen Verfärbung des Urins und gleichzeitig zu einer Entfärbung des Stuhls. In all diesen Fällen findet man im Blut spezifische Veränderungen, mit deren Hilfe sich die zugrunde liegende Ursache meist rasch erkennen lässt.

Eine rötliche bis schmutzigbraune Verfärbung des Urins kann – muss aber nicht! – auf eine Blutbeimengung hinweisen, z. B. durch eine Blutung aus Nieren oder Harnwegen. Auch bei einer seltenen Stoffwechselkrankheit, der Porphyrie, kann der Urin rötlich verfärbt sein.

Oft sind Urinverfärbungen durch den Verzehr bestimmter Nahrungsmittel bedingt; so kann sich der Urin nach Genuss von Rhabarber rosa und von Roter Bete rot verfärben.

Auch Medikamente führen nicht selten zu einer Verfärbung. So kann der Urin unter Behandlung mit dem Parkinsonmittel D-DOPA eine braunschwarze Farbe annehmen, nach Einnahme des Schmerzmittels Phenazetin oder hohen Dosen von Vitamin B2 färbt sich der Urin intensiv gelb.

Auf jeden Fall muss eine Verfärbung des Urins durch eine genaue Analyse abgeklärt werden, falls sich nicht eine andere Erklärung dafür findet, wie beispielsweise bestimmte Speisen oder Medikamente.

Klarheit/Trübungen

Der frische Urin eines gesunden Menschen ist normalerweise klar. Jegliche Trübung weist auf eine Erkrankung hin.

Eine rotbraune Trübung ist meist durch krankhafte Ausscheidung von roten Blutkörperchen bedingt, eine helle Trübung wird in der Regel durch weiße Blutkörperchen verursacht, die bei einer bakteriellen Infektion der Nieren

und Harnwege in den Urin abgegeben werden. In selteneren Fällen kann eine helle Urintrübung auch durch größere Mengen von Hefepilzen, Spermien und Cystinkristallen hervorgerufen sein. Spermien im Urin kommen bei Männern vor, bei denen sich der Samenerguss nicht nach außen, sondern in die Blase entleert. Ursachen hierfür können Nervenkrankheiten, wie z. B. Multiple Sklerose, oder Nervenstörungen bei Zuckerkrankheit sowie Fehlbildungen, Operationen und Verletzungen sein. Cystinkristalle finden sich im Urin bei einer erblichen Stoffwechselkrankheit (Cystinurie), die häufig mit Harnsteinen einhergeht.

Eine milchige Trübung des Harns ist meist durch feine Fetttröpfchen bedingt, die man bei bestimmten Nierenerkrankungen (nephrotisches Syndrom) besonders im Kindesalter oder bei Abflussstörungen der Lymphgefäße findet.

Geruch

Der Urin hat einen speziellen Geruch, der bei höherer Urinkonzentration etwas stärker hervortritt. Darüber hinaus hängt der Geruch sehr von der Ernährung ab; besonders Spargel, Zwiebeln, Knoblauch, aber auch Kaffee verändern den Uringeruch auf ganz spezielle Weise. Darüber hinaus beeinflussen verschiedene Medikamente den Uringeruch.

Einen stechenden, scharfen Geruch nimmt der Urin häufig bei bestimmten bakteriellen Harnwegsinfektionen an, wenn die auslösenden Bakterien den im Urin befindlichen Harnstoff zu Ammoniak abbauen.

Verbrennt der Körper statt Kohlenhydraten vorwiegend Fette, z. B. in schweren Hungerzuständen, bei schlecht eingestellter Zuckerkrankheit oder nach heftigem Erbrechen, werden vermehrt Ketone (Abbauprodukte des Fettstoffwechsels) mit dem Urin ausgeschieden. Ein solcher Urin riecht nach Nagellackentferner.

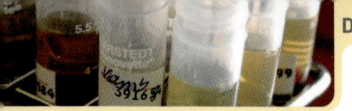

Daneben gibt es verschiedene seltene Stoffwechselerkrankungen, die mit einem speziellen Uringeruch einhergehen. Bei der angeborenen Eiweißstoffwechselkrankheit Phenylketonurie riecht der Urin z. B. nach Mäusekot.

Spezifisches Gewicht

Das spezifische Gewicht gibt die Dichte des Urins an und ist ein Maß für die Fähigkeit der Nieren, den Urin zu konzentrieren. Es ist in der Regel erhöht bei stark konzentriertem Urin, der meist auch dunkel gefärbt ist, und niedrig bei verdünntem Urin, der eine helle Farbe aufweist.

Eine Ausnahme bildet Urin bei Zuckerkranken mit hohen Blutzuckerwerten. Hier wird viel Zucker mit dem Urin ausgeschieden, wodurch zwar das spezifische Gewicht des Urins zunimmt, die Farbe aber nicht beeinflusst wird.

Auch bei einigen Krankheiten, die zu einer vermehrten Ausscheidung von Urin führen, steigt das spezifische Gewicht, aber der Urin ist meist hell.

Urinstreifentests

Nach allgemeiner Begutachtung des Urins wird zunächst der Urinstreifentest als schnelle und einfache Untersuchung bei Verdacht auf eine Erkrankung der Nieren und der Harnwege sowie andere Erkrankungen durchgeführt. Dabei taucht man einen Teststreifen für einige Sekunden in die Urinprobe, wobei alle auf dem Streifen befindlichen Testfelder mit Urin benetzt sein müssen. Diese Testfelder enthalten jeweils unterschiedliche chemische Substanzen, die mit verschiedenen Stoffen und Zellen reagieren, sofern diese im Urin enthalten sind. Im positiven Fall zeigen die Testfelder eine bestimmte Farbreaktion, die nach einer kurzen Wartezeit abgelesen und mit der auf der Pa-

ckung aufgezeichneten Farbskala verglichen wird. Meist gibt die Stärke der Farbreaktion einen Hinweis auf die Menge der im Urin befindlichen Stoffe bzw. Zellen.

Untersuchungen des Urinstreifentests

Obligatorische Tests
Rote Blutkörperchen
Weiße Blutkörperchen
Eiweiß
pH-Wert

Weniger aussagekräftige Untersuchungen
Nitrit
Bilirubin
Urobilinogen
Glukose
Ketonkörper

Rote Blutkörperchen

Der Teststreifen weist bereits kleine Mengen von roten Blutkörperchen im Urin nach, die mit dem bloßen Auge nicht sichtbar sind (Mikrohämaturie). Die Nachweisgrenze liegt bei zehn roten Blutkörperchen pro Mikroliter Urin. Allerdings kann der Test nicht unterscheiden zwischen einer vermehrten Ausscheidung von roten Blutkörperchen, rotem Blutfarbstoff und Myoglobin, dem roten Muskelfarbstoff, der als Sauerstoffspeicher für die Muskulatur dient.

Auch kann man anhand der Teststreifenuntersuchung nicht erkennen, ob die roten Blutkörperchen aus den Nieren oder den ableitenden Harnwegen stammen, sodass bei jedem unklaren Nachweis von roten Blutkörperchen in der Teststreifenuntersuchung eine mikroskopische Untersuchung des Urinsediments durchgeführt werden muss (siehe Seite 130f.).

▶ Weist der Urinstreifentest eine erhöhte Zahl roter Blutkörperchen (Erythrozyten) im Urin nach, muss bei Frauen zunächst ausgeschlossen werden, dass es sich hierbei um eine Verunreinigung durch Menstruationsblut handelt.

▶ Eine krankhaft vermehrte Ausscheidung von roten Blutkörperchen im Urin (Hämaturie) kann bedingt sein durch eine akute Blasen- oder Nierenbeckenentzündung. Dabei bestehen meist sehr typische Beschwerden, und die Diagnose wird durch den Nachweis von roten Blutkörperchen sowie Bakterien im Urin bestätigt.

▶ Weiterhin kann eine Hämaturie durch Harnsteine im Nierenbecken bzw. in den ableitenden Harnwegen bedingt sein.

▶ Auch verschiedene Nierenerkrankungen, z. B. Glomerulonephritis, Niereninfarkte und Papillennekrosen (Absterben von Nierengewebe, häufig verursacht durch Schmerzmittelmissbrauch), gehen mit einer vermehrten Ausscheidung von roten Blutkörperchen einher.

▶ Eine Hämaturie kann auch ein Symptom eines Tumors in den Nieren oder ableitenden Harnwegen sein.

▶ Auch bei Nierentuberkulose sowie bei Verletzungen von Nieren oder Harnwegen kommt es zu Blutbeimengungen im Urin.

▶ Schließlich kann eine vermehrte Ausscheidung von roten Blutkörperchen im Urin durch eine Blutgerinnungsstörung oder die Behandlung mit gerinnungshemmenden Medikamenten bedingt sein.

In allen unklaren Fällen muss durch eine mikroskopische Untersuchung geklärt werden, ob der auf rote Blutkörperchen positive Urinstreifentest tatsächlich durch eine Blutbeimengung oder durch Ausscheidung von rotem Blutfarbstoff (Hämoglobinurie) bzw. Muskelfarbstoff bedingt ist.

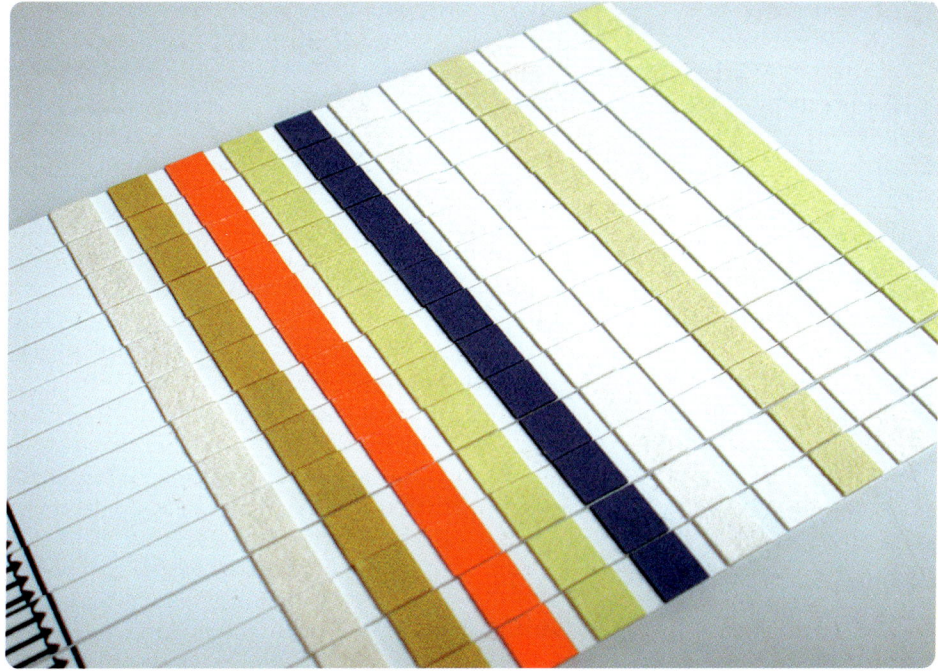

Die Urinuntersuchung mit Hilfe von Teststreifen ist eine schnelle Methode, um erste Hinweise auf Krankheiten von Nieren und Harnwegen zu erhalten.

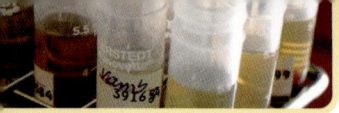

Eine Hämoglobinurie ist häufig die Folge von einer vermehren Zerstörung roter Blutkörperchen (Hämolyse), u. a. nach längerem Marschieren und bei hämolytischen Anämien (siehe auch Seite 83). Hier helfen die Untersuchung des Blutbilds, die Bestimmung von Bilirubin und andere Tests bei der Diagnostik weiter.

Eine Myoglobinurie kommt bei größeren Muskelverletzungen vor.

Weiße Blutkörperchen

Der Urinstreifentest kann bereits geringe Mengen von weißen Blutkörperchen im Urin nachweisen, wobei die Nachweisgrenze bei zehn Leukozyten pro Milliliter Blut liegt.

Bei Frauen ist der Nachweis von weißen Blutkörperchen im Urin oft vorgetäuscht durch Ausflusssekret, weshalb man hier bei der Inter-

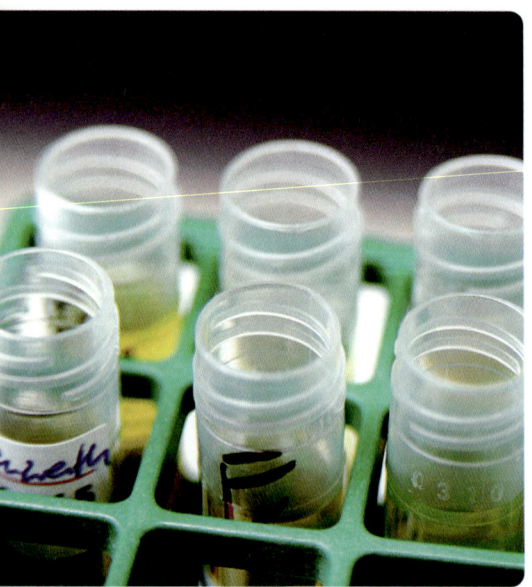

Urinproben müssen innerhalb von vier Stunden im Labor analysiert werden, weil die Ergebnisse sonst verfälscht werden könnten.

pretation eines positiven Befunds keine voreiligen Schlüsse ziehen sollte.

Stärkere körperliche Belastungen sowie Fieber können ebenfalls zu einer erhöhten Ausscheidung von weißen Blutkörperchen mit dem Urin führen.

Die häufigste krankhafte Ursache einer vermehrten Ausscheidung von weißen Blutkörperchen mit dem Urin (Leukozyturie) ist eine Harnwegsinfektion. Hier findet man – neben typischen Beschwerden – meist auch eine vermehrte Ausscheidung von roten Blutkörperchen und einen positiven Nitritnachweis. Allerdings muss immer eine Urinkultur zum Nachweis von Bakterien durchgeführt werden, da eine Leukozyturie auch harmlose Ursachen haben kann.

Weitere seltene Ursachen einer vermehrten Ausscheidung von weißen Blutkörperchen sind z. B. Gonorrhö (Tripper), Nierentuberkulose, Reiter-Syndrom (Gelenkentzündung als Folgeerkrankung nach speziellen Infektionskrankheiten) und eine Nierenschädigung durch Schmerzmittel.

Eiweiß

Der Urinstreifentest weist eine krankhafte Eiweißausscheidung erst ab einer gewissen Menge nach und erfasst nur ein bestimmtes Eiweiß (Albumin). Deshalb eignet er sich nicht zur Beurteilung einer geringgradigen Albuminausscheidung, wie sie bei Nierenschädigung durch Bluthochdruck oder Zuckerkrankheit typisch ist. Hierfür stehen spezielle Streifentests zur Verfügung, mit denen man bereits eine leichte Albuminausscheidung nachweisen kann. Außerdem entgehen bestimmte Eiweiße dem Nachweis, die bei einigen Autoimmunkrankheiten vermehrt gebildet und ausgeschieden werden. Sie müssen mit Spezialtests aufgespürt werden.

Ein Eiweißnachweis mit dem üblichen Urinstreifentest weist daher meist schon auf eine fortgeschrittene Schädigung der Nieren hin, kommt außerdem bei Harnwegsinfektionen vor und kann außerdem die Folge einer sehr starken körperlichen Belastung sein oder bei Menschen mit Kollapsneigung bei niedrigem Blutdruck auftreten.

pH-Wert

Mit Hilfe der pH-Wert-Messung kann man untersuchen, ob der Urin sauer oder alkalisch reagiert, was vor allem von der Art der verzehrten Speisen abhängt. So ist der Harn bei Menschen, die viel Fleisch zu sich nehmen, sauer, während er bei vornehmlich pflanzlicher Ernährung alkalisch reagiert. Der normale pH-Bereich liegt zwischen 4,5 und 8,0. Deutliche Schwankungen während des Tages sind dabei völlig normal.

▶ Bei einem Harnwegsinfekt reagiert der Urin anhaltend alkalisch, da viele Bakterien Harnstoff spalten.

▶ Ein dauerhaft saurer oder alkalischer Urin kann auch auf Störungen im Säure-Basen-Haushalt des Körpers hinweisen.

Nitrit

Nitrit kommt im Urin gesunder Menschen nicht vor.

Lässt sich Nitrit im Urin nachweisen, deutet dies zumeist auf einen Harnwegsinfekt hin, da viele Bakterien das im Harn enthaltene Nitrat zu Nitrit reduzieren. Allerdings schließt ein negativer Nitritnachweis eine Harnwegsinfektion keineswegs aus. Sie kann auch durch Bakterien verursacht sein, die kein Nitrat spalten. Befinden sich sehr viele Bakterien im Urin, kann Nitrit weiter abgebaut werden und lässt sich

nicht mehr nachweisen. Da der Urin von Neugeborenen kein Nitrat enthält, ist hier die Untersuchung auf Nitrit sinnlos.

Bilirubin/Urobilinogen

Eine im Urinteststreifen nachweisbare Ausscheidung von Bilirubin ist durch einen starken Anstieg des Bilirubins im Blut bedingt, das wiederum ein Abbauprodukt des roten Blutfarbstoffs ist. Meist ist dies jedoch schon durch Betrachten des Urins sichtbar, der dunkelbraun gefärbt ist und beim Schütteln einen gelben Schaum bildet.

Bilirubin wird in der Leber an Glukuronsäure gebunden und mit der Galle in den Darm ausgeschieden. Dort wird dieses Bilirubinglukuronid (direktes Bilirubin, siehe Seite 82f.) zu Mesobilirubin und Urobilinogen verstoffwechselt, über weitere Zwischenstufen zu Sterkobilin abgebaut und mit dem Stuhl ausgeschieden. Ein gewisser Teil wird jedoch wieder ins Blut aufgenommen und als Urobilinogen über die Nieren ausgeschieden.

Eine Erhöhung von Bilirubin im Urin deutet auf eine Erkrankung der Leber, beispielsweise eine akute Leberentzündung, oder eine Behinderung des Gallenflusses, z. B. durch einen Stein im Gallengang, hin. Meist ist dabei die Ausscheidung von Bilirubin und Urobilinogen im Urin erhöht.

Ist jedoch die Urobilinogenausscheidung bei erhöhtem Bilirubin im Urin normal oder erniedrigt, liegt wahrscheinlich eine vollständige Blockade des Gallengangs vor. In diesem Fall ist zwar das Bilirubin im Blut so stark erhöht, dass es auch durch die Nieren ausgeschieden wird; allerdings gelangt kein Bilirubin mehr in den Darm, weshalb auch kein Urobilinogen entsteht, das aus dem Darm wieder ins Blut aufgenommen und dann auch über die Nieren ausgeschieden wird.

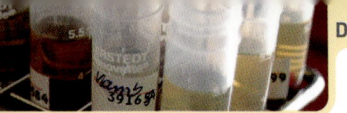

Glukose

Der Urinstreifentest dient als Suchtest für eine erhöhte Zuckerausscheidung, die in der Hauptsache bei einer nicht erkannten oder schlecht eingestellten Zuckerkrankheit vorkommt, seltener dagegen bei bestimmten Erkrankungen der Nieren.

Zucker gelangt normalerweise erst bei Blutzuckerwerten von 160 bis 180 mg/dl in den Urin. Allerdings kann diese »Nierenschwelle« für den Blutzucker gerade bei Menschen mit Diabetes mellitus stark erhöht oder auch erniedrigt sein. Daher sollten Diabetiker, die ihre Diabetestherapie mit Hilfe von Urinzuckerstreifen kontrollieren wollen, zuvor diese Nierenschwelle bestimmen lassen.

Insgesamt gilt heute eine Bestimmung des Blutzuckers als sicherere Methode zur Kontrolle des Behandlungserfolgs bei einer Zuckerkrankheit.

Ketonkörper

Normalerweise lassen sich im Urin keine Ketone nachweisen. Sie entstehen jedoch, wenn dem Körper nicht genügend Kohlenhydrate zur Energiegewinnung zur Verfügung stehen und er hierzu auf die Verbrennung von Fetten zurückgreifen muss.

Dies ist beispielsweise der Fall bei der Zuckerkrankheit, wo zwar die Blutzuckerspiegel hoch sind, der Zucker jedoch aufgrund des Insulinmangels nicht in die Körperzellen eindringen kann, wo er zur Energiegewinnung benötigt würde.

Aber auch bei Hungerzuständen, nach lang andauerndem Erbrechen, bei hohem Fieber, nach schweren Operationen und bei massiven Störungen des Säure-Basen-Haushalts entstehen Ketonkörper, die sich im Urin nachweisen lassen.

Untersuchung des Urinsediments

Ergeben sich im Urinstreifentest krankhafte Befunde, wird meist eine mikroskopische Untersuchung des Urinsediments und eventuell zusätzlich eine Bestimmung verschiedener Stoffe im 24-Stunden-Urin durchgeführt.

▶ Da im Urin feste Stoffe nur sehr spärlich vorkommen, wird er vor einer mikroskopischen Untersuchung zentrifugiert. Dabei setzen sich die festen Stoffe am Boden ab, der flüssige Überstand wird abgegossen, und vom übrig gebliebenen Sediment wird nach mehrmaliger Durchmischung ein kleiner Tropfen auf einen Objektträger gegeben und durch ein Mikroskop betrachtet. Dabei werden die roten und weißen Blutkörperchen gezählt, die Struktur der Zellen begutachtet und das Sediment auf mögliche Zylinder sowie auf Ephithelien (Schleimhautzellen) abgesucht.

▶ Ein wesentlicher Vorteil der mikroskopischen Untersuchung des Urins besteht darin, dass rote Blutkörperchen genau gezählt und ihre Struktur beurteilt werden können. Wichtig ist bei jeder Ausscheidung von Blut mit dem Urin, dass man herausfinden muss, woher dieses Blut genau stammt. Dabei ist vor allem die Unterscheidung wichtig, ob das Blut aus Nieren oder Harnwegen kommt. Hier hilft zunächst die genaue Betrachtung der roten Blutkörperchen weiter, da bestimmte Verformungen von roten Blutkörperchen auf ihre Herkunft aus den Nieren deuten. Insbesondere bei der so genannten Glomerulonephritis, einer entzündlichen Erkrankung der Nierenkörperchen, findet man häufig im Urin in ihrer Form stark veränderte (dysmorphe) Erythrozyten.

Auch wenn sich die roten Blutkörperchen in Form von Zylindern nachweisen lassen, ist damit ihre Herkunft aus den Nieren bewiesen, denn Zylinder entstehen in den kleinen Harnröhrchen der Nieren. Neben den Zylindern, die rote Blutkörperchen enthalten, gibt es Zylinder, in denen sich weiße Blutkörperchen oder Bakterien befinden, die meist auf eine chronische Nierenbeckenentzündung hindeuten. Auch zellfreie Zylinder kommen vor; sie gehen meist mit einer vermehrten Eiweißausscheidung ein-

her und können auch einmal harmlos und beispielsweise Folge einer starken körperlichen Anstrengung sein.

▶ Bei der mikroskopischen Untersuchung des Urinsediments findet man häufig abgeschilferte Zellen aus der Schleimhaut (Epithelien) von

So beugen Sie Harnwegsinfekten vor

▶ Bakterien, die Harnwegsinfekte hervorrufen, stammen meist aus dem Darm des gleichen Patienten. Besonders Frauen sind häufig Opfer einer Infektion der Blase und der Harnwege, da der Weg der Bakterien durch die äußere Harnröhre bis in die Blase nur sehr kurz ist. Deshalb leidet jede zweite Frau in ihrem Leben mindestens einmal an einem Harnwegsinfekt.

▶ Eine wichtige Vorbeugemaßnahme ist daher sorgfältige Hygiene, die nicht nur in regelmäßigem Waschen, Duschen oder Baden besteht, sondern auch darin, nach jedem Stuhlgang das Toilettenpapier von vorne nach hinten zu führen – und nicht umgekehrt.

▶ Während der Monatsblutung müssen Binden häufig gewechselt werden, da sich auch hier gerne Bakterien ansammeln. Tampons bieten einen noch größeren Schutz vor der Einwanderung von Bakterien in den Harntrakt.

▶ Wer zu Harnwegsinfektionen neigt, sollte Unterwäsche tragen, die sich bei 60 °C waschen lässt, und diese häufig wechseln. Wichtig ist außerdem, sich immer der Witterung entsprechend anzuziehen und Frieren zu vermeiden. Vor allem Füße und Unterleib sollten warm gehalten werden. Und selbst im heißesten Sommer sollte man am Strand die nassen Badesachen sofort wechseln.

▶ Wer viel trinkt, gibt auch seiner Blase ausreichend zu tun und schwemmt eingewanderte Bakterien rasch wieder aus. Allerdings sollten Menschen mit einer Herzschwäche oder einge-

schränkter Nierenfunktion die tägliche Trinkmenge genau mit ihrem behandelnden Arzt absprechen.

▶ Wichtig ist auch, den Harndrang möglichst nie zu unterdrücken und die Blase immer ganz zu entleeren.

▶ Wer immer wieder Blasenentzündungen oder gar Nierenbeckenentzündungen bekommt, sollte einerseits die obigen Tipps beachten. Wichtig ist aber auf der anderen Seite, dass die auslösenden Bakterien dingfest gemacht und konsequent behandelt werden müssen. Hier reicht es nicht, einfach, immer wieder das Antibiotikum einzunehmen, das schon beim letzten Mal geholfen hat. Vielmehr sollte man eine Urinkultur aus weitgehend steril gewonnenem Mittelstrahlurin anlegen. Dadurch lässt sich genau erkennen, welche Bakterien die Auslöser sind, und außerdem kann man ein so genanntes Antibiogramm anfertigen, das zeigt, auf welche Antibiotika diese Bakterien empfindlich sind. Danach sollte die Infektion eine Woche lang mit dem – laut Antibiogramm – wirksamen Antibiotikum behandelt werden.

▶ Auch begünstigende Faktoren, beispielsweise eine Zuckerkrankheit, sollten optimal behandelt werden, damit die Bakterien im Urin möglichst wenig Nahrung finden. Außerdem müssen Verengungen der Harnröhre oder andere Urinabflussstörungen beseitigt werden, damit die immer wiederkehrende Harnwegsinfektion ausheilen kann.

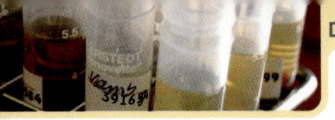
Nierenbecken und Harnwegen. Während Schleimhautzellen aus den ableitenden Harnwegen meist keine krankhafte Bedeutung haben, können Schleimhautzellen aus den Nieren auf eine Nierenerkrankung hinweisen.

▶ Gelegentlich findet man bei der mikroskopischen Harnuntersuchung auch verschiedene Bakterien und andere Krankheitserreger, wie beispielsweise Pilze und Trichomonaden. Insbesondere bei einem Nachweis von Bakterien muss deren Zahl und Art durch Differenzierungen und Urinkulturen weiter genau untersucht werden.

▶ Häufig im Urin gefundene Kristalle lassen in der Regel keine weiteren Rückschlüsse auf Erkrankungen zu und haben daher meist keine Bedeutung.

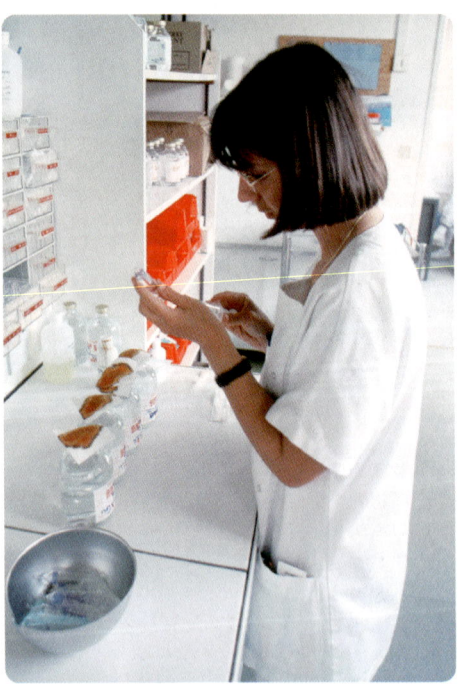

Eine Untersuchung des 24-Stunden-Urins dient in erster Linie der genauen Beurteilung einer Eiweißausscheidung mit dem Urin.

Untersuchung des 24-Stunden-Urins

Findet sich im Urinstreifentest der Hinweis auf eine erhöhte Ausscheidung bestimmter Stoffe im Urin, insbesondere von Eiweiß, ist dies ein Grund, Eiweißmenge und -art genauer zu bestimmen. Dies gilt vor allem dann, wenn weitere Symptome oder Befunde auf eine Krankheit hindeuten. Dazu wird der Urin eines Patienten über 24 Stunden gesammelt und daraus eine Probe vom Labor untersucht.

Es gibt aber auch noch zahlreiche andere Gründe, um bestimmte Stoffe im 24-Stunden-Urin zu bestimmen, z. B. wenn der Verdacht auf eine Krankheit besteht, bei der ein oder mehrere Substanzen vermehrt oder vermindert mit dem Urin ausgeschieden werden. Das ist etwa bei einer Funktionsstörung der Nebenschilddrüsen der Fall, wo es zu einer Erhöhung bzw. Erniedrigung von Kalzium und Phosphat in Blut und Urin kommen kann.

Auch zur Untersuchung der Nierenfunktion mit Hilfe der so genannten Kreatinin-Clearance wird ein 24-Stunden-Sammelurin benötigt (siehe Seite 71f.).

Weiterhin können einige Krankheiten durch eine Untersuchung des 24-Stunden-Urins erkannt werden, bei denen der Körper zu viel von bestimmten Stoffen herstellt und Abbauprodukte dieser Stoffe mit dem Urin ausgeschieden werden. Hierzu gehört beispielsweise das Phäochromozytom, eine Erkrankung mit Überproduktion der Stresshormone Adrenalin und Noradrenalin.

24-Stunden-Urin-Sammlung

Zur Sammlung des Urins erhalten Sie vom Arzt oder vom Labor ein steriles Sammelgefäß. Wichtig ist, dass Sie den Urin genau nach Anweisung sammeln. Meist geht man so vor, dass der erste Morgenurin verworfen, also in die Toilette geleert wird. Von da an wird jede Urinportion in dem Gefäß gesammelt, einschließlich des Morgenurins am folgenden Tag.

Meist wird – vor oder nach der Sammlung – in der Praxis oder im Labor ein Stoff hinzugefügt, der die zu untersuchenden Stoffe beispielsweise haltbarer macht.

Eiweißbestimmung

Eine der wichtigsten Stoffe, die aus dem 24-Stunden-Sammelurin bestimmt werden, ist Eiweiß. Da der Urinstreifentest nur größere Mengen von Albumin nachweist und andere Eiweiße ihm entgehen, sollte bei jedem Verdacht auf eine krankhafte Eiweißausscheidung mit dem Urin der Eiweißgehalt im 24-Stunden-Urin bestimmt werden.

Gesunde Menschen scheiden weniger als 150 mg Eiweiß bzw. 30 mg/dl in 24 Stunden mit dem Urin aus. Die Ausscheidung von 30 bis 300 mg Albumin pro 24 Stunden gilt als frühes Symptom einer Nierenschädigung bei Zuckerkrankheit oder Bluthochdruck. Meist harmlos ist hingegen eine leicht vermehrte Eiweißausscheidung im Urin, wenn sie nur am Tage bei Menschen mit niedrigem Blutdruck auftritt.

Außerdem werden aus einer solchen Urinprobe meist die verschiedenen Eiweiße durch Elektrophorese differenziert. Dieses Verfahren nutzt die Tatsache, dass die unterschiedlichen Eiweißmoleküle eine andere elektrische Ladung haben und daher im elektrischen Feld unterschiedlich weit wandern. Dabei kann bereits die Art der ausgeschiedenen Eiweiße einen Anhaltspunkt für die zugrunde liegende Erkrankung geben. Große Eiweißmoleküle weisen in der Regel auf eine Erkrankung der Nierenkörperchen hin, also der funktionellen Niereneinheit, in der aus dem Blut der Primärharn abgefiltert wird. Kleinere Eiweißmoleküle werden vor allem bei Erkrankungen der Nierenkanälchen vermehrt in den Urin ausgeschieden.

Aber auch andere Erkrankungen können zu einer erhöhten Eiweißausscheidung im Urin führen. Produziert der Körper aufgrund einer bösartigen Wucherung von bestimmten Abwehrzellen eine Vielzahl gleichartiger, aber funktionsloser Antikörper, werden diese vermehrt mit dem Urin ausgeschieden. Dies ist z. B. der Fall beim multiplen Myelom, einer bösartigen Erkrankung der Lymphzellen, sowie bei bestimmten Leukämien und Autoimmunerkrankungen.

Urinkultur

Bei typischen Symptomen eines unkomplizierten Harnwegsinfekts und dem Nachweis von Nitrit sowie roten und weißen Blutkörperchen im Urinstreifentest ist die Diagnose weitgehend sicher, und es müssen keine weiteren Untersuchungen durchgeführt werden.

Bei unklarem Befund im Streifentest und nicht eindeutigen Symptomen sollten jedoch zusätzlich das Urinsediment untersucht und eine einfache Urinkultur angelegt werden, mit der sich zumindest die Zahl der Krankheitserreger genauer eingrenzen lässt.

Hierzu wird nach Reinigung der Region um den Harnröhrenausgang mit Wasser ein Mittelstrahl gewonnen. In diese Urinprobe taucht man einen vorgefertigten Nährboden und bebrütet ihn 24 Stunden. Finden sich dort mehr als 100 000 Keime pro Milliliter Urin, besteht mit großer Wahrscheinlichkeit ein behandlungsbedürftiger bakterieller Harnwegsinfekt.

Bei häufig wiederkehrenden oder komplizierten Harnwegsinfekten, beispielsweise bei Verengungen oder Missbildungen der Harnwege, bei Harnsteinen, in der Schwangerschaft, bei Stoffwechselstörungen u. a., muss anhand einer genauen Urinkultur der Krankheitserreger bestimmt und seine Empfindlichkeit gegenüber den üblichen Antibiotika getestet werden.

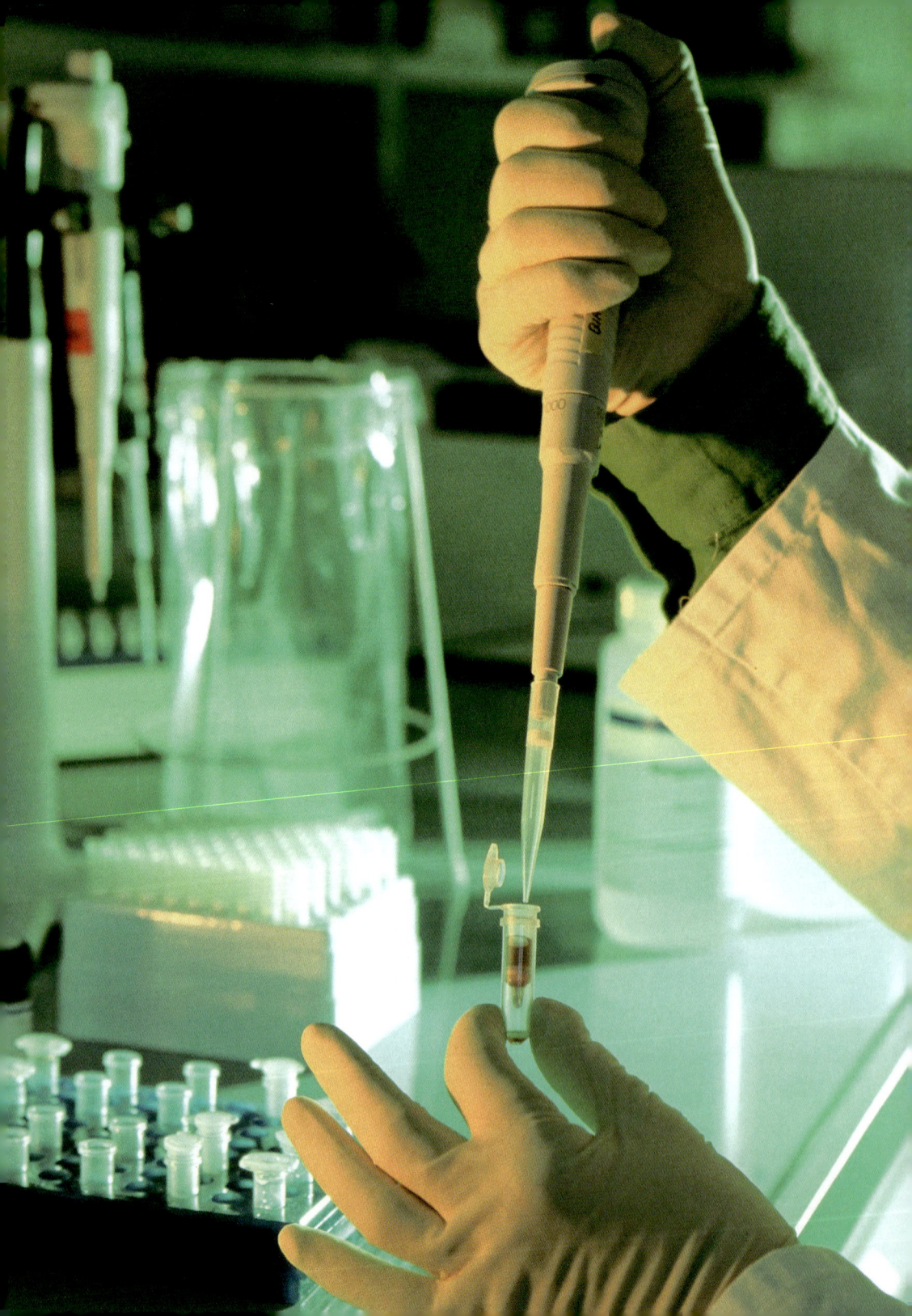

Die Stuhluntersuchung

Zur Stuhluntersuchung zählen alle Beurteilungen und Untersuchungen von Eigenschaften und Bestandteilen des Stuhls.

Allgemeine Stuhluntersuchung

Zu Beginn der Untersuchung begutachtet man eine Stuhlprobe mit bloßem Auge und beurteilt Beschaffenheit sowie Geruch.

Konsistenz

▶ Ein flüssiger Stuhl ist Ausdruck einer Durchfallerkrankung, die wiederum zahlreiche Ursachen haben kann. Reiswasserartiger Stuhl ist z. B. typisch für Cholera, erbsbreiartigen Stuhl findet man bei Typhus.
▶ Breiiger, aber noch geformter Stuhl kommt sehr häufig beim so genannten Reizdarmsyndrom vor.
▶ Fester, schafkotartiger und bröckeliger Stuhl ist charakteristisch für eine Verstopfung verschiedenster Ursachen.
▶ Bleistiftdünner Stuhl findet sich bei Einengungen des unteren Dickdarms, z. B. infolge einer chronischen Divertikulitis oder eines Darmkrebses.

Farbe

▶ Eine graue Farbe nimmt der Stuhl an, wenn er große Mengen Fett enthält, was beispielsweise bei Verdauungsstörungen mit verschiedenen Ursachen der Fall ist.

▶ Schwarzer Stuhl kann durch Blutungen im Verdauungstrakt, aber auch durch den Verzehr von Blaubeeren und anderen Nahrungsmitteln sowie durch eine Behandlung mit Eisentabletten bedingt sein.
▶ Ein sehr heller bis weißer Stuhl ist die Folge einer Stauung des Gallenflusses, z. B. durch einen Stein im Gallengang.

Geruch

Übel riechende Stühle deuten entweder auf eine Verdauungsstörung hin, bei der meist auch die Stuhlmenge erhöht ist, oder auf eine Fehlbesiedelung des Dickdarms mit krankhaften Bakterien. Allerdings ist der Stuhlgeruch keine sehr spezifische Untersuchung, da er stark von der Art der Ernährung abhängig ist.

Beimengungen

Weitaus bessere Hinweise liefern mögliche Beimengungen zum Stuhl.
▶ Sichtbare Blutauflagerungen können durch Blutungen aus Hämorrhoiden, aber auch aus Darmgeschwüren, entzündeten Divertikeln, von einer chronisch entzündlichen Darmerkrankung oder aus bösartigen Tumoren stammen.
▶ Blutbeimengungen im Stuhl bei fieberhaften Durchfällen deuten auf eine meist schwere bakterielle oder parasitäre Darminfektion hin. In jedem Fall muss man die Ursache von Blutbeimengungen rasch und genau abklären!
▶ Eitrige Stuhlbeimengungen deuten ebenfalls auf eine schwere bakterielle Darminfektion hin.

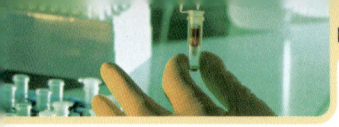
▶ Schleimauflagerungen werden häufig beim Reizdarmsyndrom gefunden.

▶ Unverdaute Nahrungsbestandteile im Stuhl deuten auf eine mit Verdauungsstörungen einhergehende Erkrankung von Magen oder Darm hin.

Stuhlmenge

Bei Erkrankungen, die mit ausgeprägten Verdauungsstörungen einhergehen, wie z. B. einer eingeschränkten Funktion der Bauchspeicheldrüse, ist die Stuhlmenge deutlich erhöht, weil zahlreiche Nahrungsbestandteile unverdaut den Darm wieder verlassen.

Zur genauen Bestimmung der Stuhlmenge werden an drei aufeinander folgenden Tagen alle Stuhlportionen gesammelt und gewogen.

Normal ist eine Stuhlausscheidung bei Erwachsenen von 50 bis 200 Gramm pro Tag. Mehr als 300 Gramm Stuhl pro Tag, insbesondere wenn er voluminös, fettig glänzend und übel riechend ist, weisen auf eine Verdauungsstörung hin.

Laborchemische Stuhluntersuchung

Eine vermehrte Fettausscheidung mit dem Stuhl, der dann ein sehr großes Volumen hat, fettig glänzt und übel riecht, kann durch eine laborchemische Untersuchung genau quantifiziert werden.

Fettbestimmung

Als normal gilt eine Fettausscheidung von bis zu 7 Gramm pro 24 Stunden.

Auch bei der genauen Stuhlfettbestimmung wird über drei Tage jeweils eine 24-stündige

Stuhlmenge gesammelt und aus jeder Probe der Stuhlfettgehalt ermittelt.

▶ Eine erhöhte Stuhlfettausscheidung ist meist Folge einer verminderten Produktion des Verdauungsenzyms Lipase, das die mit der Nahrung aufgenommenen Fette in kleinere Bestandteile, beispielsweise Fettsäuren, aufspaltet, die von der Darmschleimhaut aufgenommen werden können. Eine reduzierte Lipaseproduktion ist in der Regel Folge einer chronischen Bauchspeicheldrüsenentzündung, die zu einer fortschreitenden Zerstörung des Bauchspeicheldrüsengewebes führt, das Lipasen und andere Verdauungsenzyme herstellt.

▶ Auch ein Mangel an Gallensäuren, z. B. bei Fehlbesiedelung des Dünndarms mit Bakterien, die die Gallensäuren spalten, ist nicht selten Ursache einer verminderten Fettverdauung. Ohne Gallensäuren können die Fette nicht emulgiert und daher nicht ausreichend aus dem Darm aufgenommen werden.

▶ Darüber hinaus kann die Fettverdauung bei einer Sprue verringert sein, einer Unverträglichkeit eines in verschiedenen Getreidearten enthaltenen Eiweißstoffs, die zu Veränderungen der Dünndarmschleimhaut führt.

▶ Schließlich gehen noch weitere Erkrankungen des Darms mit einer verringerten Fettverdauung einher, wie beispielsweise Nahrungsmittelallergien.

Elastase-1-Ausscheidung

Um die Funktionstüchtigkeit der Bauchspeicheldrüse zu überprüfen, die – wie gerade beschrieben – häufig einer gestörten Fettverdauung zugrunde liegt, untersucht man die Ausscheidung von Elastase 1 im Stuhl. Dieses

---

Normal- bzw. Referenzwert

Elastase-1-Ausscheidung
> 200 µg Elastase 1/g Stuhl

Enzym wird von der Bauchspeicheldrüse produziert und in den Verdauungstrakt abgegeben. Bei eingeschränkter Funktion der Bauchspeicheldrüse gelangt weniger Elastase 1 in den Darm.

Mikroskopische Stuhluntersuchung

Bei entsprechenden Fragestellungen erfolgt nach der optischen Begutachtung des Stuhls eine mikroskopische Untersuchung. Hierzu wird verdünnter Stuhl unter dem Mikroskop auf zelluläre Bestandteile durchforstet. Der Nachweis von weißen Blutkörperchen kann beispielsweise auf eine Entzündung hindeuten.

Darüber hinaus kann man im Stuhl einige Parasiten wie Amöben, Wurmeier sowie Wurmteile nachweisen, die Ursache für Durchfälle und sonstige Symptome sein können. Einige Parasiten und Würmer lassen sich jedoch besser bzw. ausschließlich durch die Bestimmung von Antikörpern im Blut diagnostizieren.

Bei Verdacht auf eine infektiöse Darmerkrankung werden schließlich Stuhlkulturen angelegt, und bei Nachweis von Krankheitserregern, wie z. B. Salmonellen, Shigellen u. a., wird zusätzlich ein Antibiogramm angefertigt, das zeigt, welche Antibiotika diese Bakterien abtöten können.

Nachweis von okkultem Blut im Stuhl

Unabhängig von anderen Stuhluntersuchungen wird ein Test zum Nachweis von mit dem bloßen Auge nicht sichtbarem (okkultem) Blut im Stuhl heute als Krebsvorsorgeuntersuchung für alle Menschen ab einem bestimmten Alter angeboten und kann bei entsprechendem Krankheitsverdacht jederzeit durchgeführt werden.

Da ein Krebsgeschwür schon in frühen Stadien zu leichten Blutungen neigt, die mit dem Auge nicht erkennbar sind, soll der Okkultblut-test solche kleinen Blutungen frühzeitig nachweisen, woraufhin dann meist eine Darmspiegelung zur Abklärung der Blutungsquelle durchgeführt wird.

Der Nachweis von nicht mit dem Auge sichtbaren Blut im Stuhl bedeutet jedoch keinesfalls, dass immer eine Darmkrebserkrankung vorliegen muss. Andere Ursachen können sein: Dickdarmpolypen, Divertikel, chronisch-entzündliche Darmerkrankungen (z. B. Colitis ulcerosa), Hämorrhoidalleiden oder (kleine) Verletzungen der Afterschleimhaut.

Und selbst Ernährungsfaktoren und Medikamente, wie beispielsweise hochdosiertes Vitamin C, Eisentabletten oder salicylsäurehaltige Medikamente, der Verzehr von größeren Mengen Fleisch oder Wurst bzw. einigen rohen Gemüsen vor der Probeentnahme können eine Blutung vortäuschen.

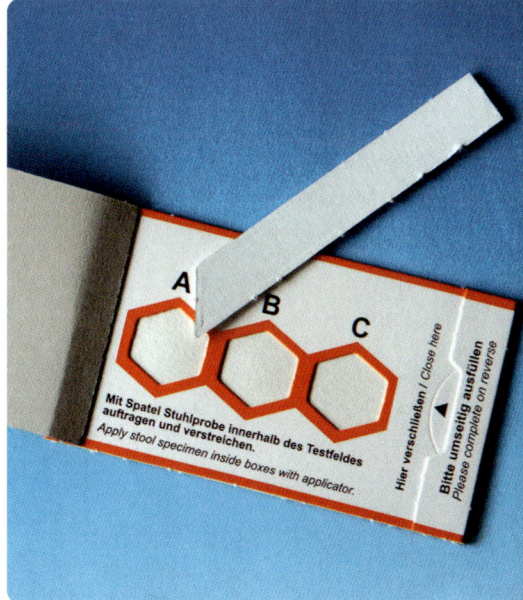

Das Foto zeigt einen Test zum Nachweis von kleinen, mit dem Auge nicht sichtbaren Mengen Blut im Stuhl.

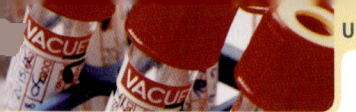

Umrechungstabelle

Alte und neue Einheiten für Laborwerte

Bereits 1977 beschlossen die Mitgliedsstaaten der Weltgesundheitsorganisation (WHO), für die Angabe von Laborwerten international einheitliche Einheiten zu schaffen, damit die Ergebnisse von Laboruntersuchungen in verschiedenen Ländern einfacher zu vergleichen und zu interpretieren sind. Dazu arbeitete die WHO die so genannten SI-Einheiten aus, das Système international d'Unités.

Hier wurde bei vielen – aber nicht bei allen – Laborwerten die Angabe in einer Gewichtsein-

heit, wie z. B. Gramm, Milli- oder Mikrogramm, pro Volumeneinheit, also Liter, Dezi- oder Milliliter, aufgegeben und durch die molekulare Stoffeinheit, angegeben in Mol, Milli- oder Mikromol, pro Volumeneinheit (in der Regel pro Liter) ersetzt. Diese neuen Einheiten sind nicht nur für Laien, sondern auch für viele Ärzte schwierig zu verstehen, da die meisten Menschen gewohnt sind, in Gewichtseinheiten zu denken, und keine wirkliche Vorstellung davon haben, was ein Mol bedeutet.

Ein Mol bezeichnet diejenige Menge eines chemisch einheitlichen Stoffes in Gramm, die seiner relativen Molekularmasse entspricht.

Umrechnungstabelle für Laborwerte mit unterschiedlichen Einheiten

	Alte Einheit	Umrechnungs-faktor alt in neu	Neue Einheit	Umrechnungs-faktor neu in alt
Blutzucker	mg/dl	0,0555	mmol/l	18,016
Cholesterin	mg/dl	0,0259	mmol/l	38,664
Triglyzeride	mg/dl	0,0114	mmol/l	87,5
Harnsäure	mg/dl	59,485	µmol/l	0.0168
Eisen	µg/dl	0,1791	µmol/l	5,5847
Bilirubin	mg/dl	17,104	µmol/l	0,0585
Kreatinin	mg/dl	88,402	µmol/l	0.0113
Harnstoff	mg/dl	0,1665	mmol/l	6,0060
Natrium	mg/dl	0,4350	mmol/l	2,2989
Chlorid	mg/dl	0,2821	mmol/l	3,5453
Kalium	mg/dl	0,2557	mmol/l	3,9102
Kalzium	mg/dl	0,2495	mmol/l	4,0080
Phosphat	mg/dl	0,3229	mmol/l	3,0974
Magnesium	mg/dl	0,4113	mmol/l	2,4312

Auch diese chemische Definition ist kaum verständlich; vielleicht lässt sie sich an folgendem Beispiel veranschaulichen:

Die Molekularmasse von Wasser (H_2O) beträgt 18, definitionsgemäß entspricht 1 Mol Wasser 18 Gramm Wasser.

Während die Einheiten in Mol pro Volumeneinheit in den neuen Bundesländern schon lange etabliert sind, werden in den alten Bundesländern vielfach noch die »alten« Gewichtseinheiten pro Volumeneinheit herangezogen, wenn bestimmte Stoffe im Blut (oder anderen Körperflüssigkeiten) bestimmt werden. Dies wiederum führt zu Verwirrungen insbesondere bei den Patienten – nicht selten aber auch bei vielen Ärzten.

Daher sind auf dieser Doppelseite die wichtigsten Laborwerte mit ihren alten und neuen Maßeinheiten dargestellt. Um eine Umrechnung vom einen in das andere System zu ermöglichen, sind auch die jeweiligen Umrechnungsfaktoren angegeben.

Wichtig Wenn Sie bei verschiedenen Bestimmungen eines Laborwertes, beispielsweise des Blutzuckerspiegels, stark voneinander abweichende Werte finden, schauen Sie erst einmal nach, ob diese Diskrepanz nicht einfach darauf beruht, dass der Wert in unterschiedlichen Einheiten angegeben ist! Und besprechen Sie alle Laborwerte, die Sie verunsichern, immer mit Ihrem Arzt.

Vergleichstabelle für Laborwerte mit Normal- und Referenzwerten

	Alter Normalwert	Umrechnungs-faktor alt in neu	Neuer Normalwert
Blutzucker	60–109 mg/dl	0,0555	3,3–6,1 mmol/l
Cholesterin	< 250 mg/dl	0,0259	6,5 mmol/l
Triglyzeride	< 200 mg/dl	0,0114	2,5 mmol/l
Harnsäure	≤ 6,4 mg/dl	59,485	≤ 381 µmol/l
Eisen	50–160 µg/dl	0,1791	9–29 µmol/l
Bilirubin	≤ 1,1 mg/dl	17,104	≤ 19 µmol/l
Kreatinin	0,5–1,1 mg/dl	88,402	44–97 µmol/l
Harnstoff	12–50 mg/dl	0,1665	2,0–8,3 mmol/l
Natrium	310–333 mg/dl	0,4350	135–145 mmol/l
Chlorid	344–383 mg/dl	0,2821	97–108 mmol/l
Kalium	14–19 mg/dl	0,2557	3,6–5,0 mmol/l
Kalzium	9–10,5 mg/dl	0,2495	2,2–2,6 mmol/l
Phosphat	2,6–4,5 mg/dl	0,3229	0,84–1,45 mmol/l
Magnesium	1,58–2,55 mg/dl	0,4113	0,65–1,05 mmol/l

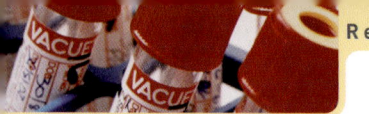

Register

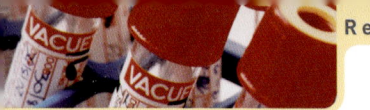

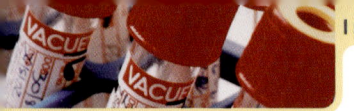

Über die Autorin

Dr. Gabi Hoffbauer ist Fachärztin für innere Medizin mit den Schwerpunkten Herz-Kreis-lauf-Erkrankungen, Ganzheits- und Präventivmedizin.

Sie arbeitet als Gesundheitsberaterin, betreut mehrere Koronargruppen, leitet Seminare zur Verbesserung bzw. Aufrechterhaltung der psycho-physischen Gesundheit und ist Autorin zahlreicher medizinischer Ratgeber.

Hinweis

Das vorliegende Buch ist sorgfältig erarbeitet worden. Dennoch erfolgen alle Angaben ohne Gewähr. Weder Autorin noch Verlag können für eventuelle Nachteile oder Schäden, die aus den im Buch gemachten praktischen Hinweisen resultieren, eine Haftung übernehmen.

Bildnachweis

Corbis Stockmarket, Düsseldorf: 41 (Jose Luis Pelaez); Fotex, Hamburg: 137 (N. N.); Mauritius-Bildagentur, Mittenwald: 2 o. li. (age); 10 (Stock Image), 19, 37, 98, 111 (Phototake), 30 (Superstock); Medical Picture, : 122, 128 (Jürgen Moers), 127 (Funk); Photodisc: 12 (N. N); Picture-alliance/ZB, Frankfurt: 9 (Wolfgang Kluge); Superbild, München: 61 (B. S. I. P), 132 (Garo/Phanie); Südwest Verlag, München: 54, 59 (Barbara Bonisolli), 104 (Dirk Albrecht); Visum, Hamburg: 134 (N. N.); Zefa, Düsseldorf: 85 (Peisl)

Impressum

Genehmigte Lizenzausgabe für Verlagsgruppe Weltbild GmbH, Steinerne Furt, 86167 Augsburg

Copyright der Originalausgabe © 2010 by Südwest Verlag, einem Unternehmen der Verlagsgruppe Random House GmbH, 81637 München

Projektleitung: Dr. Harald Kämmerer
Redaktion: Nicola von Otto
Bildredaktion: Tanja Nerger
Layout, Produktion: vBüro – Jan-Dirk Hansen, München
Umschlaggestaltung: X-Design, München
Umschlagmotiv: mauritius-images
Gesamtherstellung: Typos, tiskařské závody, s.r.o., Plzeň

Printed in the EU
978-3-8289-4182-3

2012   2011
Die letzte Jahreszahl gibt die aktuelle Lizenzausgabe an.

Einkaufen im Internet:
www.weltbild.de